PBLD形式で学ぶ麻酔科危機管理

麻酔科医がコマンダーとなって冷静に行動する

監修◎山蔭道明　札幌医科大学教授
編集◎新山幸俊／平田直之　札幌医科大学医学部麻酔科学講座

Airway
Breathing
Circulation
Dysfunction of Central Nervous System
Emergency and Environmental Control

克誠堂出版

執筆者一覧（執筆順）

笹川　智貴
旭川医科大学麻酔・蘇生学講座

植木　隆介
兵庫医科大学
麻酔科・疼痛制御科学講座

岩崎　創史
札幌医科大学医学部
麻酔科学講座

青江　知彦
総合病院国保旭中央病院麻酔科

山内　浩揮
刈谷豊田総合病院麻酔科

横塚　基
三井記念病院麻酔科

安部　伸太郎
福岡大学医学部麻酔科学

小川　覚
京都府立医科大学大学院
医学研究科麻酔科学教室

谷口　美づき
浜松医科大学医学部
麻酔・蘇生学講座

吉川　裕介
札幌医科大学医学部
麻酔科学講座

片山　勝之
手稲溪仁会病院
麻酔科・集中治療室

小田　裕
大阪市立総合医療センター
麻酔科

平田　直之
札幌医科大学医学部
麻酔科学講座

坪川　恒久
東京慈恵会医科大学
麻酔・蘇生学講座

佐々木　英昭
NTT 東日本札幌病院麻酔科

鈴木　健吾
新さっぽろ脳神経外科病院
脳神経外科

齋藤　貴幸
順天堂大学医学部
麻酔科学・ペインクリニック講座

稲田　英一
順天堂大学医学部
麻酔科学・ペインクリニック講座

高木　俊一
東京女子医科大学
麻酔科学教室

枝長　充隆
札幌医科大学医学部
麻酔科学講座

立岩　浩規
高知大学医学部
麻酔科学・集中治療医学講座

河野　崇
高知大学医学部
麻酔科学・集中治療医学講座

新山　幸俊
札幌医科大学医学部
麻酔科学講座

相澤　純
岩手医科大学医学部
医学教育学講座・麻酔学講座

星　邦彦
東北大学病院集中治療部

廣田　弘毅
富山大学大学院医学薬学研究部
麻酔科学講座

上農　喜朗
紀南病院麻酔科

江島　　豊
東北大学病院手術部

序 文

周術期管理をあずかる麻酔科医として，想定される危機的状況に対して，常に冷静にかつ適切に対応する能力が必要となる．そういった能力は，多くの症例を経験することから得られる知識と技術に依るところが大きい．そのため，麻酔科専門医を目指す研修医や専攻医は，多くの症例を経験できる施設や施設群での研修を望むことになる．しかし，考えるだけでも“ゾッ”とするような危機的な場面にはそう多く遭遇したくもなければ，多く経験したと豪語する指導医がいればそれはそれで問題である．

例えば，局所麻酔薬中毒はどうであろう？　最近，術中・術後鎮痛法として各種の神経ブロックが応用されるようになっているが，麻酔覚醒時に痙攣とショックを引き起こした場合，冷静にコメディカルに指示を出したり，きちんとその状況に対応できるであろうか？　輸血後の急性肺傷害はどうであろうか？　最近 TRALI として認知されるようになったため，ある程度の対応は可能であろうが，100％酸素を投与しても改善しない場合，どうしたらいいだろうか？　患者家族にどのように説明し，体外式膜型人工肺（ECMO）までもっていこうか？　実際には苦慮するに違いない．同様に周術期肺塞栓はどうか？　通常の心肺蘇生法では反応しないショックに対し，すぐに経皮的心肺補助（PCPS）の利用まで思い当たるであろうか？　勤務している施設にはそこまでの準備があるだろうか？　さらに，悪性高熱症はどうか？　教科書的には知ってはいるものの，どう判断し，麻酔法をどう変更し，そして特効薬はどのように希釈，投与するであろうか？　普段から気にしていないと咄嗟には対応できないものである．脳死判定は？　依頼されたらどうするか？　臓器移植が決定したらどうするか？　臓器移植法が改定されたが，その改定をどのように把握，対応したらいいであろうか？　ドナーの麻酔法は？

日本麻酔科学会では，過去２回にわたって，このようなシナリオを取り上げ，PBLD（problem-based learning discussion）形式で取り上げてきた．監修者である私は２回連続してその企画に携わり，来場した聴講者と response system を使い共有することによって，周術期に起こりうる危機的な状況に対し，コマンダーとして冷静に対応できるように PBLD を構成した経験がある．好評を博したこの企画を，やりっ放しにするのは大変残念なことであると考え，書籍化を目指したしだいである．学会時に提示した症例を 25 症例にまで充実させ，また学会時のパネリストはもちろん，その症例ごとに経験豊富な先生に加わっていただき，ここに PBLD 形式のシナリオと解説集を出版するに至った．執筆者にはそれぞれの内容についてのエビデンスやガイドラインなどを示し，さらに解説を加えていただいた．緊急時あるいは術後の合併症などに麻酔科医として適切な対応ができるかどうかを問う内容であり，麻酔科医，特に専門医を目指す麻酔科医が受験の際の参考となるような書籍を目標とした．具体的には，テーマに沿った具体的な症例を提示し，時系列に質問を数題用意し，その質問に答える形で解答・解説を加え，最終的には，そのテーマのシナリオをコマンダーとして対応するまでの能力と知識を養うものとした．

読み返しても，実際にその症例に出くわした場合，どのように対応していくのかシミュレーションの役割も併せ持つ本著，利用しない手はない．

2015 年 9 月吉日

監修：山蔭　道明

序文

手術室における麻酔科医の業務は患者の安全を守ること，術者に良好な術野を提供すること，そして，スタッフと協力して円滑な手術室運営を行うことですが，何よりも重要なのは，どのような状況に陥ったとしても患者の安全を確保することでしょう．周術期には患者が生命の危機にさらされることがあります．そこでは“想定外”という言葉は無意味で，目の前で刻一刻と変化する病態に対して迅速に行動を起こさなければなりません．しかし，病態や原因が推測できたとしても，ただちに適切な治療を行うことができるでしょうか？ そのためには経験はもちろんですが，正しい知識が必要となります．PBLD (problem-based learning discussion)とは，与えられたシナリオに対して問題を設定し，それに回答していく過程の中で詳細に解説する形式のことです．教育上有用であることから近年，麻酔科領域でも注目されています．本書を読み進めていく中で，知ってはいても実際に経験したことのない危機的状況のシミュレーションを行うことができます．また，解説に収載された最新のエビデンスとガイドラインは正しい対処法へと導いてくれるはずです．危機的状況ではそれに対応する人の真価が問われます．麻酔科医には手術中の危機的状況に対し，コマンダー(統括指揮者)として状況を総合的に評価してスタッフに適切な指示を出し，外科医と協議して手術継続の可否を決定する役割が求められます．そこでは，知識だけでなく，判断力，コミュニケーションおよびマネジメント能力が必要で，自分の持っている力を総動員して対応しなければなりません．本書は“専門医口頭試験対策”という位置づけではありますが，若手医師にとどまらず，すべての麻酔科医にとって危機管理を改めて考えるきっかけになれば幸いです．

書籍の編集を担当させていただいたのは私にとって初めての経験でした．最後になりましたが，適切なアドバイスをいただいた札幌医科大学医学部麻酔科学講座の山蔭道明 教授，同じく平田直之 講師，そして，こちらで一方的に設定したシナリオに沿って分かりやすく，興味深い内容を執筆していただいた筆者の先生方にこの場を借りて心より御礼申し上げます．

2015年9月吉日

編集者代表：新山　幸俊

目　次

D 中枢神経系の危機管理
Dysfunction of Central Nervous System 143

E 特殊な緊急対応と手術室危機管理
Emergency and Environmental Control 195

A Airway

気道の危機管理

Ⅰ. CVCI：cannot ventilate, cannot intubate

Ⅱ. 気管支異物

I. CVCI：cannot ventilate, cannot intubate

SCENARIO

65 歳の女性．身長 150 cm，体重 75 kg．子宮頸がんに対して全身麻酔下で腟式子宮全摘術が予定された．リウマチの既往があり，3 年前，環軸椎亜脱臼に対して頸椎後方固定術が施行され，頸部の可動制限がある．寝るとよくいびきをかき，睡眠時無呼吸症候群の診断を受けている．マスク換気は可能と判断し，プロポフォールにより急速導入した．筋弛緩薬にはロクロニウムを使用し，0.6 mg/kg 投与した．麻酔導入後のマスク換気は容易であった．マッキントッシュ型喉頭鏡で喉頭展開したが，気管挿管できず，複数の種類のビデオ喉頭鏡を用いても挿管は困難であった．気管支鏡でのアプローチを試みたが，出血により視野を確保できなかったためラリンジアルマスクを挿入した．しかし，徐々に換気困難となり Sp_{O_2} が低下してきた．CVCI と判断し，麻酔を中止，スガマデクスを投与して筋弛緩薬を拮抗し，輪状甲状間膜を穿刺したところ，自発呼吸が認められるようになった．換気により酸素化は維持できたため耳鼻咽喉科医に依頼し，緊急気管切開を行った．患者の覚醒は良好で神経学的所見を認めず，事なきを得た．

はじめに

麻酔導入時における気道のトラブルは低酸素血症から生命の危険に直結し，麻酔科医として避けては通れぬ緊急事態の一つである．米国麻酔科学会（ASA）による ASA Closed Analysis では，麻酔が原因と考えられた死亡症例のうち気道に関するトラブルがもっとも多かった[1]一方で，1993 年以降は 62％から 35％に低下している．同様に日本麻酔科学会（JSA）偶発症例調査において，麻酔管理が原因と考えられる死亡症例のうち気道に関するトラブルの症例は，2003 年までの第二次調査では 52 症例中 13 症例であったが，2004 年から 2008 年までの第三次調査では 51 症例中 4 症例と ASA の報告と同様，減少傾向にあった．これはデバイスの進歩やマネキンなどを用いたオフザジョブトレーニングの普及などが影響を与えたと考えられるが，緊急時にどのように対処すればよいかを明示したガイドラインの策定が大きく影響を与えている可能性がある[2]．

本項では 2014 年に日本麻酔科学会が発表した日本麻酔科学会気道管理ガイドライン（JSA-AMA）2014[3]を参考にしながら，突然発症した換気困難，気管挿管困難の状態（cannot ventilate, cannot intubate：CVCI）に対して，いかにわれわれは対応すべきかを問題形式で考察する．

症例：65 歳の女性．身長 150 cm，体重 75 kg．子宮頸がんに対して全身麻酔下で腟式子宮全摘術が予定された．リウマチの既往があり，3 年前，環軸椎亜脱臼に対して頸椎後方固定術が施行され，頸部の可動制限がある．寝るとよくいびきをかき，睡眠時無呼吸症候群の診断を受けている．

問題 1 本症例の術前評価項目のうち，マスク換気困難と気管挿管困難が同時に発生する可能性を予測する因子として，もっとも適切でないものはどれか．1 つ選べ．

（a）65 歳
（b）身長 150 cm，体重 75 kg
（c）女性
（d）リウマチの既往と頸部可動域制限
（e）睡眠時無呼吸の診断

解説 マスク換気困難および気管挿管困難の同時発生を予測する因子

本症例では全身麻酔導入後に予期せずマスク換気困難となり，さらには気管挿管困難であったために生命の危険にさらされた．

術前に患者がマスク換気困難および気管挿管困難となる予測ができれば，事前に困難気道に対する準備を行うことができ，不測の事態を回避することができたかもしれない．

Kheterpal ら[4]は術前に CVCI の発生を予測するための評価項目として表 1 に示すような 12 の危険因子を提唱している．本症例では術前診察においてどれほど詳細な上気道評価が行われたかは不明であるが，高齢，肥満，頸椎の可動制限，睡眠時無呼吸の既往歴を有する本症例ではさらに詳細な情報取得に努めるべきであったろう．Kheterpal ら[4]のモデルでは，ひげの生えるような男性はマスクフィットが困難となりやすく CVCI となるリ

表 1 マスク換気困難と気管挿管困難が同時に発生する可能性を予測するための危険因子

A．術前に評価すべき 12 の危険因子

・Mallampati 分類ⅢまたはⅣ	・46 歳以上
・頸部放射線後，頸部腫瘤	・あごひげの存在
・男性	・太い首
・短い甲状オトガイ間距離	・睡眠時無呼吸の診断
・歯牙の存在	・頸椎の不安定性や可動制限
・body mass index（BMI）30 kg/m^2 以上	・下顎の前方移動制限

B．マスク換気困難と直視型喉頭鏡による喉頭展開困難が同時に発生する可能性

術前予測危険クラス	クラス内での発生頻度	オッズ比（95%信頼区間）
Ⅰ（危険因子数 0 〜 3 個）	0.18%	1.0
Ⅱ（危険因子数 4 個）	0.47%	2.56（1.83 〜 3.58）
Ⅲ（危険因子数 5 個）	0.77%	4.18（2.95 〜 5.93）
Ⅳ（危険因子数 6 個）	1.69%	9.23（6.54 〜 13.04）
Ⅴ（危険因子数 7 〜 11 個）	3.31%	18.4（13.1 〜 25.8）

（Kheterpal S, Healy D, Aziz MF, et al. Incidence, predictors, and outcome of difficult mask ventilation combined with difficult laryngoscopy：a report from the multicenter perioperative outcomes group. Anesthesiology 2013；119：1360-9 より引用）

表 2　マスク換気困難の予測因子

・BMI＞30 kg/m^2	・Mallampati 分類ⅢまたはⅣ
・いびき	・57 歳以上
・下顎前突の制限	・太くて厚い首
・あごひげ	・睡眠時無呼吸

(Kheterpal S, Han R, Tremper KK, et al. Incidence and predictors of difficult and impossible mask ventilation. Anesthesiology 2006；105：885-91 より引用)

スクが高いとされている．12 の予測因子のうち，7 つの因子が陽性であればクラスⅤと判定され，クラスⅠの患者と比較して 18 倍危機的状況が発生しやすいと予測される．しかし実際にクラスⅤの患者でも CVCI となる確率は 3.31％と低く，全体として CVCI の発生頻度の低さを物語っており，急変時に正しく対応できるようにするためには訓練を要することがうかがえる．一方，マスク換気困難，挿管困難が単独で発生する状況をそれぞれ予測する因子は過去に種々報告されており[5)～7)]，その例を表 2 に示す．これらが単独で発生する頻度は CVCI となる頻度よりも高いため[8)]，注意が必要である．

正解（c）

マスク換気は可能と判断し，プロポフォールにより急速導入した．筋弛緩薬にはロクロニウムを使用し，0.6 mg/kg 投与した．

問題 2　**本症例の麻酔導入に関する計画として，もっとも適切でないものはどれか．1 つ選べ．**

(a) 全身麻酔を回避するため脊髄くも膜下硬膜外併用麻酔を計画した．

(b) 気道緊急となる可能性が高いと考え，救命的気道確保器具をまとめた DAM (difficult airway management) カートを手術室内に準備した．

(c) 肥満患者であったため，患者を逆トレンデンブルグ位にし，導入前の十分な酸素化に努めた．

(d) 意識下挿管を予定したが，浅鎮静下に患者が暴れてしまったためプロポフォール TCI (target-controlled infusion) の設定濃度を 1 μg/ml から 5 μg/ml に変更した．

(e) プロポフォールによる急速導入後，マスク換気が困難であったためロクロニウムを投与した．

解説　気道確保困難が疑われる患者に対する麻酔導入

本症例では麻酔導入前に行われた気道の評価が十分とはいえず，通常の急速導入が施行されている．しかし，事前にマスク換気困難が予測され，誤嚥の危険性の高い患者では意識下挿管の選択を考慮に入れるべきである[9)]．また，上気道の閉塞の危険性のある全身麻酔自体を回避し，区域麻酔単独で手術施行可能かどうかも検討すべきであろう．本症例では腟式子宮全摘術が予定されていたため，脊髄くも膜下麻酔，もしくは脊髄くも膜下硬膜外併用麻酔を施行することによって術中の鎮痛は得られ，手術可能であったかもしれない．ただし，牽引による内臓痛が生じうるため，比較的高位の神経ブロックが必要となり，麻酔域の調節には注意を要する．また，本症例は肥満患者であったため手技の難度は高いことが予想され，複数回の穿刺が血腫を来す可能性があった．合併症回避の観点から凝固能の確認も必須であろう．もし，患者が術中の鎮静を希望する場合は酸素投与下に厳密なタイトレーションが必要である[10)]．

全身麻酔導入前の酸素化には顔面にマスクを密着し，3分間吸入させることで肺の脱窒素化が進み換気不能となった際の低酸素血症発生を遅らせることができる[11)]．また，肥満患者や妊婦などでは逆トレンデンブルグ位や座位をとることで，無呼吸耐容時間が延長し，マスク換気の効率が改善する[12)]．導入時における筋弛緩薬投与は従来，鎮静薬投与後に陽圧換気を実施し，換気可能なことを確認してから投薬されてきたが，これを支持する明確なエビデンスがないことが指摘されている[13)]．一方，筋弛緩薬は導入時の胸壁硬直や息こらえを改善して換気を容易にする可能性があり，適切な量の筋弛緩薬の使用は気管挿管の成功率を向上させ，マスクによる換気効率も向上させる可能性が示唆されている[14)15)]．意識のある患者では上気道開存が維持され，誤嚥を予防する代償的防御機構が保たれるが，鎮静薬を使用した場合これらは抑制される[16)]．問題文中に示されたような“プロポフォール TCI 5 μg/ml”では過度の鎮静状態となり，比較的長時間の無呼吸および上気道閉塞を誘発する危険性があるため不適切である．

正解（d）

問題 3 急速導入後のマスク換気について，JSA-AMA が推奨する気道管理戦略として正しいのはどれか．<u>すべて</u>選べ．

（a）麻酔導入中の適正換気の指標としてもっとも推奨されているのは経皮的酸素飽和度である．
（b）マスク換気中は 30 cmH_2O 程度の最大気道内圧で換気すべきである．
（c）マスク換気が良好か否かはカプノグラムの波形で判断する．
（d）カプノグラムの第Ⅲ相が欠落していれば換気状態は不良と考える．
（e）換気が不良となった場合は両手でフェイスマスクを保持し，麻酔器の従量式換気モードで換気する．

解説 **麻酔導入後におけるマスク換気の評価と対応**

JSA-AMA は3つの異なる色のゾーン（グリーン，イエロー，レッド）から構成され，酸素化を維持するための適正換気が可能か否かによってそのゾーンを移動する（図 1）．本症例では初回挿管時までは換気が可能な状態であったと考えられるが，詳細は不明である．実際のアルゴリズムではカプノグラムを指標とした換気評価に重点を置いている．カプノメータは麻酔の導入に先立ち装着し，マスク換気している間は最大気道内圧（peak inspiratory pressure：PIP）が 20 cmH_2O を超えないように留意する．過剰な気道内圧は胃への送気をもたらし，酸素化や気道防御機構を損なう可能性がある[17)]．マスク換気の状態を V1 ～ V3 の状態に分類してアルゴリズムに従うが，カプノグラムの波形（図 2）を参考に換気状態を分類する．カプノグラムの波形に呼気平坦相（第Ⅲ相）が認められる場合は適正な換気状態と判断し，V1 としてグリーンゾーン内にとどまる．呼気平坦相が認めら

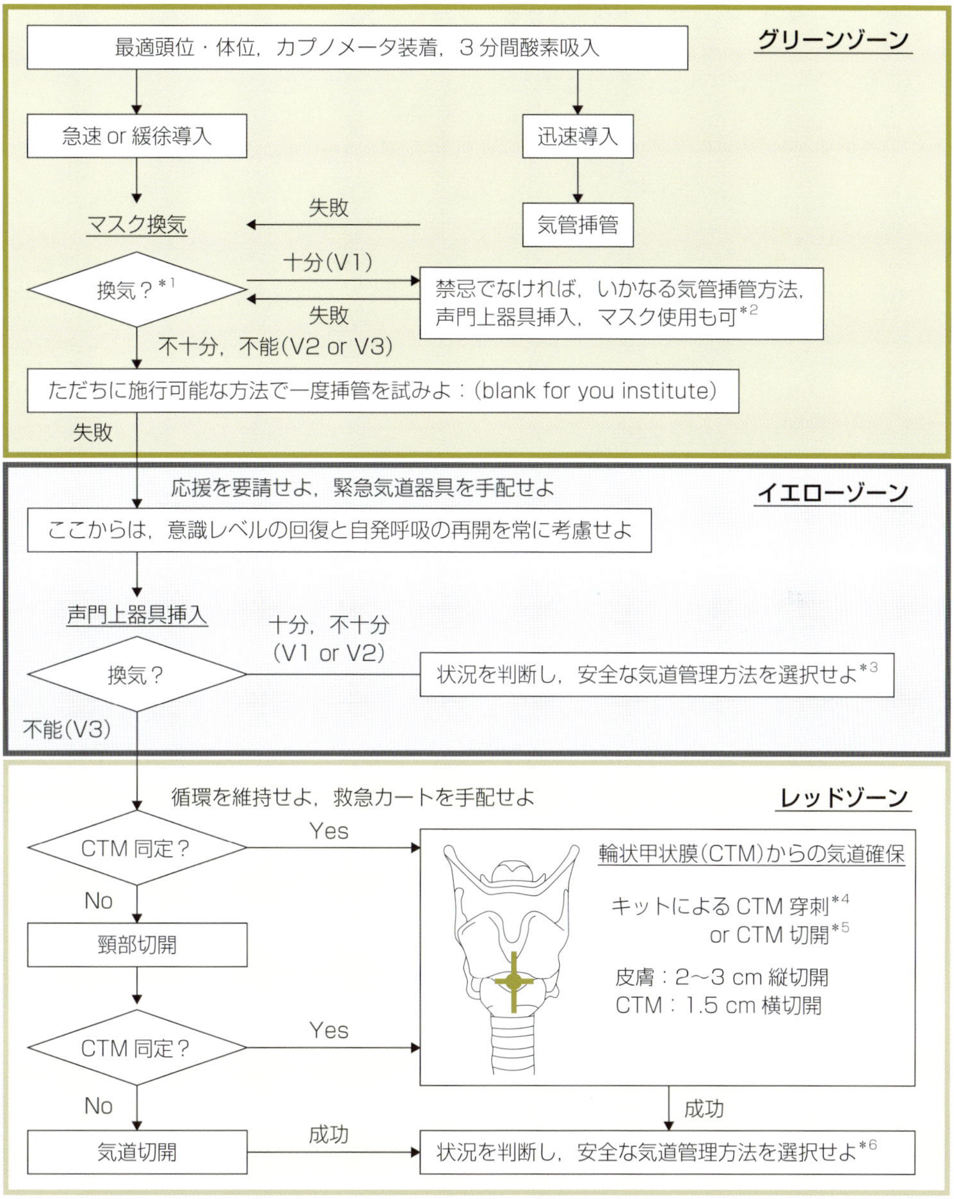

図 1　日本麻酔科学会気道管理アルゴリズム(JSA-AMA)

(Japanese Society of Anesthesiologists. JSA airway management guideline 2014：to improve the safety of induction of anesthesia. J Anesth 2014；28：482–93 より引用)

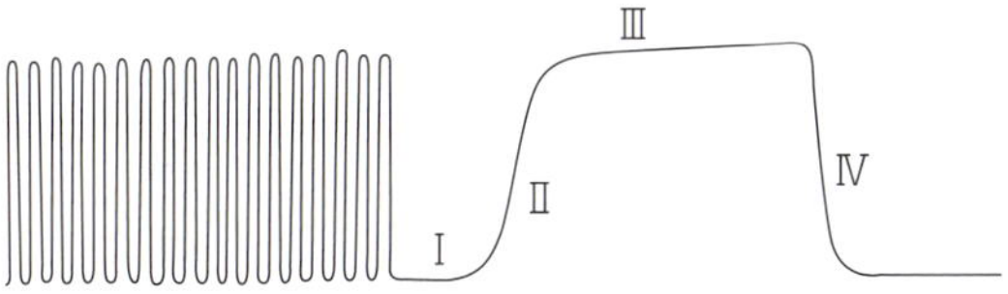

図 2　カプノグラムの波形

Ⅰ：吸気相，Ⅱ：呼気開始相，Ⅲ：呼気平坦相，Ⅳ：吸気開始相

表３　マスク換気を改善させる手段

1. 気道内圧を増加させることができない場合
・両手法やほかの方法でマスクフィットを改善させる
・ガスリークを代償するために酸素の定常流量を増加させる
2. 気道内圧を適切に増加できる場合
・経口あるいは経鼻エアウェイを挿入する
・両手を用いて triple airway maneuver（頭部後屈，下顎前方移動，閉口）を確実に行う
・逆トレンデンブルグ位あるいは半座位とする
・麻酔器の人工呼吸器を用いて両手マスク換気を行う（PEEP を高めに設定し，PIP を制限した PCV モード）
・CPAP または PEEP を負荷する
・筋弛緩薬が投与されていなければ投与する
・筋弛緩薬がすでに投与されていれば回復させる
・ほかの麻酔科医の援助を要請する

PCV：従圧式換気

（Japanese Society of Anesthesiologists. JSA airway management guideline 2014：to improve the safety of induction of anesthesia. J Anesth 2014；28：482–93 より引用）

れない（V2）および波形がまったく認められない（V3）となった場合は換気不十分と判断し，イエローおよびレッドゾーンに移動して表３に示すようなマスク換気を改善する手段を試みる．マスク換気困難の場合，両手法によるマスク保持が換気状態を改善することが知られているが，両手でマスクを保持するため換気をする人員が別に必要となる．人員が少なく，換気に人手を割けない場合は麻酔器を自動換気に設定し，人工呼吸器が換気を担ってもよい．その場合も呼吸器の設定は従圧式に設定し，前述したとおり PIP が 20 cmH_2O を超えないように配慮する．positive end-expiratory pressure（PEEP）や continuous positive airway pressure（CPAP）は換気困難の状態を改善する可能性があり，積極的に使用を考慮すべきである．

正解（c）（d）

麻酔導入後のマスク換気は容易であった．マッキントッシュ型喉頭鏡で喉頭展開したが，気管挿管できず，複数の種類のビデオ喉頭鏡を用いても挿管は困難であった．気管支鏡でのアプローチを試みたが，出血により視野を確保できなかったためラリンジアルマスクを挿入した．

問題４　**JSA-AMA に基づく，気管挿管に関する気道管理戦略として正しいのはどれか．すべて選べ．**

（a）初回の挿管にマッキントッシュ型喉頭鏡を使用することは推奨されない．

（b）ビデオ喉頭鏡の中では Airway Scope® がもっとも挿管困難に適しているため，特にその使用が推奨される．

（c）マスク換気が保たれていれば何度でも気管挿管を試みてもよい．

（d）マスク換気が不十分（V2，V3）となったら一度だけ挿管を試みることが推奨される．

（e）イエローゾーンではまず声門上器具の挿入が推奨され，気管挿管は推奨されない．

解説 **JSA-AMA における気管挿管に関する気道管理戦略**

麻酔導入後，マスク換気が良好であれば，患者はグリーンゾーン：安全領域にいると考える(図 1)．JSA-AMA ではマッキントッシュ型喉頭鏡に代表される直視型喉頭鏡による喉頭展開はもっとも一般的に施行されている気管挿管の方法と認めている一方で，どのような挿管方法，気道確保器具が理想的かは，さまざまな要因によって変わりうるものであるとし，特定の挿管器具を推奨していない．しかし，直視型喉頭鏡による気管挿管が困難と予想される場合ビデオ喉頭鏡[18]（種類による優劣はつけていない），ガムエラスティックブジー[19]，声門上器具を使用した挿管[20]，気管支ファイバー挿管[21]など，各種代替手段を推奨している．

もし，挿管困難で直視型喉頭鏡やビデオ喉頭鏡を用いて複数回の挿管操作を試行しなければならない場合，同一施行者による操作，あるいは同一器具を用いた操作を 3 回以上繰り返すことは避けるべきである．気道内操作の繰り返しにより上気道浮腫を来す可能性があり，マスク換気の状態を悪化させ死亡率上昇につながるため[1][22]である．本症例では同一麻酔科医による複数回の気管挿管が試みられたために上気道での出血を来した．すぐに声門上器具による気道確保が試みられているが換気困難となり，JSA-AMA におけるイエローゾーンに移行している．イエローゾーンに入って最初に行うことは，応援の要請といつでも輪状甲状膜や気管を切開できるように緊急気道器具を手配することである．

正解 (d)(e)

しかし，徐々に換気困難となり Sp_{O_2} が低下してきた．CVCI と判断し，麻酔を中止，スガマデクスを投与して筋弛緩薬を拮抗し，輪状甲状間膜を穿刺したところ，自発呼吸が認められるようになった．

問題 5 **JSA-AMA におけるレッドゾーンに患者がいる場合，行うべき気道確保戦略として，正しいのはどれか．すべて選べ．**

(a) 声門上器具を挿入しても換気が不能となった場合(V3)，速やかに行うべきことは循環の維持と救急カートの手配である．
(b) 輪状甲状膜が同定できた場合は 14 G の静脈留置針を穿刺，留置してジェットベンチレーションを行う．
(c) 輪状甲状膜切開を行う場合，皮膚を 2 ～ 3 cm 縦切開，輪状甲状膜を 1.5 cm 横切開する．
(d) 輪状甲状膜が同定できない場合は頸部切開を行い，それでも同定できない場合は気管切開を行う．
(e) 非熟練者でも緊急時の第一選択としてガイドワイヤーを用いた経皮的気管切開セットを使用すれば救命率を上昇させることができる．

解説 **JSA-AMA レッドゾーンでの緊急気道確保について**

声門上器具による換気が不能となり，いわゆるレッドゾーンとなった場合は可及的速やかに輪状甲状膜穿刺，切開，気管切開を試み，酸素化を維持することに努めなくてはならない．そのためにも，外科的気道確保器具を含む救急カートの手配は最優先されるべきである．同時に表面から輪状甲状膜を触れて，速やかに緊急的気道確保がなされなければならない．体表面から輪状甲状膜が同定できる場合は市販の穿刺キット使用が推奨されている．静脈留置針を用いたアプローチは迅速に施行可能である点では有利であるが，気管後壁を突き破り，気管外へ誤挿入するといった重篤な合併症を引き起こす可能性があるため，ほかに手段がない場合を除いてその使用は推奨されない．JSA-AMA では直接穿刺型やセルディンガー穿刺型のように安全対策がなされたなんらかの輪状甲状膜穿刺キットの使用を推奨しているが，熟練が必要である[23)24)]．またその後に引き続くジェットベンチレーションは，成功すれば酸素化維持に効果的であるものの重篤な合併症の危険がある[25)]．

正解 (a)(c)(d)

換気により酸素化は維持できたため耳鼻咽喉科医に依頼し，緊急気管切開を行った．患者の覚醒は良好で神経学的所見を認めず，事なきを得た．

問題 6 **CVCI 時におけるスガマデクスを用いた緊急筋弛緩拮抗について，正しいのはどれか．1つ選べ．**

(a) 緊急的筋弛緩拮抗に必要なスガマデクスの標準的投与量は 4 mg/kg である．
(b) 不十分な量のスガマデクスを投与すると約 2 時間後に再筋弛緩化する可能性があるため注意を要する．
(c) 本症例において 2 分以内に四連刺激反応比を 0.9 まで回復させるために最低限必要なスガマデクスの量は 8 mg/kg である．
(d) スガマデクスを投与する際，16 mg/kg の薬剤が手元に集まるまで分割的に投与してはいけない

本症例では麻酔導入時に 0.6 mg/kg のロクロニウムが投与されている．スガマデクスの添付文書によるとロクロニウム 1.2 mg/kg 投与された 3 分後に緊急拮抗する場合，16 mg/kg の投与が推奨される．この場合，スガマデクス投与から四連刺激反応比 0.9 まで回復するのに要する時間は約 3 分で，筋弛緩薬投与から回復までには 6 分間，筋弛緩薬の影響を受ける[26)]．ただし，この投与量は迅速導入などでロクロニウムの作用発現時間を短縮したい場合に 1.2 mg/kg のロクロニウムを投与した場合である．本症例のように一般的な導入量である 0.6 mg/kg のロクロニウムを使用した場合では 8 mg/kg のスガマデクスでも投与 2 分以内に四連刺激反応比は 0.9 回まで回復することが報告されている[27)]．緊急的に筋弛緩拮抗を必要とする可能性のある肥満患者を対象としたシミュレーションでの研究では 16 mg/kg のスガマデクスを一度に投与しようとして，スガマデクスのバイアルを集めて薬液をシリンジに吸引してから投与すると回復までに約 9 分かかったと報告されている[28)]．このように緊急時に突然 16 mg/kg のスガマデクスを集めることは困難な場合が多く，事前に手術スタッフを含めたシミュレーションを施行して準備しておくことが望ましい．必要量を集めるのに時間がかかる場合は分割でもよいので，逐一投与するほうが

患者を早く筋弛緩状態から回復させうる．

正解（c）

以上，突然 CVCI に遭遇した場合の対処法について JSA−AMA を参考にして概説した．発生頻度は低いものの一度発生すれば生命の危機にさらされることがあるため，麻酔科医は日頃からのトレーニングや準備によってその回避に努めるべきである．

●参考文献

1）Peterson GN, Domino KB, Caplan RA, et al. Management of the difficult airway：a closed claims analysis. Anesthesiology 2005；103：33−9.
2）American Society of Anesthesiologists Task Force on Management of the Difficult Airway. Practice guidelines for management of the difficult airway：an updated report by the American Society of Anesthesiologists Task Force on Management of the Difficult Airway. Anesthesiology 2003；98：1269−77.
3）Japanese Society of Anesthesiologists. JSA airway management guideline 2014：to improve the safety of induction of anesthesia. J Anesth 2014；28：482−93.
4）Kheterpal S, Healy D, Aziz MF, et al. Incidence, predictors, and outcome of difficult mask ventilation combined with difficult laryngoscopy：a report from the multicenter perioperative outcomes group. Anesthesiology 2013；119：1360−9.
5）Langeron O, Masso E, Huraux C, et al. Prediction of difficult mask ventilation. Anesthesiology 2000；92：1229−36.
6）Kheterpal S, Han R, Tremper KK, et al. Incidence and predictors of difficult and impossible mask ventilation. Anesthesiology 2006；105：885−91.
7）Langeron O, Cuvillon P, Ibanez-Esteve C, et al. Prediction of difficult tracheal intubation：time for a paradigm change. Anesthesiology 2012；117：1223−33.
8）Shiga T, Wajima Z, Inoue T, et al. Predicting difficult intubation in apparently normal patients：a meta-analysis of bedside screening test performance. Anesthesiology 2005；103：429−37.
9）Benumof JL. Management of the difficult adult airway. With special emphasis on awake tracheal intubation. Anesthesiology 1991；75：1087−110.
10）Nishino T, Takizawa K, Yokokawa N, et al. Depression of the swallowing reflex during sedation and/or relative analgesia produced by inhalation of 50% nitrous oxide in oxygen. Anesthesiology 1987；67：995−8.
11）Cherniack NS, Longobardo GS. Oxygen and carbon dioxide gas stores of the body. Physiol Rev 1970；50：196−243.
12）Altermatt FR, Munoz HR, Delfino AE, et al. Pre-oxygenation in the obese patient：effects of position on tolerance to apnoea. Br J Anaesth 2005；95：706−9.
13）Calder I, Yentis SM. Could 'safe practice' be compromising safe practice? Should anaesthetists have to demonstrate that face mask ventilation is possible before giving a neuromuscular blocker? Anaesthesia 2008；63：113−5.
14）Combes X, Andriamifidy L, Dufresne E, et al. Comparison of two induction regimens using or not using muscle relaxant：impact on postoperative upper airway discomfort. Br J Anaesth 2007；99：276−81.
15）Ikeda A, Isono S, Sato Y, et al. Effects of muscle relaxants on mask ventilation in anesthetized persons with normal upper airway anatomy. Anesthesiology 2012；117：487−93.
16）Hillman DR, Walsh JH, Maddison KJ, et al. Evolution of changes in upper airway collapsibility during slow induction of anesthesia with propofol. Anesthesiology 2009；111：63−71.
17）Bouvet L, Albert ML, Augris C, et al. Real-time detection of gastric insufflation related to facemask pressure-controlled ventilation using ultrasonography of the antrum and epigastric auscultation in nonparalyzed patients：a prospective, randomized, double-blind study. Anesthesiology 2014；120：326−34.

18) Asai T, Liu EH, Matsumoto S, et al. Use of the Pentax-AWS in 293 patients with difficult airways. Anesthesiology 2009 ; 110 : 898–904.
19) Takenaka I, Aoyama K, Iwagaki T, et al. Approach combining the airway scope and the bougie for minimizing movement of the cervical spine during endotracheal intubation. Anesthesiology 2009 ; 110 : 1335–40.
20) Ferson DZ, Rosenblatt WH, Johansen MJ, et al. Use of the intubating LMA-Fastrach in 254 patients with difficult-to-manage airways. Anesthesiology 2001 ; 95 : 1175–81.
21) Iqbal R, Gardner-Thorpe C, Thompson J, et al. A comparison of an anterior jaw lift manoeuvre with the Berman airway for assisting fibreoptic orotracheal intubation. Anaesthesia 2006 ; 61 : 1048–52.
22) Nagaro T, Yorozuya T, Sotani M, et al. Survey of patients whose lungs could not be ventilated and whose trachea could not be intubated in university hospitals in Japan. J Anesth 2003 ; 17 : 232–40.
23) Aslani A, Ng SC, Hurley M, et al. Accuracy of identification of the cricothyroid membrane in female subjects using palpation : an observational study. Anesth Analg 2012 ; 114 : 987–92.
24) Benkhadra M, Lenfant F, Nemetz W, et al. A comparison of two emergency cricothyroidotomy kits in human cadavers. Anesth Analg 2008 ; 106 : 182–5, table of contents.
25) Scrase I, Woollard M. Needle vs surgical cricothyroidotomy : a short cut to effective ventilation. Anaesthesia 2006 ; 61 : 962–74.
26) Lee C, Jahr JS, Candiotti KA, et al. Reversal of profound neuromuscular block by sugammadex administered three minutes after rocuronium : a comparison with spontaneous recovery from succinylcholine. Anesthesiology 2009 ; 110 : 1020–5.
27) Sparr HJ, Vermeyen KM, Beaufort AM, et al. Early reversal of profound rocuronium-induced neuromuscular blockade by sugammadex in a randomized multicenter study : efficacy, safety, and pharmacokinetics. Anesthesiology 2007 ; 106 : 935–43.
28) Mercer SJ, Moneypenny MJ. Can sugammadex save a patient in a simulated 'cannot intubate, cannot ventilate' situation? Anaesthesia 2011 ; 66 : 223–4.

（笹川　智貴）

II. 気管支異物

SCENARIO

1 歳 3 カ月の男児，身長 80 cm，体重 11 kg，数日前から咳漱と熱発を認めていた．近医を受診し，胸部 X 線写真および CT で右下肺野の無気肺を，また，胸部聴診で著明な wheeze を認めた．これらの所見とこれまでの経緯から気管支異物を疑い，当院に搬送され，全身麻酔下に気管支異物摘出術を予定した．術前に努力性の呼吸はなく，呼吸回数は 20 回/分，Sp_{O_2} は室内空気下で 98％であった．吸入麻酔による緩徐導入後，呼吸回路が接続可能な硬性気管支鏡を気管内に留置し，摘出操作を施行した．摘出操作は困難で硬性気管支鏡を何度も抜去・挿入した．異物は摘除されたが，徐々に換気困難となり，酸素化維持が困難となったため気管挿管したまま ICU に入室し，呼吸管理を行った．無気肺，肺炎のため術後 5 日間の人工呼吸管理を必要としたが，抜管，退室し，事なきを得た．

はじめに

日本麻酔科学会教育委員会が策定した教育ガイドラインにおける“気管支異物”については以下の 3 点が記載されている．

1. 気道異物除去術の麻酔管理ができる．すなわち術前評価，麻酔計画立案，術中管理，術後管理ができる．
2. 気道異物除去術における硬性気管支鏡使用の意味と問題点を理解し，説明，対応ができる．
3. 気道異物除去術における気管支ファイバースコープの使用について，説明ができる．

硬性気管支鏡は気管支異物の摘出術でよく用いられてきた器具である．ただし，その構造は製品により異なる．気管支異物の摘出術においては金属製で硬性の構造と，鉗子を挿入できる導管を持ち，かつ呼吸回路が接続可能な製品が理想である．したがって，ここで述べる硬性気管支鏡は，このシステムを兼ね備えたものを用いたと理解いただきたい[1]（図）．全身麻酔下では呼吸回路の接続ができないため，単に円筒上の金属製内視鏡というだけでは管理は難しい．硬性気管支鏡の導管を通して，先端にカメラモニター機能を備えた異物を把持するための鉗子を挿入して，異物の摘出を試みるという手順を理解しておく必要がある．

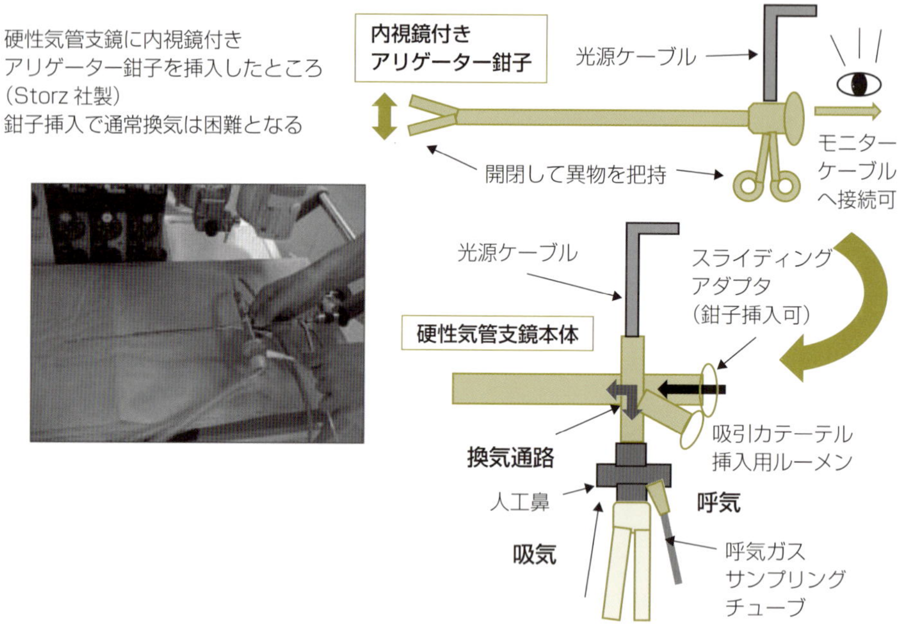

図　硬性気管支鏡写真と模式図

(植木隆介. 乳幼児の気管・気管支異物の麻酔. Anet 2005；9：12-4 より引用)

症例：1 歳 3 カ月の男児，身長 80 cm，体重 11 kg，数日前から咳漱と熱発を認めていた．

問題 1　**AHA ガイドライン G2010 が推奨する乳幼児の心肺蘇生，気道異物の対応として誤っているものはどれか．2 つ選べ．**

(a) 小児・乳児に対する胸骨圧迫の深さは，胸の厚さの約 1/3 以上とする．

(b) 胸骨圧迫は胸骨の下半分(胸の中央)を 1 分間に 100 回以上のテンポで行う．

(c) 気道異物による窒息を疑った場合，1 歳未満の乳児には頭を体より低くして，背部叩打と腹部突き上げ法を行う．

(d) 刺激(声かけ，肩を軽くたたく，乳児には足底刺激)に反応がない場合は，まず大声で緊急通報と除細動器(AED)を依頼する．

(e) 小児の呼吸の確認には 10 秒以上かけてチェックする．

解説　小児の心肺蘇生，気道異物への対応，G2010

(a) 気道異物は，異物の気道陥頓による窒息で死亡するリスクを常に抱えている．したがって，麻酔科医も最新の心肺蘇生ガイドラインを定期的に update しておく必要がある．米国心臓協会(American Heart Association：AHA)が策定した AHA ガイドライン G2010 での小児・乳児に対する胸骨圧迫の深さは，胸の厚さの約 1/3 以上(小児 2 インチ：約 5 cm，乳児 1.5 インチ：約 4 cm)とされている．

(b) 胸骨圧迫は胸骨の下半分(胸の中央)を 1 分間に 100 回以上のテンポで行う．G2010 では，小児でも成人と同じく，気道確保(Airway)，呼吸確認(Breathing)，胸骨圧迫

(Circulation)の順序が A−B−C から C−A−B へと変更となった．ただし，小児では心肺停止が呼吸原性である可能性が高いので，人工呼吸の準備ができしだい，気道確保をして，2 回の人工呼吸を行うとされている．すなわち小児では人工呼吸を，胸骨圧迫 30 回まで待たずに準備ができしだい行う．したがって，初めから人工呼吸が可能であれば人工呼吸から行うと解釈できる．人工呼吸の送気は約 1 秒かけて行う．送気する量(1 回換気量)の目安は，患児の胸郭が挙上することが確認できる程度とする．胸骨圧迫と人工呼吸の比率は救助者が 1 人か 2 人かで異なる．1 人の救助者で心肺蘇生を行う場合は，成人と同様，胸骨圧迫と人工呼吸の比率は 30：2 である．また，2 人の救助者で行う場合は，胸骨圧迫と人工呼吸の比率は 15：2 とされている．気道確保，人工呼吸により十分な換気が認められない場合，気道異物の疑いがある．

(c) 気道異物による窒息への対処では，1 歳未満の乳児への腹部突き上げ法は臓器損傷などの合併症を来すことがあり，また胸部突き上げ法のほうが高い気道内圧が得られるため，頭を下げて背部叩打と胸部突き上げ法を行う．これに対し 1 歳以上の場合は，背部叩打と腹部突き上げ法，胸部突き上げ法を用いて異物摘出を試みる．これら一連の手技は閉塞が介助されるまで(複数の手技で)すばやく反復されるべきである．

(d) 反応(意識)がない傷病者を認めた場合は，周囲の安全確保を行い，まず AED を含めた応援要請と救急通報依頼を行う．

(e) G2005 では気道確保を行い，“見て，聞いて，感じて”10 秒かけ呼吸確認を行い，普段どおりの呼吸をしているかを確認し心停止の判断を行ったが，G2010 では“見て，聞いて，感じて”が削除されている．G2010 では　呼吸の確認に 10 秒以上かけないようにする．

正解　(c)(e)

近医を受診し，胸部 X 線写真および CT で右下肺野の無気肺を，また，胸部聴診で著明な wheeze を認めた．

問題 2　**気管支異物の診断について，誤っているものはどれか．1 つ選べ．**

(a) 気管支異物は存在部位，種類，形態，大きさ，時間経過により，さまざまな経過をとる．

(b) ピーナッツ気管支異物は胸部 X 線写真では確認しにくい．

(c) 異物誤嚥直後より，咳嗽，喘鳴などの症状が持続する．

(d) 胸部 X 線写真の深吸気時と深呼気時の正面撮影で見られる Holzknecht 徴候は診断に有用である．

(e) 突然の咳嗽，呼吸困難，喘鳴が症状であるが，感冒や気管支喘息などとの鑑別が問題となる．

解説　症状と診断

(a) 異物が移動し，声門下や気管内に陥頓することで，突然呼吸困難を生じる危険性があることを認識する.

(b) ピーナッツ気管支異物はX線透過性であるため，診断は必ずしも容易ではない．胸部X線検査では異常所見が認められないこともある．小児の場合は，特に家族への詳細な問診が病態把握において不可欠である.

(c) 発症初期に咳嗽，喘鳴を認めた後，異物が気管支の特定部位に固定されると，誤嚥時の症状が消失し，軽い咳嗽や無症状となる[2]．そのため，発症から診断までに数週間以上を要する症例がある．異物の長期介在例では摘出手技が困難であり，合併症発生の予防には早期診断が重要である[3].

(d) 気管支異物症例では，気管支の不完全閉塞(チェックバルブ)により呼気が障害され，末梢肺野の透過性亢進，気腫像を呈し，肺の過膨張や先の縦隔偏位が見られる[4]．胸部X線写真の正面撮影では深吸気時と深呼気時を撮影すると，異物によるチェックバルブのため異常像が認められることがある．すなわち，吸気時に健側の肺がよく膨らんで縦隔が患側に移動し，呼気時には患側の残気量が多くなり縦隔が健側に移動する所見で，Holzknecht徴候といい，診断に有用である．ただし，小児の場合は撮影が難しい場合もある．また，異物により気管支が完全閉塞した場合は，閉塞部位の無気肺となる．そのほか，胸部X線写真で異常を認めた気道異物症例は70%にとどまるという報告があり[5]，胸部X線写真が正常であっても否定することにはならない．また，肺過膨張や縦隔偏位を認めた症例は28%であったという報告もある[6]．胸部X線写真以外の診断方法としてはCTとMRIが挙げられる．CTは，異物による気管支閉塞の確認や肺炎，無気肺などを含めた病態の把握を含め有用で，ピーナッツ異物についても胸部X線写真では診断がつかず，CTで診断した報告[4)7]がある．しかし，喀痰との鑑別や異物との断定は困難である．また，MRIはT1強調画像でピーナッツを高信号でとらえられる[8]利点があるが，施行中の鎮静などのリスクを伴う．異物の最終的な確定診断には，全身麻酔下での気管支鏡検査を要する.

(e) 異物の誤嚥後，早期に異物が気管支に固定した場合，異物吸入時の刺激症状に家族が気づかず，異物が残留したまま放置されることが多い[2]．この無症状の時期は異物の種類によって異なり，プラスチックや金属のような無機物質では長く，ピーナッツなどの食物性異物では短い傾向がある．無症状期に引き続いて，異物による二次的な刺激症状として咳嗽，喘鳴が出現する．この時期に至り医療機関を受診するが，初期の異物吸入の病歴が把握されずに気管支炎や喘息として治療を受ける場合がある.

正解 (c)

これらの所見とこれまでの経緯から気管支異物を疑い，当院に搬送され，全身麻酔下に気管支異物摘出術を予定した.

問題3 **気管支異物の術前評価，麻酔準備として正しいのはどれか．2つ選べ.**

(a) 術前の喉頭ファイバー検査は有用である.

(b) 術前の末梢静脈路の確保は避ける.

（c）症状が軽微な場合でも，異物の気管内陥頓のリスクを念頭に置いて準備を行う．

（d）麻酔方法と摘出方法は独立しているため，麻酔科医と術者は別々に計画を立てるべきである．

（e）術前の患児の興奮を避けるため，鎮静薬による麻酔前投薬が勧められる．

解説 術前評価

（a）術前の喉頭ファイバー検査は，声門上の気道異物，また，声門上および声門浮腫の確認に有用である．

（b）気管支異物をはじめ，気道異物症例では常に気管内陥頓による突然の呼吸停止の可能性があることを念頭に置いて麻酔，手術準備を行う必要がある．静脈路の確保は重要であり，これにより迅速な麻酔導入や，輸液，薬剤投与が可能となる．

（c）気管支異物症例では，術前の状態が比較的安定していても，術中に異物の移動による換気トラブルや緊張性気胸をはじめとした重篤な事態に陥る可能性がある．したがって，急変時の対応も含めて，綿密な麻酔計画を立てる必要がある．異物の気道陥頓のリスク，術者の経験不足による頻回の操作などにより，呼吸状態が増悪し，酸素化の維持が不可能に陥った場合に備え，小児用体外循環装置のバックアップや必要時の連絡体制なども考慮する．したがって，実際の手術の受け入れには，インフォームドコンセントを含め，多方面にわたる配慮が必要となる．

（d）摘出手技（硬性気管支鏡，軟性気管支鏡などのデバイスの選択や手順）は病態（異物の種類や位置など）や各種手技への術者の習熟度などにより選択される．したがって，おのおのの摘出手技に対しての最適な麻酔導入方法，気道確保方法〔硬性気管支鏡，気管挿管もしくはラリンジアルマスク（LMA）など〕は状況に応じて変化するため，麻酔科医と術者との事前の打ち合わせが必要である．

（e）麻酔前投薬による鎮静薬の投与は，気道閉塞のリスクがあるため，原則として避けるべきである[6)]．

正解（a）（c）

術前に努力性の呼吸はなく，呼吸回数は 20 回/分，Sp_{O_2} は室内空気下で 98%であった．

問題４　気管支異物の麻酔管理で正しいのはどれか．2 つ選べ．

（a）筋弛緩薬の使用は禁忌である．

（b）緊急手術の場合，誤嚥のリスクと緊急性を考慮し，入室時間を決定する．

（c）硬性気管支鏡を使用する際は，吸入麻酔薬を用いることで麻酔深度を安定させることができる．

（d）硬性気管支鏡で異物を除去する場合，術後の喉頭浮腫に注意する．

（e）気管挿管後に気管支ファイバーで気管分岐部の所見が得られれば胸部聴診はしなくてもよい．

解説 術中管理 1

（a）気管支異物のため，気管支が不完全閉塞になっている際に，筋弛緩薬を用いて人工呼吸を行うと，空気とらえこみ（air trapping）による末梢気道からの呼出障害，過膨張（overinflation），圧外傷，気胸などの病態が危惧される．しかし，咳反射の回避，喉頭痙攣の予防など筋弛緩薬を使用する利点もあり，症例ごとに使用の可否を検討すべきである．したがって，慎重投与ではあるが，禁忌とはいえない．筋弛緩薬を用いないで麻酔を行う場合は，喉頭痙攣，咳反射などの気道反射を抑制するため，気道の局所麻酔が重要となる[9]．

（b）気管支異物では気道炎症が惹起され，呼吸機能が障害されている．そのため，誤嚥は極力避けなければならない．緊急性に配慮しつつ，最終飲食，飲水時間やその内容を確認し，入室時間を決定する．日本麻酔科学会の術前絶飲食ガイドライン（2012 年）において，手術前の摂取許容時間は，清澄水は 2 時間，母乳は 4 時間，人工乳，牛乳，固形物（軽食）は 6 時間と記載されている．

（c）硬性気管支鏡使用時に，同デバイスの換気ポートを用いて人工呼吸が可能である．ただし，異物摘出に際し鉗子操作を行っている間は，換気が困難となり，呼吸がほぼ中断される．また，硬性気管支鏡を異物と一緒に抜いてくることもある．したがって，換気中断により吸入麻酔の持続的な吸入や酸素化が中断されるため，麻酔深度が浅くなることや鉗子操作前の酸素化に留意して麻酔管理を行う必要がある．これまでも，気管支異物の麻酔管理において吸入麻酔薬と静脈麻酔薬は比較されているが，いずれの方法も利点と欠点がある．おもなものとして吸入麻酔薬では換気中断時の麻酔深度が浅くなること，静脈麻酔薬では自発呼吸下で体動，息こらえの頻度が増加することが問題となる[6]．

（d）硬性気管支鏡を用いて摘出術が行われた場合，術後の喉頭浮腫に注意する必要がある．特に手術が長時間かかった場合や頻回に抜去・挿入を繰り返した症例はリスクが高い．

（e）気管支ファイバーで気管分岐部が確認できた場合は，食道挿管は否定的である．しかし，気管支異物による肺区域の換気障害〔無気肺，空気とらえこみ（air trapping）〕，気胸の早期診断のためにも呼吸音の聴診は行うべきである．

正解（b）（d）

吸入麻酔による緩徐導入後，呼吸回路が接続可能な硬性気管支鏡を気管内に留置し，摘出操作を施行した．

問題 5 **気管支異物の術中麻酔管理として誤っているものはどれか．2 つ選べ．**

（a）自発呼吸温存下で管理すると鉗子操作時の酸素化維持には有利である．

（b）筋弛緩薬を使用する利点として，喉頭痙攣，咳嗽反射，体動防止の効果がある．

（c）ピーナッツ異物は，気道粘膜への化学的影響は少ない．

（d）異物は危機的状況では気管から気管支に押しやってはならない．

（e）異物が気管に残存する場合，まず LMA と軟性気管支鏡を用いて診断し，次の手順を考える方法は有力である．

解説 術中管理 2（表 1，表 2）

（a）筋弛緩薬使用については，利点と欠点を十分に認識したうえで投与を決定する．前述したとおり，換気ポートがある硬性気管支鏡でも，鉗子操作時は人工呼吸の陽圧換気が回路リークのために難しく，有効な換気ができずにほぼ無呼吸状態に陥りやすい．したがってこの点では自発呼吸温存下で麻酔管理を行うほうが有利である．ただし，気道反射や，体動を防止しようとして麻酔深度を深くした場合，呼吸抑制や血圧低下などが問題となり慎重な管理が要求される．

（b）筋弛緩薬は喉頭痙攣，咳嗽反射，体動防止の効果があるが，異物によるチェックバルブのリスクを考慮して投与を決定する．現在では，スガマデクスの登場で深い筋弛緩状態からでも数分で非脱分極性筋弛緩薬のリバースが可能となった．したがって，筋弛緩薬使用時のトラブルへの対応の選択肢が増えた．ただし，筋弛緩併用による陽圧換気での異物の移動のリスクが自発呼吸に比べて増加する可能性も考慮する．

（c）気道異物により，気管支粘膜への化学的な炎症惹起が危惧される．なかでもピーナッ

表 1　気管支異物摘出術*の各気道確保法と利点，欠点

	硬性気管支鏡＋内視鏡付き鉗子	気管挿管＋軟性気管支鏡（ファイバースコープ）	声門上気道確保器具＋軟性気管支鏡（ファイバースコープ）
利点	・使用できる鉗子の種類が多い ・鉗子を挿入するスペースが確保できる ・良好な視野での手術が可能	・異物の位置確認に有用 ・硬性気管支鏡への移行前の異物の位置確認としても使用可能 ・硬性気管支鏡に比べて組織への侵襲が小さい ・気管チューブの入れ替えが不要 ・余剰ガスが少ない	・異物の位置確認に有用 ・硬性気管支鏡への移行前の異物の位置確認としても使用可能 ・硬性気管支鏡に比べて組織への侵襲が小さい ・余剰ガスが少ない
欠点	・吸入麻酔の余剰ガスの漏れ ・鉗子処置中の呼吸の中断 ・金属製のため喉頭浮腫のリスク	・鉗子を挿入するスペースが少なく操作も制限される ・鉗子処置中の呼吸の中断 ・使用できる鉗子の種類が限られる	・誤嚥のリスク ・自発呼吸温存（筋弛緩薬不使用）で喉頭痙攣のリスク ・声門上気道確保器具のずれによる換気トラブルのリスク ・使用できる鉗子の種類が限られる

*異物摘出の方法として，鉗子，Fogarty catheter，吸引などが挙げられる．

表 2　自発呼吸 vs 調節呼吸

	自発呼吸温存	調節呼吸（筋弛緩薬使用）
利点	・鉗子操作時に呼吸が保たれる ・陽圧で異物が末梢気道に押し込まれ，移動するリスクがない ・圧外傷の回避	・喉頭痙攣，咳反射，硬性気管支鏡挿入や鉗子操作など気道刺激による体動の回避が可能 ・咳反射や体動を危惧して深い麻酔を行う必要性が少なく循環動態が安定する
欠点	・適切な気道への十分な局所麻酔が必要 ・喉頭痙攣，咳反射，体動のリスクがある ・深い麻酔深度が必要なため，循環抑制のリスクがある	・硬性気管支鏡の鉗子操作時に換気困難となる ・陽圧で異物が末梢気道に押し込まれ移動するリスクがある ・気管支が異物でチェックバルブ状態になると圧外傷のリスクがある

ツ異物は，その成分である油脂が分解されて生じる遊離脂肪酸により，血管内皮細胞を傷害するので，化学性肺炎を来す．また，ピーナッツを含むナッツ・豆類では，時間の経過とともに浸軟(水分を吸収)・膨張して，気管支の閉塞を生じることが多い[10)].

(d) 異物が気管を閉塞して換気不能に陥った場合，異物を硬性鏡で見ながらどちらかの気管支に押し込んで片肺で換気するという救命策があることを知っておく．また，チェックバルブで片肺が過膨張から気胸のリスクにさらされていると考えられた場合，気管チューブを進め，あえて片肺換気とする方法もある．

(e) 異物が気管に残存する場合，まずLMAで軟性気管支鏡を用いて異物の位置や種類を確認するという方法は，硬性気管支鏡，気管チューブで異物を気管支に押し込むリスクを回避できるので有力な選択肢となる．また，筋弛緩薬を使用しない場合，気道反射や体動を防ぐため麻酔深度を深くする必要があり，そのため呼吸抑制や血圧低下のジレンマがある．これらの状況では，誤嚥のリスクが少ない場合は，特にLMAという選択肢はより多くの利点を持つため術者と相談する．また，異物摘出後に硬性鏡を抜去し，その後異物の残存をチェックする場合などでも，LMAや挿管用声門上気道確保器具(intubation LMA，Air-Q®，i-gel®など)は挿管操作の回数を減らし，器具をとおして軟性気管支鏡(ファイバースコープ)で異物の存在を確認できるため，有力なオプションの一つである．

正解 (c)(d)

摘出操作は困難で硬性気管支鏡を何度も抜去・挿入した．異物は摘除されたが，徐々に換気困難となり，酸素化維持が困難となったため気管挿管したままICUに入室し，呼吸管理を行った．

問題 6 **血中酸素分圧，二酸化炭素分圧と臓器血流の関係について正しいのはどれか．2つ選べ．**

(a) 低酸素血症では，肺血管抵抗は増加する．
(b) 酸素分圧50 mmHg以下の低酸素血症では，脳血流は低下する．
(c) 高濃度酸素吸入により，肺血管抵抗は増加する．
(d) 高二酸化炭素血症では，肺血管抵抗は増加する．
(e) 高二酸化炭素血症では，脳血管抵抗は増加する．

解説 低酸素血症での対応と高二酸化炭素血症と臓器血流

(a) 低酸素血症では，肺血管抵抗は増加する．臓器血流，なかでも肺血流，脳血流と酸素および二酸化炭素分圧の関係は，麻酔管理を行ううえで基本的知識であり，重要である．表3に各因子の影響を示す．

(b) 酸素分圧50 mmHg以下の低酸素血症では，脳血流は増加する．

(c) 肺胞内酸素分圧低下により，肺血管抵抗が上昇して，肺血管収縮を来す．これを低酸素性肺血管収縮(hypoxic pulmonary vasoconstriction：HPV)という．また，高濃度

表３　血中の酸素，二酸化炭素(CO_2)と臓器血流(血管抵抗)

	脳血流	肺血流
血流増加 血管抵抗低下	高二酸化炭素血症 高度の低酸素血症＜50 mmHg	低二酸化炭素血症 酸素投与
血流低下 血管抵抗増加	低二酸化炭素血症 高濃度酸素投与*	高二酸化炭素血症 低酸素血症 HPV

*脳血流は100%酸素投与により，10%程度低下するとの報告あり[11]．

酸素吸入により，脳血管収縮から脳血流はやや減少に傾くという報告がある[11]．

(d) 高二酸化炭素血症では，肺血管抵抗は増加する．

(e) 高二酸化炭素血症では，脳血管抵抗は低下する．

正解 (a)(d)

問題７　**術中の急激な低酸素血症に対する緊急対応について，誤っているものはどれか．２つ選べ．**

(a) ファイバースコープで気管壁が見えるので，胸部聴診は急いで行うべきではない．

(b) 動脈圧ラインを確保し，動脈血ガス分析を行う．

(c) 循環動態の変動に十分注意する．

(d) 硬性気管支鏡の位置を再確認し，猶予があれば胸部X線写真を撮影する．

(e) ECUM(extracorporeal ultrafiltration method)の可能な施設であれば，いつでも施行できるようにスタンバイを依頼する．

解説　術中の緊急対応

(a) 気管支異物では，異物そのものや崩れた異物により気管の不完全閉塞(チェックバルブ状態)が起こる．その場合，末梢気道からの呼出障害が起こり，圧外傷から気胸の発生が危惧される．このような病態では，胸部呼吸音の聴診はまず行うべき確認事項の一つである．

(b) 低酸素血症のような緊急事態では，人出を可能なかぎり集めて対応しなければならない．したがって，動脈圧ラインは術後のICU管理も見据えて可能なかぎり確保するべきである．

(c) 低酸素状態に陥ると，主要臓器(心臓，脳など)への酸素供給低下から一気に徐脈，心停止となるケースもある．原因として，肺炎，無気肺の増悪や頻回な気管挿管による喉頭浮腫や気管，気管支の浮腫による気道抵抗増大などさまざまな病態を考慮する．緊張性気胸は本病態で起こりうる病態であり，まず否定したい．

(d) 硬性気管支鏡の位置異常も否定する必要がある．むろん，異物摘出で改善が見込めればよいが，取り切れないこともある．緊張性気胸を疑い，超緊急で胸腔穿刺をしなければならない場合以外では，肺炎，無気肺などの病態把握も含め，早急に胸部X線写真を撮影する．実際に小児の気管支異物で両側緊張性気胸を来した症例報告がある[12]．また，非常にまれな合併症として，硬性鏡使用による気管，気管支の損傷や穿孔のリスクも念頭に置く．

（e）ECUM（extracorporeal ultrafiltration method）は体外限外濾過（法）であり，この場合は膜型人工肺（extracorporeal membrane oxygenation：ECMO）のスタンバイや導入を考慮する．まれなケースではあるが，気管支異物で低酸素となり，体外循環により救命できた症例報告がある[13]．小児の二次救命処置（pediatric advanced life support：PALS）のガイドラインにおいて，この方法は小児心臓病の処置，手術時の心停止に際し，救命処置として使用されることが多い．ECMOは，脱血，送血の血管選択で大きくV（vein）-VもしくはV-A（artery）に分類される．心機能が保たれている低酸素血症のケースでは，V-V ECMO（内頸もしくは大腿静脈送血，下大静脈または上大静脈送血），心停止や重度の心機能低下を伴う場合は，静脈脱血，動脈送血のV-A ECMO，いわゆる経皮的心肺補助装置（percutaneous cardiopulmonary support：PCPS）が救命に必要となる．しかし，小児体外循環を即座に施行できる器材，チーム（心臓外科，臨床工学技士など）を持つ施設は限られている．したがって，手術の施行に関して，患者の緊急性や重症度，術者（耳鼻咽喉科，呼吸器外科，小児外科など）の経験や力量，施設での過去の経験を総合的に検討し，手術の可否やさらなる専門施設への搬送を判断する．

正解（a）（e）

無気肺，肺炎のため術後5日間の人工呼吸管理を必要としたが，抜管，退室し，事なきを得た．

問題8　気管支異物術後のICUでの呼吸管理について誤っているものはどれか．2つ選べ．

（a）喉頭浮腫の予防および治療として，ステロイドを投与する．
（b）肺炎が重症化，長期化した場合，気管切開を検討する．
（c）気管内吸引の際に特別な注意は必要ない．
（d）抜管後は，早急に小児病棟の一般病室に帰棟させる．
（e）肺炎が治療抵抗性の場合，異物が残存している可能性を考慮する．

解説　化学性肺炎の術後管理

（a）術後の喉頭浮腫の治療として，吸入や静脈投与のステロイドが用いられる．また，気管支拡張薬としてβ_2刺激薬の使用も考慮する．

（b）肺炎が重症化，長期化した場合は抜管困難となり，一時的に気管切開を行う．したがって，手術前のインフォームドコンセントでは，術後肺炎のリスクとともに重症化した場合の治療の選択肢として説明を要する．

（c）気管内吸引は気道分泌物の除去という必要性の高い処置である．しかし，ピーナッツ異物などでは，血管内皮細胞の傷害や気管壁の炎症が惹起され，不用意な吸引操作により粘膜のさらなる損傷や出血を来す可能性がある．したがって，盲目的かつ頻回な気管内吸引には慎重になるべきである．胸部X線写真による無気肺，肺炎の診断や血液ガス測定による酸素化の評価を行い，二次感染予防の抗生物質，体位ドレナージといった肺理学療法に加え，鎮静された挿管，人工呼吸管理下では，経時的な気管支ファイバーによる気管支粘膜のチェックを考慮する．

（d）頻回の気管挿管，硬性気管支鏡挿入を行った場合や無気肺，肺炎などで数日間人工呼吸管理を余儀なくされたケースでは，抜管後も数日間は喉頭浮腫や気管支炎，肺炎の増悪による急変に注意する．

（e）異物摘出の際，異物が豆類などであった場合には，鉗子操作で異物が砕けて末梢気道に移行してしまい，完全に取り切れないことがある．また，誤嚥から長時間が経過した場合，異物周囲に炎症性肉芽組織が増生し，異物が発見できないこともある．そのため，肺炎が治療抵抗性の場合，細菌性肺炎の続発や残存異物の可能性も念頭に置く．

正解（c）（d）

●参考文献

1）植木隆介．乳幼児の気管・気管支異物の麻酔．Anet 2005；9：12-4.
2）香取幸夫，川瀬哲明，小林利光．小児気管・気管支異物の診断と治療．小児耳 2005；26：67-74.
3）畠山　理，日隈智憲，尾藤祐子ほか．小児気道異物—小児外科から 当科における気道異物症例 40 例の検討．日気管食道会報 2002；53：406-11.
4）Zur KB, Litman RS. Pediatric airway foreign body retrieval：surgical and anesthetic perspectives. Paediatr Anaesth 2009；19 Suppl 1：109-17.
5）Even L, Heno N, Talmon Y, et al. Diagnostic evaluation of foreign body aspiration in children：a prospective study. J Pediatr Surg 2005；40：1122-7.
6）橘　一也，木内恵子，竹内宗之．小児の気道管理—困難気道への対処—　気道異物症例の周術期管理．日臨麻会誌 2011；31：946-51.
7）荒尾嘉人，小林正佳，北野雅子．内視鏡付き小児用気管支鏡セットにて摘出した小児気管支異物の 2 症例．小児耳 2010；31：307-11.
8）南　詔子，金田裕治，千葉隆史ほか．ピーナッツ気管支異物例における MRI の有用性．耳鼻と臨 1998；44：163-7.
9）Litman RS. Anaesthesia for bronchial foreign body removal：what really matters? Eur J Anaesthesiol 2010；27：928-9.
10）永田　旭，平塚昌文，吉田康浩ほか．食物による気道異物 6 例の検討．日呼外会誌 2013；27：136-140.
11）Omae T, Ibayashi S, Kusuda K, et al. Effects of high atmospheric pressure and oxygen on middle cerebral blood flow velocity in humans measured by transcranial Doppler. Stroke 1998；29：94-7.
12）井筒美和，吉岡成知，岡田真行ほか．気管支異物除去術中に両側緊張性気胸を起こした 1 例．日臨麻会誌 2010；30：77-81.
13）Inagaki Y, Hamanaka T, Takenoshita M. Extracorporeal membrane oxygenation and tracheobronchial foreign body in an infant. J Anesth 1995；9：380-2.

（植木　隆介）

B Breathing

呼吸の危機管理

I．麻酔導入時の喘息発作

SCENARIO

62歳の男性．胸椎カリエスに対して胸椎後方除圧固定術を予定した．プロポフォール，フェンタニル，ロクロニウムにより麻酔導入を行い，気管挿管したが，徐々に換気困難となり，両側肺野で喘鳴を聴取した．血行動態は安定しており，明らかな皮疹などは認めなかったため，気管支喘息と診断し，喘息の治療を開始した．治療により症状は徐々に改善したが，呼吸機能の再評価のため手術は延期となった．内科で未治療の気管支喘息であったことが判明し，気管支喘息に対する治療が行われた．後日，コントロールされた時点で改めて手術を行った．喘息の誘因となった可能性のある麻酔薬を使用せずに吸入麻酔薬中心の麻酔で安全に手術を行うことができた．

はじめに

日本麻酔科学会教育委員会が策定した教育ガイドラインにおける“気管支喘息”に関するポイントは以下の6点である．

1. 気管支喘息および慢性閉塞性肺疾患(chronic obstructive pulmonary disease：COPD)の違いが説明できる．
2. 吸入麻酔薬による気管支拡張の概略について説明できる．
3. 気管支喘息患者の評価ができる．
4. 気管支喘息の処置ができる(アドレナリン含む)．
5. 気管支喘息患者のマスクによる緩徐導入ができる．
6. 小児の気管支喘息の特徴が理解できる．

問題 1　**気管支喘息および慢性閉塞性肺疾患(COPD)について，誤っているものはどれか．1つ選べ．**

(a) 気管支喘息およびCOPDはスパイログラムで閉塞性パターンを示す．
(b) COPDは男性に多い．
(c) 気管支喘息およびCOPDともに術前の禁煙が推奨される．

(d) 気管支喘息および COPD ともに慢性炎症性肺疾患である.
(e) 気管支喘息および COPD ともに治療抵抗性である.

解説 気管支喘息および COPD の違い

喘息と COPD の国際的なガイドラインはそれぞれ GINA[1], GOLD[2] であり, 有病率は, それぞれ 4 ～ 6%, 4 ～ 9% である. 成人喘息の定義は, ①気道の慢性炎症, ②可逆性の気道狭窄と気道過敏性の亢進, ③臨床的には繰り返し起こる咳嗽, 喘鳴, 呼吸困難で特徴づけられる慢性呼吸器疾患である. 喘息では治療への反応性が高く, 一方 COPD では低いと考えられていたが, GOLD では 2006 年から"COPD の予防と治療は可能である"と強調している. 麻酔科医は, 危険因子を評価し, 疾病と新しく得られる治療戦略を理解して周術期管理を行う必要がある. 実際に手術中の致死的喘息発作が報告されている. 手術中の発作や増悪を鑑別するために, 両疾患に共通する術前の管理はそれぞれトリガーとなる要因, すなわちアレルゲンやタバコ煙から解放することである. 麻酔導入前に両胸部の視診と聴診を行い, 呼吸回数とリズムを観察する. 本症例では, 気管挿管直後から喘鳴を生じているが, のちに喘息と診断されており, 原因としては浅麻酔による気道確保または麻酔導入薬(プロポフォール, フェンタニル, ロクロニウム)による喘息誘発が考えられる.

正解 (e)

問題 2 **吸入麻酔薬と気道収縮・弛緩との関係について, 誤っているものはどれか. 1 つ選べ.**

(a) 気道の収縮と弛緩は, 自律神経支配を受けている.
(b) 気道平滑筋の収縮は迷走神経から放出されるアセチルコリン, 副腎から放出されるカテコールアミン, また肥満細胞から放出されるヒスタミンによって制御されている.
(c) 気道平滑筋には多数の β_2 受容体が存在し, アゴニストが結合することにより細胞内環状アデノシン一リン酸(cyclic adenosine monophosphate : cAMP)が増加し, 細胞内カルシウム濃度が低下することによって平滑筋は弛緩する.
(d) デスフルランは, 強い気道拡張作用を持つため, 麻酔導入に適している.
(e) 吸入麻酔薬の気道拡張作用は, 肺中枢よりも末梢で高い.

解説 吸入麻酔薬と気道収縮・弛緩

術前のコントロールの評価に従い, 吸入ステロイド薬または/かつ吸入 β 刺激薬, ロイコトリエン拮抗薬で治療する. 配合剤(アドエア®, シムビコート®)が使用可能である. 気道炎症や不適切な麻酔深度における気管挿管は, 求心性の C ファイバー末端を刺激して軸索反射を活性化し, サブスタンス P やニューロキニン A などの神経伝達物質の放出を介して気道平滑筋を収縮させ, 血管透過性の亢進と局所の血管の弛緩を惹起する. さらに遠心性迷走神経を介してアセチルコリンを放出する. この迷走神経反射は不十分な麻酔深度での気管挿管や手術によって惹起される.

GINA2015[1] では, 術前に患者の 1 秒量(forced expiratory volume in one second : $FEV_{1.0}$)が自己最高値の 80% 以下である場合, 短時間のステロイド内服により気流制限の減弱を行うべきとしている. 6 カ月以内にステロイドの全身投与を受けた患者にはステロイドカバーを勧めているが，術後24時間以内で速やかに減量することも勧めている．推奨レベルはエビデンスBで，ここ数年でCから格上げされている．術後のステロイド長期投与は，創傷治癒を抑制する．疫学調査では，女性の肥満は喘息リスクを増加させる[3]が，それを裏付けるように，喘息の肥満患者が減量すると呼吸機能や症状の改善がみられる．術前の減量を目的とした栄養管理が望ましい．ほぼすべての吸入麻酔薬は *in vitro* では細胞内cAMPを増加させ同カルシウム濃度が低下することによって直接的な平滑筋弛緩作用を呈する[4]．一方で，イソフルラン・デスフルランは気道刺激性が強く，一般的に導入薬としては適していない[5]．

正解（d）

問題３ **本症例の鑑別でまず施行すべきこととして，正しいのはどれか．１つ選べ．**

（a）胸部聴診
（b）酸素飽和度の観察
（c）動脈血ガス分析
（d）気道内圧の観察
（e）カプノメータの観察

解説 **気管支喘息の鑑別**

喘息の治療を開始する前に，鑑別診断が必要となる．挿管チューブの閉塞・位置異常，片肺挿管，誤嚥，肺梗塞，肺水腫，緊張性気胸，アナフィラキシー，副腎不全または心不全が鑑別となりうる[6]．選択肢すべてを施行すべきであるが，まずは皮膚の観察をしながら胸部の聴診をすべきである．喘息であれば気道抵抗は高まり，カプノメータでは呼気が延長するとともに酸素化は不良となる．動脈血ガス分析では Pa_{O_2} は低下して Pa_{CO_2} は上昇する．胸部X線写真撮影も，挿管チューブの位置異常，誤嚥，肺水腫，緊張性気胸の鑑別に役立つ．しかしながら臨床上，まず行うべきは皮膚を観察しながらの胸部聴診である．呼吸器内科医は喘息評価に聴診を重視している．臨床で遭遇するのは挿管チューブから麻酔器に至るまでの閉塞で，喘息と誤りやすい．

正解（a）

問題４ **手術中の喘息発作時の処置として誤っているものはどれか．１つ選べ．**

（a）β 刺激薬吸入
（b）吸入麻酔薬濃度上昇
（c）テオフィリン持続静注
（d）ステロイド静脈内投与
（e）麻酔薬の中止

解説 **気管支喘息の処置**

発作に対する治療薬の基本は吸入補助具（スペーサー）による短時間作用型 β_2 刺激薬

(short-acting β_2-agonist：SABA)の吸入である．サルメテロール，フォルメテロールなどのβ刺激薬の有効性が証明されているが，手術室では使用法が簡便なためフェノテロール(ベロテックエロゾル®)が使いやすい．速やかな効果が得られ，著明に改善する喘息発作をしばしば経験する．テオフィリンやネオフィリンおよびステロイドの静脈内投与を併用することもある．喘息発作時には麻酔深度の再評価も必要である．吸入麻酔薬，特にセボフルランは濃度依存性に *in vivo*，*in vitro* で平滑筋を弛緩させる[7]ことから，吸入麻酔はむしろ深くすべきで，中止すべきではない．本症例のように手術中止・延期の判断も求められるが，喘鳴が改善しないようであれば麻酔薬投与を継続したままで，喘息治療を考慮すべきである．

正解（e）

問題 5　**手術延期後にこの患者が受けた喘息の評価・薬物治療として，誤っているものはどれか．1 つ選べ．**

(a) スパイログラムによる評価
(b) β刺激薬吸入
(c) 抗コリン薬吸入
(d) ステロイド吸入
(e) アドレナリン皮下注

解説　気管支喘息の処置

本邦の気管支喘息のガイドライン(Japanese Asthma Preventionand Management Guideline：JGL)は改訂を重ね，最新版は JGL2012 である．各治療ステップの長期管理薬の基本は吸入ステロイド(inhaled corticosteroid：ICS)であるが，ステップの進行に応じてロイコトリエン拮抗薬，テオフィリン徐放製剤，長時間作用型 β_2 吸入刺激薬(long acting β_2-agonist：LABA)，長時間作用型抗コリン薬(long acting muscarinic antagonist：LAMA)などを併用する．喘息治療ではこの 2 年間にステロイドと β_2 刺激薬の配合剤である ICS/LABA が著しく普及した．アドレナリンの皮下注は，喘息のコントロール目的では使用されていない．手術中の抗生物質などによるアナフィラキシーでは，喘鳴を伴うことが多いが，アドレナリンは循環虚脱・喘鳴改善に適応がある．

正解（e）

問題 6　**吸入麻酔薬による緩徐導入について，誤っているものはどれか．1 つ選べ．**

(a) 欧米ではセボフルラン 8%の高濃度で施行されている．
(b) セボフルラン 8%よりも 3%の吸入のほうが速やかに導入できる．
(c) マスクによる緩徐導入は導入に時間がかかるだけでなく体動や興奮の発生頻度が高い．
(d) セボフルラン単独または亜酸化窒素併用で導入できる．
(e) 静脈麻酔薬が禁忌と考えられる症例でも適応となる．

解説 **気管支喘息患者のマスクによる緩徐導入**

本症例では，原因としては浅麻酔による気道確保または麻酔導入薬(プロポフォール，フェンタニル，ロクロニウム)による喘息誘発が考えられる．被疑薬のプロポフォールを避ける目的で吸入麻酔薬を用いた緩徐導入を選択する方法がある．静脈麻酔薬による迅速導入と比べて，①体動や興奮の発生頻度が高い，②高濃度での吸入麻酔薬で速やかに導入できる，③セボフルラン単独または亜酸化窒素併用で導入できる，④循環抑制が少ないなどの特徴がある．一方で，吸入麻酔薬単独では気管挿管のために十分な麻酔深度を得ることは難しく，オピオイドの併用が広く用いられている．

正解（b）

問題 7 **小児喘息の特徴について，誤っているものはどれか．1 つ選べ．**

(a) ホコリ・ダニなどに対するアトピー性喘息が多い．
(b) 小児喘息は 3 歳までに 8 割が発症する．
(c) 小児喘息患者ではデスフルランで緩徐導入する．
(d) IgE 抗体の測定がアレルゲンの同定に有用である．
(e) 呼吸機能検査が難しい乳幼児では酸素飽和度と聴診，胸部 X 線写真などで評価する．

解説 **小児の気管支喘息の特徴**

小児では気管・気管支が細く，また，柔らかいうえに痰などの分泌物が多い．したがって，成人と比較して気道が狭くなりやすく喘息が起きやすい解剖学的特徴がある．軽症例はロイコトリエン拮抗薬で治療されるが，治療に抵抗する重症例では成人同様，吸入ステロイドの適応となる．しかし，小児においてはステロイドが成長ホルモンと拮抗するため，高用量また長期間の使用は低身長などの成長障害が問題となる．ホコリ・ダニなどに対するアトピー性喘息が多く，IgE 抗体測定でアレルゲンを同定できる．前述したように緩徐導入にはセボフルランが適している[8]．

正解（c）

●参考文献

1) Global Strategy for Asthma Management and Prevention, Global Initiative for Asthma (GINA) 2015. http://www.ginasthma.org/
2) Global Strategy for Diagnosis, Management, and Prevention of COPD Updated January 2015. http://www.goldcopd.org/
3) Chen Y, Dales R, Tang M, et al. Obesity may increase the incidence of asthma in women but not in men : longitudinal observations from the Canadian National Population Health Surveys. Am J Epidemiol 2002 ; 155 : 191–7.
4) Yamakage M, Hirshman CA, Croxton TL. Volatile anesthetics inhibit voltage-dependent Ca^{2+} channels in porcine tracheal smooth muscle cells. Am J Physiol 1995 ; 268 : 187–91.
5) Mutoh T, Taki Y, Tsubone H. Desflurane but not sevoflurane augments laryngeal C-fiber inputs to nucleus tractus solitarii neurons by activating transient receptor potential-A1. Life Sci 2013 ; 92 : 821–8.
6) 廣田和美編．麻酔科医のための気道・呼吸管理(新戦略に基づく麻酔・周術期医学)．東京：中山書店；

2013. p.209−26.
7) Iwasaki S, Yamakage M, Satoh J, et al. Different inhibitory effects of sevoflurane on hyperreactive airway smooth muscle contractility in ovalbumin-sensitized and chronic cigarette-smoking guinea pig models. Anesthesiology 2006；105：753−63.
8) Doherty GM, Chisakuta A, Crean P, et al. Anesthesia and the child with asthma. Paediatr Anaesth 2005；15：446−54.

（岩崎　創史）

II. 抜管の基準

SCENARIO

78歳の男性，身長165 cm，体重62 kg．大腸がんの転移性肺腫瘍に対して，左肺下葉切除術を施行した既往があるが，今回，再発に対して開胸による右肺上葉切除を施行することとなった．40本/日×50年の喫煙歴があり，両肺尖部にブラを認めている．術前の呼吸機能は，%肺活量(VC)70%，1秒率45%，1秒量0.8 *l*，Hugh-Jones分類でIIIであった．脳梗塞を合併しており，術前まで抗凝固療法が施行されていたため麻酔は全身麻酔のみで管理し，術野で肋間神経ブロックを施行した．分離肺換気中の酸素化維持に難渋したが，手術は終了した．覚醒させる段階で1回換気量が100 ml程度しか確保できず，25回/分の頻呼吸であった．エアリークの危険性から外科医は早期の抜管を求めているが，鎮痛も十分でないため，手術室での抜管は困難と判断し，挿管したままICUに入室した．デクスメデトミジンによる鎮静下に自発呼吸主体の呼吸管理を行い，翌日抜管した．軽度の呼吸困難は認めたものの酸素化は維持されており，一般病棟に転棟，事なきを得た．

はじめに

全身麻酔後の抜管においては，一般的な人工呼吸管理後の抜管の際に考慮する因子以外に，麻酔薬や筋弛緩の残存，手術創の疼痛などの特有の因子にも注意を払わなければならない．

問題 1 全身麻酔や手術が呼吸機能に与える影響として誤っているものはどれか．1つ選べ．

(a) 全身麻酔や外科手術によって肺活量だけではなく，残気量も減少する．
(b) 呼吸機能にもっとも大きな影響を及ぼす術式は上腹部手術と開胸手術であり，下腹部手術，胸骨切開術がそれに続く．
(c) 呼気予備量(ERV)は下腹部手術で減少し，上腹部手術や開胸術ではより減少する．
(d) 1回換気量(TV)，肺コンプライアンス，機能的残気量(FRC)はいずれも減少する．
(e) 周術期に無気肺，低換気，低酸素血症，肺感染症が起こることがある．

解説 全身麻酔と呼吸機能

本症例はブリンクマン指数(Brinkman index) 2,000のヘビースモーカーで肺切除術の既往があり，閉塞性障害と拘束性障害を合併する混合性肺機能障害患者である．この患者の肺切除術に対する全身麻酔管理には細心の注意を要する．全身麻酔や外科手術によって肺活量は 25 ～ 50％減少し，残気量は約 13％増加する[1]．呼吸機能にもっとも大きな影響を及ぼす術式は上腹部手術と開胸手術であり，下腹部手術，胸骨切開術がそれに続く．呼気予備量（expiratory reserve volume：ERV）は下腹部手術で約 25％，上腹部手術や開胸術で約 60％減少する．1 回換気量（tidal volume：TV）は約 20％，肺コンプライアンスと機能的残気量（functional residual capacity：FRC）は約 33％減少する[1]．こうした麻酔後の変化が改善するには 1 ～ 2 週間必要である．

慢性閉塞性肺疾患（chronic obstructive pulmonary disease：COPD）は肺気腫症，慢性気管支炎，びまん性汎細気管支炎などの閉塞性換気障害を持つ疾患群の総称である．COPD 患者において全身麻酔は大きな影響を及ぼし，術後死亡率の増大[2]，術後肺合併症の増加[3]や，長期間の人工呼吸管理，予定しない術後の挿管[4]などが報告されている．可能であれば全身麻酔は避け，脊髄くも膜下麻酔や区域麻酔での手術が好ましい[4]．

正解（a）

問題 2　COPD 患者の身体所見，検査所見として誤っているものはどれか．1 つ選べ．

（a）頻呼吸と呼吸補助筋を使った呼吸

（b）頸静脈の怒張，肝頸静脈逆流，末梢の浮腫など左心不全を示唆する所見

（c）胸部 X 線写真上，肺の過膨張，ブラやブレブ，横隔膜の平底化，胸骨後の気腔の増加，無気肺，心拡大，浸潤影，胸水，気胸など

（d）動脈血の低酸素血症，高二酸化炭素血症，代償性の炭酸水素イオン値の上昇などの慢性呼吸性アシドーシスの所見

（e）心電図では，振幅の減少，Ⅱ誘導，V_1 誘導での P 波の増高など右房拡大の徴候，右軸変異や右脚ブロックなど右室拡大の徴候，心房細動など

解説　COPD 患者の人工呼吸

COPD 患者においては肺胞壁が破壊されているために肺毛細血管が失われ，肺血管抵抗が上昇している．頸静脈の怒張，肝頸静脈逆流，末梢の浮腫など右心不全を示唆する所見に注意する．慢性気管支炎では気道壁の粘液腺が肥大し，気管支壁は腫脹し，一部の気道は分泌物により閉塞している[5]．人工呼吸による肺の過膨張，気胸，静脈還流量の低下による心拍出量の低下，体血圧の低下，Pa_{CO_2} の急激な低下によるアルカローシスの発生などに注意を要する．

正解（b）

問題 3　周術期の合併症発生率と死亡率を上昇させる因子として誤っているものはどれか．1 つ選べ．

（a）低酸素血症，低換気，肺感染症，長期の気管挿管と人工呼吸管理

（b）開胸術で FVC ＜ 70％，$FEV_{1.0}$ ＜ 1 l，Pa_{CO_2} ＞ 45 ～ 50 mmHg

（c）100％酸素の投与
（d）術前の喫煙
（e）薬物療法（選択的 β_2 作動薬吸入，抗コリン作動薬，メチルキサンチン，吸入ステロイド療法など）を手術当日まで継続する．

解説 **合併症の軽減**

COPD 患者においては術後の肺合併症を軽減するために術前の禁煙や適切な薬物療法，深呼吸訓練や incentive spirometry による肺拡張療法が必要である．特に胸部手術や上腹部手術では手術侵襲の少ない内視鏡手術や短時間の手術が望ましい．また，術式や患者の術前合併症を考慮して，可能であれば脊髄くも膜下麻酔や区域麻酔で管理する．メタアナリシスでも，COPD 患者では区域麻酔に対して全身麻酔を受けた場合に術後肺炎の増加や人工換気の延長，術後の再挿管の増加が報告されている[4]．全身麻酔を選択した場合も，硬膜外麻酔や肋間神経ブロックなどによる術後鎮痛が必要である．可能なかぎり早期に人工呼吸から離脱し，抜管することが望ましい．

正解（e）

問題 4　**COPD 患者に見られる auto-PEEP（positive end-expiratory pressure）について，正しいのはどれか．1 つ選べ．**

（a）呼出が十分に行えず，肺胞内に呼気ガスが残存する．
（b）前負荷の増加と肺血管抵抗の減少による血行動態の悪化
（c）無気肺
（d）分時換気量，1 回換気量を多めに設定し，吸気時間を十分に確保する．
（e）低酸素血症，高二酸化炭素血症を避ける．

解説 **auto-PEEP**

COPD 患者においては，気管支の慢性炎症による気道の狭小化と，気腫化による肺弾性収縮力の低下による呼出制限が認められ，肺が進行性に過膨張する．この過膨張は人工呼吸でさらに増悪する．呼気量との新たな平衡点に達するまで肺容量は進行性に増加する．肺胞の膨張により気道は虚脱し，呼出が十分に行えず，肺胞内に呼気ガスが残存し，さらに過膨張を来す．auto-PEEP 程度の PEEP をかければ気道は開存し，肺の過膨張は抑制されるはずであるが，肺の状態は一様ではないため，過膨張する部分も残る．COPD 患者の人工呼吸管理では肺を保護するために高二酸化炭素許容人工換気法（permissive hypercapnia）により分時換気量，1 回換気量を低く設定し，呼気時間を十分に確保する．加温加湿器などを用いて気管分泌物の排泄促進と気管支拡張療法を施行する[5]．

正解（a）

問題 5　**permissive hypercapnia について，誤っているものはどれか．1 つ選べ．**

（a）適度な hypercapnia によって肺コンプライアンスは増大し，換気血流比の不均等が改善される.
(b) hypocapnia は気管支攣縮を誘発する.
(c) hypercapnia は直接的には心筋収縮を抑制するが，交感神経刺激を介して，心拍出量は増大する.
(d) hypocapnia は臓器血流や脳血流を増大させる.
(e) 適度な hypercapnia は肺胞上皮細胞での MAP キナーゼの活性化や IκB の分解を抑制し，伸展刺激や炎症による人工呼吸器誘発肺損傷を軽減する.

解説 permissive hypercapnia

分時換気量，1 回換気量を低く設定した permissive hypercapnia による人工呼吸管理では高二酸化炭素血症(hypercapnia)と呼吸性アシドーシスを来し，肺やほかの臓器に直接，あるいは間接的な影響を及ぼす[6]．そうした効果は高二酸化炭素血症によるものなのか，アシドーシスによるものなのかは明確ではないが，Pa_{CO_2} の変化が緩徐であれば，血液 pH の変化はある程度は代償される．高二酸化炭素血症は臓器血流を増大させ臓器保護上有利な面もあり，どの程度まで許容されるかは，個々の患者での Pa_{CO_2} の変化速度，血液 pH の代償の程度にもよる．本症例では脳梗塞を合併しており，デクスメデトミジンによる鎮静下に挿管された自発呼吸主体の呼吸管理は適度な高二酸化炭素血症をもたらし，人工呼吸器誘発肺損傷の防止，脳血流の増大といった有利な点があると考えられる．

正解 (d)

問題 6 ICU における挿管中の患者の鎮静について誤っているものはどれか．1 つ選べ．
(a) 自発呼吸下の患者では鎮静によって 1 回換気量や呼吸数が低下する.
(b) 薬剤に対する耐性が生じると，有効な鎮静レベルを保つことが困難となる.
(c) ICU で用いられる安全性が確立した鎮静薬として，ミダゾラム，プロポフォール，デクスメデトミジンなどがある.
(d) あらかじめ人工呼吸管理が必要なことが分かっている場合には，事前に患者と家族に鎮静と身体拘束の必要性について説明し，同意を得る.
(e) 興奮・不穏状態は，疼痛，低酸素血症，循環不全などによって起こる場合がある.

解説 気管挿管患者の鎮静

気管挿管中の患者には苦痛，不安感を取り除くために適切な鎮静が必要である．過剰な鎮静が長期間にわたると，骨格筋や呼吸筋の萎縮，関節拘縮，浮腫，異化亢進，褥瘡，深部静脈血栓症，肺梗塞などのリスクが増加する．本症例の場合は翌日の抜管が予想されたが，過剰な鎮静による低換気には注意を要する．一方，鎮静が不十分な場合は不安やストレスの増大により興奮，不穏状態となり，事故(自己)抜管のリスクが増加する．鎮静レベルの評価には全身麻酔中にも用いられている，脳波を分析し数値化して麻酔深度が判定できる bispectral index(BIS)を用いることもできる．日本呼吸療法医学会では Richmond agitation-sedation scale(RASS)を推奨している[7](**表 1**[8])．RASS は医師，看護師など多職種による利用が可能で，鎮静度を 10 段階で評価する．ICU における人工呼吸管理中の

表 1　Richmond agitation-sedation scale(RASS)[8)]

スコア	用語	記　述
＋4	闘争的	明らかに闘争的であるか，暴力的である．スタッフへの危険が差し迫っている
＋3	強い不穏	チューブまたはカテーテルを引っ張ったり抜いたりする．または，スタッフに対して攻撃的な行動が見られる
＋2	不穏	頻繁に目的のない動きが見られる．または，人工呼吸器との同調が困難である
＋1	落ち着きがない	不安，あるいは心配そうであるが，動きは攻撃的であったり，激しく動いたりするわけではない
0	意識が清明で穏やか	
−1	傾眠	完全に清明ではないが，声に対し持続的に開眼し，アイコンタクトがある(10 秒を超える)
−2	浅い鎮静	声に対し短時間開眼し，アイコンタクトがある(10 秒未満)
−3	中程度鎮静	声に対してなんらかの動きがある(しかし，アイコンタクトがない)
−4	深い鎮静	声に対し動きは見られないが，身体刺激で動きが見られる
−5	覚醒せず	声でも身体刺激でも反応は見られない

〔評価方法〕
1.　・患者を観察する．患者は意識が清明で穏やかか？(score 0)
　　・患者は落ち着きがない，あるいは不穏とされるような行動が見られるか？(score ＋1～＋4，上記のクライテリアの記述を参照)
2.　・もし患者が覚醒していない場合，大きな声で患者の名前を呼び，開眼し，こちらを見るように指示する．必要であればさらに 1 回繰り返す．こちらを持続的に見るよう促す．
　　・開眼し，アイコンタクトがとれ，それが 10 秒を超えて継続するのなら，score −1.
　　・開眼し，アイコンタクトがとれるが，それが 10 秒を超えて継続しないのなら，score −2.
　　・声に対しなんらかの動きがあるが，アイコンタクトがとれないのなら，score −3.
3.　・患者が声に反応しない場合，肩をゆすり，それに反応がなければ，胸骨を圧迫する．
　　・これらに対し動きが見られるのならば，score −4.
　　・声にも身体刺激にも反応しないのならば，score −5.

(卯野木健，桜本秀明，沖村愛子ほか．Richmond Agitation-Sedation Scale 日本語版の作成．日集中医誌　2010；17：73-4 より引用)

患者にも自発呼吸の患者にも，鎮静の有無にかかわらずに有効とされている．

プロポフォールの長期大量投与は代謝性アシドーシス，心機能不全，横紋筋融解，腎機能不全，高脂血症などを呈する propofol infusion syndrome(PRIS)を誘発する．日本では添付文書上，集中治療における人工呼吸中の小児へは投与しないこと，とされているが，PRIS は成人でも死亡例が報告されており，5 mg/kg/hr 以上で，48 時間以上の長期大量投与は，PRIS 発症の危険因子として挙げられている[9)]．

正解（c）

問題 7　**抜管する際の原則として正しいのはどれか．**

(a) 適切な換気応答
(b) 十分な嚥下機能
(c) 安定した血行動態
(d) 適切な意識レベル
(e) 鎮静薬の効果の消失

表2 気管挿管下の人工換気の継続による合併症

1. 副鼻腔炎
2. 声帯損傷
3. 喉頭障害
4. 喉頭狭窄
5. 気管損傷
6. 喀血
7. 誤嚥
8. 肺感染
9. 気管チューブの閉塞
10. 事故抜管

（AARC Clinical practice guideline. Removal of the endotracheal tube—2007 Revision & update. Respiratory Care 2007；52：81-93 より引用）

解説 **抜管の利点と欠点**

抜管にあたっては，人工呼吸の継続による合併症と抜管によって生じる合併症とを勘案しなければならない．気管挿管下の人工換気の継続による合併症を表2に示す[10]．

抜管後の呼吸管理として，orofacial mask や oro-nasal mask を用いた非侵襲的人工呼吸（non-invasive ventilation：NIV）を用いる場合もある．持続陽圧呼吸（continuous positive airway pressure：CPAP）と non-invasive positive pressure ventilation（NPPV）を含んだ NIV は早期に適用することによって COPD の急性増悪にも有効で，死亡率を低下させることがメタアナリシスで示されている[11]．

正解 すべて

問題8 **抜管の基準として正しいのはどれか．**

（a）十分な酸素化能がある．

（b）適切なガス交換能がある．

（c）spontaneous breathing trial で適切な換気，循環状態を維持できる．

（d）自発呼吸で適切な呼吸回数である．

（e）適切な換気能力がある．

解説 **抜管の基準**

全身麻酔後に抜管を行うタイミングは個々の患者の合併症，手術経過，施設の管理体制によってそれぞれであるが，一般的な目安として米国呼吸療法学会（American Association for Respiratory Care：AARC）では以下の条件を挙げている[10)12)]．

①十分な酸素化能：[Pa_{O_2}/FI_{O_2}]比＞150～200，FI_{O_2}≦0.4～0.5，PEEP≦5～8 cmH_2O．

②適切なガス交換能：自発呼吸下に適切な血液 pH（＞7.25）と動脈血二酸化炭素分圧（＜45～50 mmHg[1)]）を維持．呼吸数 35 回/分以下．

③ spontaneous breathing trial（SBT）：軽度の CPAP（*e.g.*, 5 cmH_2O）あるいは pressure support（*e.g.*, 5～7 cmH_2O）下での 30～120 分の SBT で適切な換気，循環状態を維持できる．

④適切な呼吸回数，rapid shallow breathing（RSB）index：respiratory rate-to-tidal-volume ratio ≦ 105 回/分/l.

⑤適切な換気能力：VC ＞ 10 ml/kg 標準体重，spontaneous exhaled minute ventilation ＜ 10 l/分，TV ＞ 5 ml/kg，thoracic compliance ＞ 25 ml/cmH_2O.

本症例は術直後の段階では，1 回換気量が 100 ml 程度，25 回/分の頻呼吸であった．RSB index は 25/0.1 = 250（＞ 105）回/分/l となり，鎮痛も十分ではないため抜管は困難と判断された．デクスメデトミジンによる鎮静下に自発呼吸主体の呼吸管理が行われ，翌日抜管された．こうした，気管挿管のまま自発呼吸主体で経過を観察する手法は一種の SBT ともいえるもので，古くからその有用性が報告されている[13]．

正解　すべて

問題 9　**抜管の際の合併症として正しいのはどれか．**

（a）麻酔薬や筋弛緩薬の残存による低換気

（b）上気道の閉塞

（c）喉頭痙攣

（d）不整脈

（e）誤嚥

解説　**抜管後の合併症**

抜管に際しては再挿管も想定し，下記のような十分な装備を用意し，熟練したスタッフが立ち会うべきである[14]．

①酸素

②吸引器

③経口，経鼻エアウエイ

④酸素マスク

⑤気管挿管チューブ

⑥ラリンジアルマスク

⑦パルスオキシメータ

英国の Difficult Airway Society（DAS）は，抜管は待機的に行われる医療行為であり，患者のリスクを検討して，十分に準備をして行うことを提唱している．DAS は主として抜管後の気道確保困難を念頭に，患者のリスクに応じた抜管のガイドラインを公表している（図）[15]．

正解　すべて

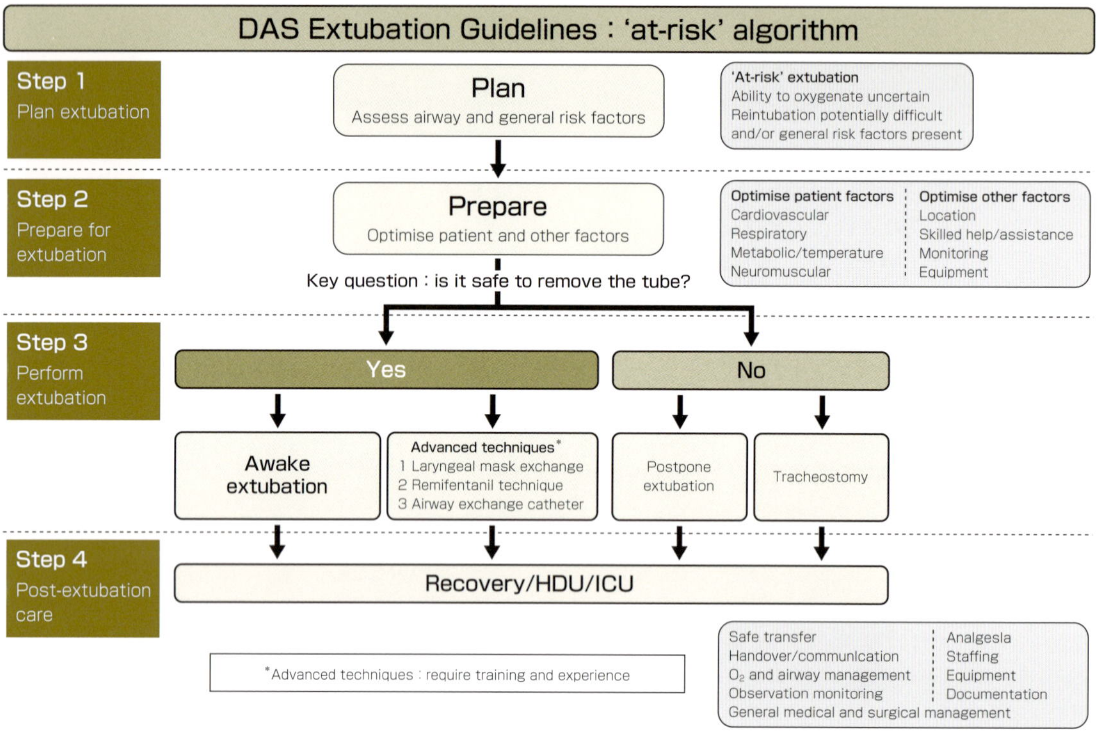

図　リスクのある患者の抜管のガイドライン

（Membership of the Difficult Airway Society Extubation Guidelines Group：Popat M, Mitchell V, Dravid R, et al. Difficult Airway Society Guidelines for the management of tracheal extubation. Anaesthesia 2012；67：318–40 より引用）

●参考文献

1）Miller HJ. Chronic obstructive pulmonary disease. In：Duke JC, Keech BM, editors. Anesthesia secrets, 5th ed. New York：Elsevier；2015. p.234–9.

2）Tarhan S, Moffitt EA, Sessler AD, et al. Risk of anesthesia and surgery in patients with chronic bronchitis and chronic obstructive pulmonary disease. Surgery 1973；74：720–6.

3）Kroenke K, Lawrence VA, Theroux JF, et al. Postoperative complications after thoracic and major abdominal surgery in patients with and without obstructive lung disease. Chest 1993；104：1445–51.

4）Hausman MS Jr, Jewell ES, Engoren M. Regional versus general anesthesia in surgical patients with chronic obstructive pulmonary disease：does avoiding general anesthesia reduce the risk of postoperative complications? Anesth Analg 2015；120：1405–12.

5）五藤恵次．重症肺疾患患者の呼吸管理　慢性閉塞性肺疾患．西野　卓編．周術期の呼吸管理．東京：克誠堂出版；2007. p.208–14.

6）Contreras M, Masterson C, Laffey JG. Permissive hypercapnia：what to remember. Curr Opin Anaesthesiol 2015；28：26–37.

7）日本呼吸療法医学会人工呼吸中の鎮静ガイドライン作成委員会．人工呼吸中の鎮静のためのガイドライン．人工呼吸 2007；24：146–167.

8）Sessler CN, Gosnell MS, Grap MJ, et al：The Richmond Agitation-Sedation Scale：validity and reliability in adult intensive care unit patients. Am J Respir Crit Care Med 2002；166：1338–44.

9）Fudickar A, Bein B. Propofol infusion syndrome：update of clinical manifestation and pathophysiology. Minerva Anestesiol 2009；75：339–44.

10）AARC Clinical practice guideline. Removal of the endotracheal tube — 2007 Revision & update. Respiratory Care 2007；52：81–93.

11）Cabrini L, Landoni G, Oriani A, et al. Noninvasive ventilation and survival in acute care settings：a comprehensive systematic review and meta-analysis of randomized controlled trials. Crit Care Med

2015；43：880–8.
12) Neelankavil JP. Extubation Criteria. http://www.anes.ucla.edu/perioperative/PACU/Talks/ExtubationCriteria.ppt
13) Ely EW, Baker AM, Dunagan DP, et al. Effect on the duration of mechanical ventilation of identifying patients capable of breathing spontaneously. N Engl J Med 1996；335：1864–9.
14) Henderson J. Airway management in the adult. In：Miller RD, editor. Miller's anesthesia. 7th ed. New York：Elsevier；2009. p.1601.
15) Membership of the Difficult Airway Society Extubation Guidelines Group：Popat M, Mitchell V, Dravid R, et al. Difficult Airway Society Guidelines for the management of tracheal extubation. Anaesthesia 2012；67：318–40.
16) 卯野木健，桜本秀明，沖村愛子ほか．Richmond Agitation–Sedation Scale 日本語版の作成．日集中医誌 2010；17：73–4.

（青江　知彦）

Ⅲ. 周術期肺塞栓

SCENARIO

80歳代の女性．交通外傷による左脛骨骨折，右上腕骨骨折のため救急搬送された．全身精査を行った後，入院3日目に左脛骨骨接合術を予定した．手術室に入室し，ベッド移動したところ患者は意識消失し，心肺停止（無脈性電気活動）となった．心肺蘇生を行ったが，心拍再開と心肺停止を繰り返したため，経皮的心肺補助装置（percutaneous cardiopulmonary support：PCPS）を導入しICUに入室した．経食道心エコーにより右心不全を確認し，肺塞栓と診断した．抗凝固療法，下大静脈フィルタの留置を行い，術翌日にPCPSを離脱した．

はじめに

肺動脈血栓塞栓症（pulmonary thromboembolism：PTE）と深部静脈血栓症（deep vein thrombosis：DVT）を総称して静脈血栓塞栓症（venous thromboembolism：VTE）と呼ぶ．

問題1 PTEの疫学について正しいのはどれか．すべて選べ．

（a）若年者に比べて高齢者に多い．
（b）女性に比べて男性に多い．
（c）発生症例数がもっとも多いのは，日本麻酔科学会が区分する手術部位別で“股関節・四肢”である．
（d）死亡率は急性心筋梗塞よりも高い．
（e）周術期PTEの発症率は10,000症例あたり約30である．

解説 PTEの疫学

1996年の本邦におけるPTEの発症数は3,492人/年であり，2006年における発症数は7,684人/年で10年間で2.2倍に増加している．しかし，本邦での人口あたりの発症数は米国の約1/8にとどまる．性別や好発年齢については肺塞栓症研究会共同作業部会調査でも日本静脈学会調査でも，日本人では男性より女性に多く，好発年齢は60歳代〜70歳代にピークがある．本邦においてPTEの死亡率は急性心筋梗塞(acute myocardial infarction：AMI)の死亡率よりも高い(PTE：11.9%，AMI：7.3%)．PTEの死亡率は心原性ショックを呈した症例では30%(そのうち血栓溶解療法を施行された症例では20%，施行されなかった症例では50%)，心原性ショックを呈さなかった症例では6%であった．本疾患は，①死亡率が高い疾患であること，②死亡は発症後早期に多いこと，③適切な治療により死亡率は大きく改善することを念頭に置いて早期診断，早期治療に努めなければならない[1)]．

2009〜2011年に発症した周術期PTEに関する報告では，本邦の麻酔科管理症例4,432,538症例のうち1,300症例にPTEを認め，男性に比べて女性に多い(男性：約30%，女性：約70%)．発症症例数がもっとも多いのは麻酔科学会が区分する手術部位別で"股関節・四肢"532症例，次いで"開腹"491症例(腹腔鏡を用いた手術を含むが，帝王切開は含まない)，"脊椎"74症例であった．発症率は手術10,000症例あたり2.93，致死的PTE発症率は0.41と報告されている[2)]．

正解 (a)(c)(d)

問題2 **急性PTEの病態について正しいのはどれか．すべて選べ．**

(a) 塞栓源の約90%以上は，下肢あるいは骨盤内静脈である．
(b) 主たる病態は，急速に出現する肺高血圧と低酸素血症である．
(c) 肺高血圧を来す原因は，血栓塞栓による肺血管の機械的閉塞である．
(d) 肺血管床の50%以上が閉塞されると肺高血圧が生じる．
(e) 低酸素血症のおもな原因は換気血流不均衡である．

解説 **急性PTEの病態**

1856年ウィルヒョウ[3)]は静脈血栓の形成要因は，①血流の停滞，②血管内皮障害，③血液凝固能の亢進であると提唱した．現在でもこの概念は変わっておらず，これらの要因が種々絡み合い，血栓が形成される．先天性危険因子としては，プロテインC欠乏症，プロテインS欠乏症，アンチトロンビン欠乏症，高ホモシステイン血症などがあり，後天的因子としては，手術，肥満，安静臥床，悪性腫瘍，外傷，骨折，中心静脈カテーテル留置，うっ血性心不全，抗リン脂質抗体症候群，薬剤(エストロゲン，経口避妊薬，ステロイドなど)，長距離旅行などが挙げられる[1)]．

PTEは静脈で形成された血栓が遊離して，急激に肺血管を閉塞することによって生じる疾患であり，その塞栓源の90%以上は下肢あるいは骨盤内静脈である．肺血管床を閉塞する血栓の大きさ，患者個人の心肺予備能などによって，無症状で経過する症例から突然死に至る症例まである[1)]．

急性PTEの主たる病態は急速に出現する肺高血圧と低酸素血症である．肺高血圧を来すおもな原因は，①血栓塞栓による肺血管の機械的閉塞，②血栓により放出される神経液性因子，③低酸素血症による肺血管攣縮である．低酸素血症のおもな原因は，①肺血管床の減少による非閉塞部への代償性血流増加，②気管支攣縮による換気血流不均衡である(図1)．急性PTEは単純に血栓によって肺動脈圧が上昇するのみだけではなく，液性因子が

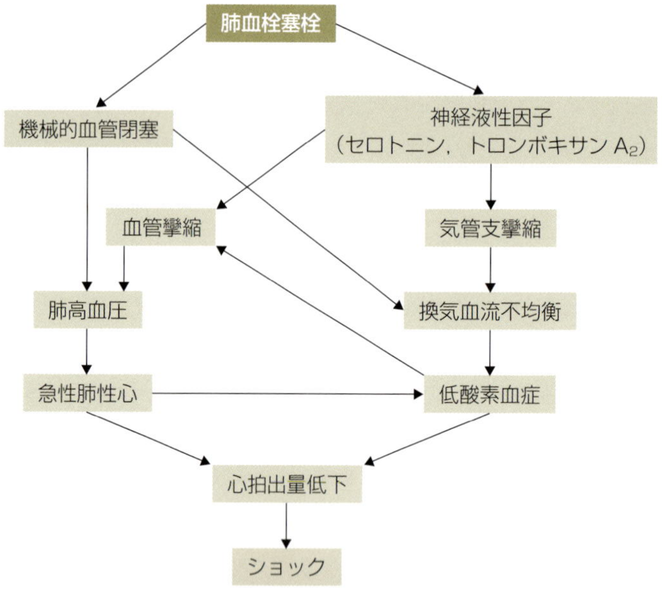

図 1　急性肺血栓塞栓症の病態生理

〔肺血栓塞栓症および深部静脈血栓症の診断，治療，予防に関するガイドライン（2009 年改訂版）：循環器病の診断と治療に関するガイドライン（2008 年度合同研究班報告）．http://www.j-circ.or.jp/guideline/pdf/JCS2009_andoh_h.pdf より改変引用〕

関与した悪循環が存在する点において，手術操作で単に肺動脈を結紮した状態とは病態が異なることを理解しておかなければならない．また，急性 PTE では肺血管床の 30％以上が閉塞すると肺血管抵抗が上昇し，肺高血圧を生じる．

また，血小板と血栓の相互作用の結果，セロトニン，トロンボキサン A_2 などの液性因子が血中へ放出される．これらが肺血管収縮，気管支収縮を引き起こす．血栓に存在するトロンビンが血小板からセロトニンの放出を誘発するが，こうした液性因子の影響はヘパリン投与によるトロンビン形成抑制や抗血小板薬投与でより阻害されることが証明されている[1)]．

正解 (a)(b)(e)

問題 3　**"肺血栓塞栓症/深部静脈血栓症予防ガイドライン"に準ずると，本症例の術式が該当する正しいリスクレベルと予防法の組み合わせはどれか．1 つ選べ．**

(a) 低リスク　—　早期離床および積極的な運動
(b) 中リスク　—　弾性ストッキングあるいは間歇的空気圧迫法
(c) 高リスク　—　間歇的空気圧迫法あるいは低用量未分画ヘパリン
(d) 最高リスク　—　低用量未分画ヘパリンと間歇的空気圧迫法
(e) 最高リスク　—　低用量未分画ヘパリンと男性ストッキングの併用

解説 整形外科手術における DVT の予防法（表 1）

1. 早期離床，積極的な下肢運動

歩行は下肢を積極的に動かすことにより下腿の筋ポンプ機能を活性化させ，下肢の静脈うっ滞を減少させる．術後早期の歩行開始は，周術期の DVT の発生頻度を低下させることが明らかとなっている．

2. 弾性ストッキング

下肢を圧迫することにより静脈の血流速度を増加させ，下肢への静脈うっ滞を減少させる．ほかの予防法と比較して出血などの合併症がなく，簡易で比較的安価な利点がある．

3. 間歇的空気圧迫法

機械を用いて下肢に巻いたカフに間歇的に空気を送気して下肢をマッサージする．能動的に静脈還流を促進させることで弾性ストッキングよりも効果が高いとされる[4)]．

米国胸部疾患学会（ATS）などが膨大なエビデンスを基に作成したガイドラインを参考にして，2004 年に日本でも“肺血栓塞栓症/深部静脈血栓症予防ガイドライン”が作成されている．これを参考として各施設の実情に見合ったローカルプロトコルを作成して実施することが重要である．

表 1　整形外科手術における静脈血栓塞栓症の予防

リスクレベル	整形外科手術	予防法
低リスク	上肢手術	早期離床および積極的な運動
中リスク	脊椎手術 骨盤・下肢手術 （股関節全置換術，膝関節全置換術， 股関節骨折手術を除く）	弾性ストッキング あるいは 間歇的空気圧迫法
高リスク	股関節全置換術 膝関節全置換術 股関節骨折手術	間歇的空気圧迫法 あるいは 低用量未分画ヘパリン
最高リスク	“高リスク”の手術を受ける患者に静 脈血栓塞栓症の既往 血栓性素因が存在する場合	低用量未分画ヘパリンと間歇的空気圧迫法の併用 あるいは 低用量未分画ヘパリンと弾性ストッキングの併用

・人工股関節全置換術，人工膝関節全置換術，股関節骨折手術
①股関節骨折手術については，理想的な予防法がないため，上記表を参考として個々の症例に応じた予防法を考慮する．
②股関節骨折は，受傷直後より深部静脈血栓症が発生する可能性があり，早期手術，早期離床が非常に重要である．
③間歇的空気圧迫法を手術後に使用する場合は DVT の有無を事前に確認すべきであるが，それが困難である場合にはインフォームドコンセントを取得してから施行し，また PTE の発症に十分注意を払うべきである．
・脊椎手術，骨盤・下肢手術
（人工股関節全置換術，人工膝関節全置換術，股関節骨折手術を除く）
①弾性ストッキングや間歇的空気圧迫法が装着困難な下腿骨折は，早期手術，早期離床，早期荷重に努める．
②キアリ骨盤骨切り術や寛骨臼回転骨切り術は，人工股関節全置換術に準じて予防を施行したほうがよい．
③脊椎手術は血腫による神経麻痺が発生する可能性があり，予防的な抗凝固療法は現状では推奨できない．
・上肢手術
上肢手術は遅くとも翌日には離床できるため，特別な血栓予防は必要でない．

〔肺血栓塞栓症および深部静脈血栓症の診断，治療，予防に関するガイドライン（2009 年改訂版）：循環器病の診断と治療に関するガイドライン（2008 年度合同研究班報告）．http://www.j-circ.or.jp/guideline/pdf/JCS2009_andoh_h.pdf より引用〕

当院でも2004年に周術期肺塞栓症予防策を制定して時代の変遷とともに改定してきた．ここからは当院の周術期肺塞栓症予防策を紹介する(表2)．

まず，低リスク群となる局所浸潤麻酔，伝達麻酔で手術・検査を受ける成人症例(16歳以上)の予防法は早期離床および積極的な下肢運動としている．中リスク群となる全身麻酔，脊髄くも膜下麻酔，硬膜外麻酔で手術を受ける成人症例(16歳以上)は，麻酔導入後に全症例間歇的空気圧迫法(カーフポンプタイプ)を用い，離床時までもしくは抗凝固薬投与開始まで継続使用している．高リスク群となる高度肥満(BMI 30 kg/m^{2}以上)，人工股関節置換術，人工膝関節置換術，大腿骨近位部骨折(大腿骨頸部骨折，大腿骨転子部骨折など)，術前長期臥床(脊髄損傷)，腹腔鏡下手術(気腹2時間以上)，60歳以上の悪性腫瘍の大手術，開頭脳腫瘍摘出術，経口避妊薬・エストロゲン内服中の症例では間歇的空気圧迫法に加えて未分画ヘパリン5,000単位皮下注(術中)，以降5,000単位×2回/日(脊髄くも膜下麻酔，硬膜外麻酔症例では半量，穿刺から1時間以上空けてから)としている．弾性ストッキングは過去には使用していたが，より効果が高いとされる間歇的空気圧迫装置が充足したこと，不適切な装着による皮膚障害が発生したことなどから現在では使用していない．整形外科領域においてガイドライン遵守率は限りなく100%に近い．

正解（b）

問題4 **術前に検査すべき項目，術前に考慮すべき管理として誤っているものはどれか．すべて選べ．**

(a) D-dimer測定
(b) 下肢静脈ドプラーエコー
(c) 術前の抗凝固療法(未分画ヘパリン)投与
(d) 早期手術
(e) 安静臥床

表2 当院での周術期肺塞栓症予防策

リスクレベル	適応	予防法
低リスク	局所浸潤麻酔 伝達麻酔で手術を受ける成人	早期離床 積極的な下肢運動
中リスク	全身麻酔 脊髄くも膜下麻酔 硬膜外麻酔で手術を受ける成人	低リスク予防法に加えて間歇的空気圧迫法
高リスク	高度肥満(BMI 30 kg/m^{2}以上) 股・膝関節全置換術，股関節骨折手術 術前長期臥床(脊髄損傷を含む) 腹腔鏡下手術(気腹2時間以上) 60歳以上の悪性腫瘍の大手術 開頭脳腫瘍摘出術 避妊薬・エストロゲン内服中	中リスク予防法に加えて低用量未分画ヘパリン(術中5,000単位皮下注，術後5,000単位皮下注2回/日，脊髄くも膜下・硬膜外麻酔併用時半量に減量)
最高リスク	静脈血栓塞栓症の既往 血栓性素因 血栓性静脈炎	高リスク予防法に加えて必要な症例にIVCフィルタ挿入

解説 術前管理

前記のとおり，本邦ガイドラインには“股関節骨折手術については，理想的な予防法がないため，表1を参考として個々の症例に応じた予防法を考慮する．股関節骨折は，受傷直後より深部静脈血栓症が発生する可能性があり，早期手術，早期離床が非常に重要である”と記載されている．本症例は下腿骨折，下腿手術であるが，不幸にも手術待機中の3日間でDVTが発生し，致死的PTEに至ってしまった．術式のみではなく，個々の患者背景に起因した危険因子があるので，それを加味して周術期のVTE予防をしなければならない．VTE予防で考慮すべき患者固有の危険因子とその強さを示す(表3)．

高齢社会となった現代日本では，大腿骨近位部骨折(大腿骨頸部骨折，大腿骨転子部骨折など)が非常に多く，患者の多くが抗血栓薬(抗凝固薬と抗血小板薬の総称)を常用している．

われわれ麻酔科医と整形外科医は以下のようなジレンマに直面している．

①大腿骨近位部骨折のほとんどが高齢者である．
②疼痛緩和のため，出血軽減のため，さらには早期離床/早期リハビリで残存機能低下を最小限にとどめるため早期に手術を行いたい．
③抗血栓薬休薬期間を遵守するかしないか．
④緊急手術として麻酔科や手術室が受けてくれない．
⑤緊急では術前検査ができない．
⑥待機手術にすると早期に手術を諦めることになる．

そこで，当院では麻酔科と整形外科で大腿骨近位部骨折患者の有益性を総合的に勘案して

①病院の安全管理部門などの承認を得たうえで抗血栓薬休薬期間は薬剤添付文書よりも短期にする(詳細は省く)

表3　静脈血栓塞栓症の付加的な危険因子の強度

弱い	肥満 エストロゲン治療 下肢静脈瘤
中等度	高齢 長期臥床 うっ血性心不全 呼吸不全 悪性疾患 中心静脈カテーテル留置 がん化学療法 重症感染症
強い	静脈血栓塞栓症の既往 血栓性素因 下肢麻痺 下肢ギプス包帯固定

〔肺血栓塞栓症および深部静脈血栓症の診断，治療，予防に関するガイドライン(2009年改訂版)：循環器病の診断と治療に関するガイドライン(2008年度合同研究班報告)．http://www.j-circ.or.jp/guideline/pdf/JCS2009_andoh_h.pdf より引用〕

表4　当院での大腿骨近位部骨折に対する下肢 DVT 予防，評価，対応

術前 DVT 予防	間歇的空気圧迫(カーフポンプタイプ)の使用 術前からヘパリン皮下注(5,000 単位× 2 回/日)
術前 DVT チェック	術前に臥床 4 日以上となる症例は術前に下肢静脈ドプラーエコーを行う 〔下肢シーネ固定する骨折(膝蓋骨，下腿，踵骨折)も対象とする〕
DVT ありのとき	下肢近位部(膝より中枢側)に血栓あり 循環器内科コンサルト 状況に応じて IVC フィルタ挿入を判断 下肢遠位部に血栓あり 術前の循環器内科コンサルトは必須ではないが，術後にはコンサルト 整形外科，麻酔科から PTE について説明
術後 DVT 予防	離床できるまで間歇的空気圧迫を継続 術後エドキサバン内服 10 日間 エドキサバンが内服できない症例は ヘパリン皮下注(5,000 単位× 2 回/10 日間)
術後 DVT チェック	術後 7 ～ 10 日を目途に術後 DVT チェック DVT なし：エドキサバンもしくはヘパリン終了 DVT あり：循環器内科コンサルト

②中央手術室の了解を得て，緊急で手術を受ける(ほとんど麻酔科管理)
③検査部門にも協力要請して速やかに術前検査を行う
などの対応をとることで手術待機中に発生する不利益ができるだけ少なくなるよう努めている.

さらに，上記2科に循環器内科を加えた3科により大腿骨近位部骨折に対する下肢 DVT 予防，評価，対応を取り決めて運用している(表4)．これらの複合的な取り組みを開始して3年間で周術期に症状を有する PTE は発生していない．DVT の発見は必ずしも IVC フィルタ挿入を意味するものではない.

D-dimer 測定意義と測定結果に関しては，D-dimer は DVT の除外診断に利用される．D-dimer が陰性であれば血栓の存在を否定できる，陽性であれば下肢静脈ドプラー検査や場合によっては肺動脈造影 CT などを追加する必要がある[1].

正解（e）

問題5　術中発症した広範型 PTE の所見として正しいのはどれか．すべて選べ.

(a) 心エコーにおいて左室の扁平化
(b) Pa_{CO_2} と PET_{CO_2} の乖離
(c) Sp_{O_2} 低下
(d) 血圧上昇
(e) 頻脈

解説　広範型 PTE

急性 PTE の重症度分類は PTE の量，分布，形態によってではなく，早期死亡に影響を与える因子(表5)の有無によって重症度が評価される．また，心エコー上の右心負荷所見の有無により本疾患の予後や再発率が有意に異なることを受けて，これまでおもに患者

の血行動態と心エコー所見を組み合わせた重症度分類が用いられてきた(**表6**)．

本問では広範型 PTE の所見を問うているので，まず広範型 PTE は血行動態不安定症例(新たに発生した不整脈，脱水，敗血症を原因としない収縮期 90 mmHg 未満あるいは 40 mmHg 以上の血圧低下が 15 分以上継続するもの)，心エコー上で右心負荷所見があるものと定義される[1)]．

意識がある場合，多くの PTE 発症症例は自覚症状を訴える．一般的には“胸痛”や“呼吸困難”が多く，“咳”“冷汗”“気分不快”などの症状も認めることがある．また，所見としては“頻呼吸”“Sp_{O_2} の低下”“頻脈”“発熱”などを認める．一方，意識がない場合で人工呼吸管理下であれば“酸素飽和度の低下”“血圧低下”“$P_{ET_{CO_2}}$ の低下”がおもな所見である．さらに動脈血液ガス分析で Pa_{CO_2} が正常もしくは上昇していて $Pa_{CO_2} - P_{ET_{CO_2}}$ が乖離していれば PTE 発症の可能性が高い[1)2)]．

日本麻酔科学会の周術期 PTE 調査によれば，発症状況として本設定と同じ体位変換時が 13.6％と少なくない．整形外科領域で全術中発生の詳細な発症タイミングはリーミングやインプラント打ち込みなどのいわゆる“髄腔内の操作時”が 31.3％ともっとも多く，次いで“ターニケットのオン・オフ時”“骨セメント使用中”がそれぞれ 18.4％である[5)]．麻酔科医として術中 PTE が発症する危険なタイミングを熟知しておかなければならない．

一般的には“PTE を発症すると $P_{ET_{CO_2}}$ が低下する”といわれているが，その呼吸生理学的な説明はなされていないことがほとんどである．そこで，この現象の概略を説明する(**図**

表5　急性肺血栓塞栓症のリスク層別化に有用な指標

臨床指標	ショック 低血圧
右室機能不全の指標	心エコー上の右室拡張，壁運動低下，圧負荷 CT 上の右室拡張 BNP の高値 右心カテーテル検査で右心圧上昇
心筋損傷の指標	心臓トロポニン T あるいは I 陽性

〔肺血栓塞栓症および深部静脈血栓症の診断，治療，予防に関するガイドライン(2009 年改訂版)：循環器病の診断と治療に関するガイドライン(2008 年度合同研究班報告)．http://www.j-circ.or.jp/guideline/pdf/JCS2009_andoh_h.pdf より引用〕

表6　急性肺血栓塞栓症の臨床重症度分類

	血行動態	心エコー上右心負荷
Cardiac arrest Collapse	心停止あるいは循環虚脱	あり
Massive(広範型)	不安定 ショックあるいは低血圧 定義：新たに発生した不整脈 脱水，敗血症を原因としない 収縮期 90 mmHg 未満あるいは 40 mmHg 以上 の血圧低下が 15 分以上継続するもの	あり
Submassive(亜広範型)	安定(上記以外)	あり
Non-massive(非広範型)	安定(上記以外)	なし

〔肺血栓塞栓症および深部静脈血栓症の診断，治療，予防に関するガイドライン(2009 年改訂版)：循環器病の診断と治療に関するガイドライン(2008 年度合同研究班報告)．http://www.j-circ.or.jp/guideline/pdf/JCS2009_andoh_h.pdf より引用〕

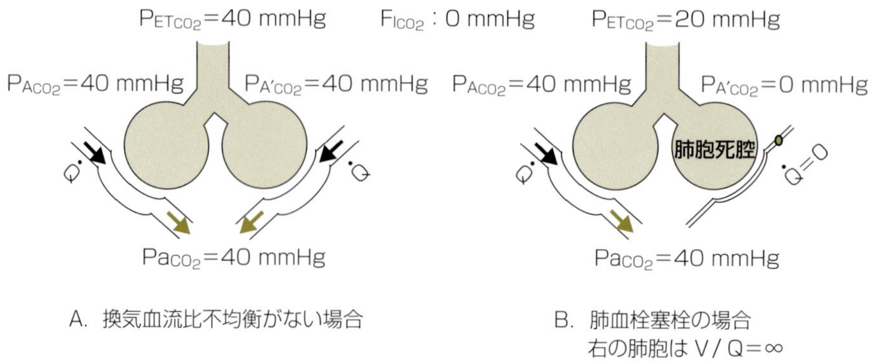

図 2　$P_{ET_{CO_2}}$ が低下する理由

2)．当然ながら $F_{I_{CO_2}}$：0 mmHg である．2 肺胞モデルで左右ともに理想的な換気血流比ではおのおのの肺胞から $P_{A_{CO_2}}$：40 mmHg で呼出される．それらの呼気ガスが混合して $P_{ET_{CO_2}}$ は 40 mmHg となる．また，$Pa_{CO_2}-P_{ET_{CO_2}}$ は乖離しない（図 2-A）．片側の肺血流が完全に遮断された肺血栓塞栓モデルでは左の肺胞からは $P_{A_{CO_2}}$：40 mmHg で呼出されるが，右の肺胞（肺胞死腔）からは $P_{A_{CO_2}}$：0 mmHg で呼出される，それらの呼気ガスが混合すると $P_{ET_{CO_2}}$ は 20 mmHg〔=(40 mmHg + 0 mmHg) ÷ 2〕となり低下する．このとき $Pa_{CO_2}-P_{ET_{CO_2}}$ も 20 mmHg（=40 mmHg − 20 mmHg）と大きく乖離する（図 2-B）．$P_{ET_{CO_2}}$ が低いほど，$Pa_{CO_2}-P_{ET_{CO_2}}$ が乖離するほど血管床の閉塞率が高いことが推測できる．

正解 (a)(b)(c)(e)

問題 6 **重症 PTE と診断し，経皮的心肺補助装置(percutaneous cardiopulmonary support：PCPS)導入例に対する治療として誤っているものはどれか．すべて選べ．**

(a) 経過観察
(b) 抗凝固薬（未分画ヘパリン）投与
(c) 血栓溶解療法
(d) カテーテル治療
(e) 外科的血栓摘除術

解説 PTE の治療

急性 PTE の治療アルゴリズムの一例を示す（図 3）[1]．まず，急性 PTE の初期薬物治療は抗凝固療法と血栓溶解療法が中核を担う．これらの薬物的抗血栓療法の目的は，血栓塞栓の局所進展を抑制して溶解を促進し，血栓の再塞栓化を予防することである．

抗凝固療法は急性 PTE の死亡率および再発率を減少させることが明らかにされ，治療の第一選択となっている．未分画ヘパリンの投与法は，まず 80 単位/kg あるいは 5,000 単位を単回静脈投与する．以降 18 単位/kg/hr あるいは 1,300 単位/hr の持続静注を開始する．活性化部分トロンボプラスチン時間（APTT）値が 1.5 ～ 2.5 倍になるよう調整する[1]．

血栓溶解療法は，血栓塞栓の溶解による速やかな肺循環の改善を目的としたもので，血

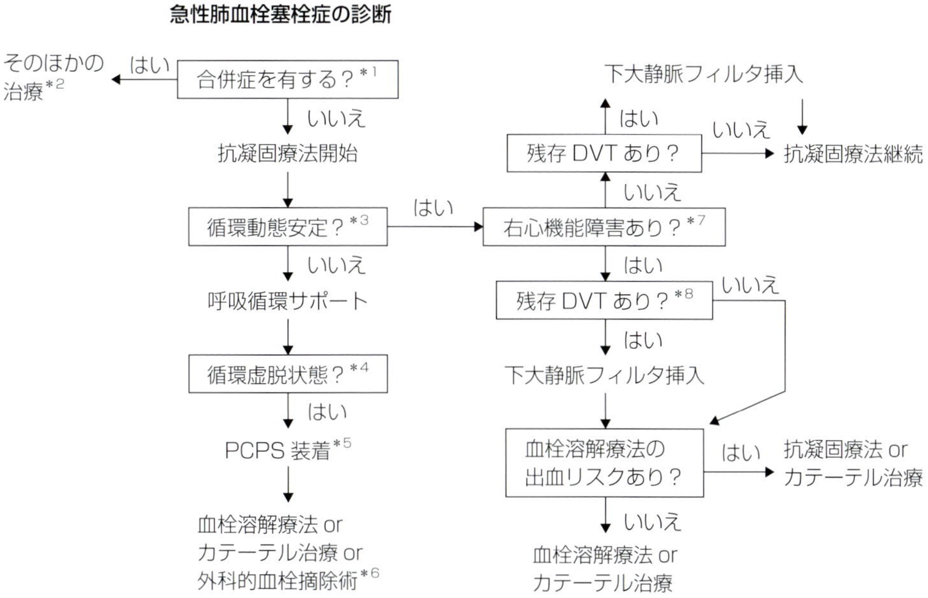

図３　急性肺血栓塞栓症の治療アルゴリズムの一例

*1 高度な出血のリスクがある場合
*2 病態に応じた施行可能な治療を行う.
*3 循環動態不安定とは，ショックあるいは遷延する低血圧状態
*4 心肺蘇生を要する状態，あるいは高度なショックが遷延する状態
*5 施設の設備や患者の状態により，装着するか否かを検討する.
*6 施設の状況や患者の状態により，治療法を選択する.
*7 心エコーによる右室拡大や肺高血圧の存在により評価
*8 遊離して再塞栓を来した場合，重篤化する危険性のある深部静脈血栓

〔肺血栓塞栓症および深部静脈血栓症の診断，治療，予防に関するガイドライン(2009 年改訂版)：循環器病の診断と治療に関するガイドライン(2008 年度合同研究班報告)．http://www.j-circ.or.jp/guideline/pdf/JCS2009_andoh_h.pdf より引用〕

行動態的に不安定な，心エコーで右心系の拡大を認めるような広範囲の急性 PTE に対して行われることが多い．本邦では遺伝子組換え組織プラスミノゲンアクチベータであるモンテプラーゼのみ保険適用がある．血行動態改善作用は抗凝固療法と比較して明らかに優れており，エビデンスはないがショックを伴う重症例では血栓溶解療法が適応となる．

現在の急性 PTE に対する薬物療法の選択基準をまとめると次のとおりである[1]．

①正常血圧で右心機能障害を有さない場合には，抗凝固療法を第一選択とする．

②正常血圧であるが，右心機能障害を有する場合には，効果と出血のリスクを慎重に評価して，血栓溶解療法も選択肢に入れる．

③ショックや低血圧が遷延する場合には，禁忌を除いて血栓溶解療法を第一選択とする．

急性広範型 PTE のうち，さまざまな治療を行ったにもかかわらず，不安定な血行動態が持続する症例ではカテーテル治療が適応となる．カテーテル治療とは，経カテーテル的血栓溶解療法とカテーテル的血栓破砕・吸引術に分けられる．

最後に外科的治療について述べる．急性 PTE に対する基本的治療は抗凝固療法であり，外科的治療を要する症例はそれほど多くない．しかし，広範型 PTE などで血行動態が不安定な症例では外科的治療で劇的な効果が得られたとする報告が多くある．PCPS 症例で

は人工心肺を用いた直視下肺動脈血栓塞栓摘除術となるため，自施設が外科的治療に対応可能か，豊富な経験があるかによっても適応が決まる．

正解 (b)(c)(d)(e)

問題 7 静脈血栓塞栓症(VTE)の治療薬，発生抑制薬として正しいのはどれか．すべて選べ

(a) ワルファリン(ワーファリン®)
(b) クロピドグレル(プラビックス®)
(c) フォンダパリヌクス(アリクストラ®)
(d) エドキサバン(リクシアナ®)
(e) エノキサパリン(クレキサン®)

解説 **VTE の抗凝固療法**

欧米では APTT 値が 1.5 ～ 2.5 倍に延長するように，初回ヘパリン 5,000 単位静注後，40,000 単位を 24 時間で持続点滴することが推奨されている．日本では，欧米に準じて APTT 値を 1.5 ～ 2.5 倍延長することを目標とするのが適当であろう．初回 5,000 単位静注後，10,000 ～ 15,000 単位を 24 時間で持続点滴し，APTT 値を測定して増減する[1]．長期治療として再発を予防することが目的となる．通常は未分画ヘパリン投与に続きワルファリンが使用される．日本では 3 ～ 5 mg で開始して，プロトロンビン国際標準化比(PT-INR)1.5 ～ 2.5 でのコントロールが推奨されている．

未分画ヘパリンとワルファリンは抗凝固効果のモニタリングによる用量調節が必要であり，より簡便に使用できる抗凝固薬が求められてきた．抗凝固効果のモニタリングが必要ない"VTE の発生抑制"の効能で保険収載されている薬物を示す(表 7)．VTE 発生抑制薬も皮下注の時代を経て，最近では novel oral anticoagulant(NOAC)が開発されている．そのため治療薬の選択肢が広がるとともに治療の簡素化や服薬アドヒアランスの改善などがうたわれている．われわれ麻酔科医はこれらの薬物に関する知識，たとえば適応症例，投与経路，初回投与時期，硬膜外カテーテル抜去のタイミングなどにも精通しておかなけ

表 7　静脈血栓塞栓症の発症抑制薬

	フォンダパリヌクス	エノキサパリン	エドキサバン
適応	下肢整形外科 腹部手術	股関節全置換術 膝関節全置換術 股関節骨折手術 DVT 発現リスクの高い腹部手術	股関節全置換術 膝関節全置換術 股関節骨折手術
用法・用量	1 日 1 回 2.5 mg 皮下注	12 時間ごと 2,000 単位皮下注	1 日 1 回 30 mg 経口
初回投与	術後 24 時間以上 止血確認してから	術後 24 ～ 36 時間 止血確認してから	術後 12 時間以上 止血確認してから

初回投与は，硬膜外カテーテル抜去，あるいは腰椎穿刺から少なくとも 2 時間を経過してから行うこと．また，初回投与以降にこれらの処置を行う場合には，前回投与から 12 時間以上の十分な時間を空け，かつ，予定している次回投与の少なくとも 2 時間以上前に実施すること．
3 剤とも腎障害症例では投与量を減量する．
エドキサバンは内服薬であるが入院患者のみに使用する．

ればならない．

正解 (a)(c)(d)(e)

●参考文献

1) 肺血栓塞栓症および深部静脈血栓症の診断，治療，予防に関するガイドライン(2009 年改訂版)：循環器病の診断と治療に関するガイドライン(2008 年度合同研究班報告)．http://www.j-circ.or.jp/guideline/pdf/JCS2009_andoh_h.pdf
2) 黒岩政之，入田和男，讃岐美知義ほか．2009-2011 年周術期肺塞栓調査結果から見た本邦における周術期血栓塞栓症の特徴—(公社)日本麻酔科学会安全委員会　周術期肺塞栓症調査報告—．麻酔 2013；62：629-38.
3) Virchow R. Gesammelte Abhandlungen zur Wissenschaftlichen Medicine. Frankfurt：Meidinger Sohn & Co；1856.
4) 中村真潮．静脈血栓塞栓症予防のガイドライン．EB NURS 2007；7：298-305.
5) 黒岩政之．肺血栓塞栓症．麻酔 2011；60 増刊：S55-68.

(山内　浩揮)

Ⅳ．肺高血圧症を合併した非心臓手術

SCENARIO

64 歳の女性，身長 149 cm，体重 33 kg．大腸がんに対して腹腔鏡下結腸切除術を予定した．既往に強皮症があり，数年前より間質性肺炎と二次性の肺高血圧症を呈していた．術前のカテーテル検査で肺動脈圧は 115/33 mmHg であった．呼吸状態は Hugh-Jones 分類でⅤ，在宅酸素療法（酸素 3 *l*/分）が導入されていた．術前からプロスタサイクリン製剤，エンドセリン受容体拮抗薬による治療が行われていた．麻酔は気管挿管下の全身麻酔で管理した．手術終了後，抜管に際して気管を吸引したところ体動とともに一過性に血圧が上昇し，それを契機に酸素化が低下した．高濃度酸素投与，プロスタグランジン投与などでも状態は改善せず，循環器内科にコンサルテーションし，一酸化窒素の投与を開始した．酸素化は徐々に改善し，一酸化窒素は離脱した．抜管時の刺激を抑えるために十分な麻酔深度で気管チューブを抜去し，いったん声門上器具に置換した後，徐々に覚醒させて声門上器具を抜去し，事なきを得た．

はじめに

日本麻酔科学会教育委員会が策定した教育ガイドラインにおける“肺高血圧症”の学習目標は以下の 5 点である．

1. 肺高血圧症の原因と分類について説明できる．
2. 肺高血圧症の症状と予後決定因子を説明できる．
3. 肺高血圧症の検査と治療を説明できる．
4. 肺高血圧症患者の麻酔管理の注意点を説明できる．
5. 肺高血圧クリーゼを発症したときの治療について説明できる．

症例：64 歳の女性，身長 149 cm，体重 33 kg．大腸がんに対して腹腔鏡下結腸切除術を予定した．既往に強皮症があり，数年前より間質性肺炎と二次性の肺高血圧症を呈していた．術前のカテーテル検査で肺動脈圧は 115/33 mmHg であった．

問題 1 肺高血圧症について，正しいのはどれか．2 つ選べ．

（a）肺高血圧症は収縮期肺動脈圧が 25 mmHg 以上のものと定義される．

（b）肺動脈楔入圧が 15 mmHg 以下の肺高血圧症を肺動脈性肺高血圧症という．
（c）平均肺動脈圧の正常値は平均体動脈圧の約 1/3 である．
（d）肺動脈性肺高血圧症の原因疾患として，結合組織病によるものはまれである．
（e）肺高血圧症の原因でもっとも多いのは左心疾患によるものであり，その治療は原疾患の根治術である．

解説 肺高血圧症の疫学

肺高血圧症（pulmonary hypertension：PH）のガイドラインとしては，米国心臓病学会（American Heart Association：AHA）のガイドライン[1)]，ヨーロッパ心臓病学会（Europian Society of Cardiology：ESC）およびヨーロッパ呼吸器病学会（Europian Respiratory Society：ERS）の肺高血圧の診断・治療ガイドライン[2)]，日本循環器学会の肺高血圧治療ガイドライン[3)]などが存在する．

特に AHA のガイドラインは，5 年ごとに大規模なシンポジウムが開催され，改訂されている．最新の改訂では肺高血圧症とは“安静時の右心カテーテル検査での肺動脈平均圧（mean pulmonary arterial pressure：mean PAP）が 25 mmHg 以上”とシンプルに定義されている．また肺動脈楔入圧（pulmonary capillary wedged pressure：PCWP）が 15 mmHg 以下のものは肺動脈性肺高血圧症（pulmonary arterial hypertension：PAH）と分類されている．

右心カテーテル検査での肺動脈圧の正常値を**表 1** に示す．肺動脈圧は体血圧の約 1/6 ～ 1/5 である．また，肺血管抵抗（pulmonary vascular resistance：PVR）は（mean PAP －PCWP）/心拍出量（cardiac output：CO）で表され，体血管抵抗（systemic vascular resistance：SVR）の 1/6 ～ 1/5 である．

PH の臨床分類を**表 2** に示す．PH は多様な疾患の結果として顕現する病態であり，その分類を把握することは，周術期管理においてきわめて重要である．病態および治療法により 5 種類に分類されている．

第 1 群は肺血管に病変を有する PAH であり，原因となる疾患を指摘できないものを特発性 PAH，家族性に発症するものを遺伝性 PAH とし，遺伝子変異が確認されたか否かで小分類される．ほかの疾患に関連して発症するものは，結合組織病に伴う PAH（connective tissue disease PAH：CTD-PAH），門脈圧亢進症に続発する門脈肺高血圧症（portopulmonary hypertension：POPH），先天性心疾患に伴うもの（congenital heart dis-

表 1　右心カテーテル検査での正常値

測定項目	正常値（mmHg）
右房圧	1 ～ 5
右室圧	
収縮期	15 ～ 30
拡張期	1 ～ 7
肺動脈圧	
収縮期	15 ～ 30
拡張期	4 ～ 12
平均	9 ～ 19
肺動脈楔入圧	5 ～ 13

表２　肺高血圧症の臨床分類(ニース分類，2013)

1．肺動脈性肺高血圧症(PAH)
- 1.1．特発性 PAH(IPAH)
- 1.2．遺伝性 PAH(HPAH)
  - 1.2.1．BMPR2
  - 1.2.2．ALK，endoglin，SMAD9，CAV1，KCNK3
  - 1.2.3．不明
- 1.3．薬物および毒物誘発性
- 1.4．各種疾患に関連するもの
  - 1.4.1．結合組織病(CTD-PAH)
  - 1.4.2．HIV 感染症
  - 1.4.3．門脈肺高血圧
  - 1.4.4．先天性心疾患(CHD-PAH)
  - 1.4.5．住血吸虫症

1′．肺静脈閉塞性疾患(PVOD)および/または肺毛細血管腫症(PCH)

1″．新生児遷延性肺高血圧症(PPHN)

2．左心疾患に伴う肺高血圧症
- 2.1．収縮不全
- 2.2．拡張不全
- 2.3．弁膜症
- 2.4．先天性/後天性の左室流入/流出路閉塞

3．肺疾患および/または低酸素血症に伴う肺高血圧
- 3.1．慢性閉塞性肺疾患
- 3.2．間質性肺疾患
- 3.3．そのほかの混合型肺障害を伴う肺疾患
- 3.4．睡眠時無呼吸
- 3.5．肺胞低換気
- 3.6．高所への慢性曝露
- 3.7．発育障害

4．慢性血栓塞栓性肺高血圧症(CTEPH)

5．詳細が明らかでない多因子の機序に伴う肺高血圧症
- 5.1．血液疾患
- 5.2．全身性疾患
- 5.3．代謝性疾患
- 5.4．そのほか

〔Simonneau G, Gatzoulis MA, Adatia I, et al. Updated clinical classification of pulmonary hypertension. J Am Coll Cardiol 2013；62：D34-41 および日本循環器学会，日本移植学会，日本胸部外科学会ほか．肺高血圧症治療ガイドライン(2012 年改訂版)．http://www.j-circ.or.jp/guideline/pdf/JCS2012_nakanishi_h.pdf より改変引用〕

ease PAH：CHD-PAH)などがある．IPAH がもっとも多く，CTD-PAH，CHD-PAH，POPH の順に続く[4]．

CTD-PAH は欧米では強皮症によるものが主だが，本邦では全身性エリテマトーデス(SLE)や混合性結合組織病(MCTD)に伴うものも多い[5]．間質性肺炎，左室拡張障害，肺血栓塞栓症など種々の疾患が合併するのも特徴である．

CHD-PAH の病態はおもに①外科的修復後の遺残肺高血圧，② Eisenmenger 症候群，③ Fontan 循環に合併する肺高血圧に分類できる．

第 2 群は左心疾患による PH であり，本群は PH でもっとも症例数の多い群である[1]．肺高血圧は呈するが PCWP も高値であり，計算上 PVR の著明な上昇は見られないことが多い．本群に対しては，左心疾患に対する根治術が優先される．

左心疾患により肺静脈圧が上昇することが本群の発症機序であるが，原疾患を根治せず長期にわたり肺高血圧が続くと，肺動脈のリモデリングが起こり，弁置換や心臓移植を施行しても肺高血圧は改善されず，右心不全となってしまう．mean PAP－PCWP が 12 mmHg を超える場合は，肺静脈圧上昇に加え PAH の要素も出現しており，予後の悪化につながる[3]．

第 3 群は肺疾患に続発する群である．慢性閉塞性肺疾患（COPD）や間質性肺疾患がおもな原因となる．これらの原疾患における肺高血圧合併率は報告により大きく値が異なる[3]．現在 COPD に伴う PH に対して治療効果が確立しているのは，酸素療法と肺移植のみである．間質性肺疾患に伴う肺高血圧の治療は酸素療法が中心となる．結合組織病に合併する間質性肺炎などは，原疾患を考慮してステロイドや免疫抑制剤を併用する．

正解（b）（e）

呼吸状態は Hugh-Jones 分類でⅤ，在宅酸素療法（酸素 3 *l*/分）が導入されていた．

問題 2　肺動脈性肺高血圧症（PAH）の症状と予後決定因子について，正しいのはどれか．2 つ選べ．

（a）PAH のおもな症状は労作時の息切れと易疲労感であり，胸痛や失神は見られない．
（b）高度の PAH では労作時の突然死の危険性がある．
（c）PAH の予後を推定するにあたっては，右心カテーテル検査や心エコー検査で判定すべきである．
（d）PAH の重症度判定と治療薬の選択には WHO 肺高血圧症機能分類が用いられる．
（e）肺高血圧症の運動負荷試験として，2 分間歩行距離テスト（2 minutes walk test：2MWT）がある．

解説　PAH の症状と予後決定因子

2010 年，厚生労働省による難治性疾患克服研究事業で定められた PAH の診断基準では，労作時の息切れ，易疲労感，失神，Ⅱ音の肺動脈成分の亢進などの聴診所見が主症状とされた．これらの症状は肺高血圧による右室圧の上昇を代償できずに右心不全に陥った後に現れるため，症状が出現したときにはすでに肺高血圧は高度であることが多く，突然死の危険性がある．

WHO 肺高血圧症機能分類（**表 3**）などの自覚症状や，6 分間歩行距離（6 minutes walk test：6MWT），心肺運動負荷試験（cardiopulmonary exercise test：CPX）などの運動能力は，ESC/ERS のガイドラインで重症度/予後評価の因子に挙げられている[2]（**表 4**）．6MWT は最大酸素消費量と良好に相関し，10％以上の酸素飽和度の低下は予後不良と報告されている[6]．

正解（b）（d）

表 3　WHO 肺高血圧症機能分類

Ⅰ度：身体活動に制限のない肺高血圧症患者
普通の身体活動では呼吸困難や疲労，胸痛や失神などを生じない．

Ⅱ度：身体活動に軽度の制限のある肺高血圧症患者
安静時には自覚症状がない．普通の身体活動で呼吸困難や疲労，胸痛や失神などが起こる．

Ⅲ度：身体活動に著しい制限のある肺高血圧症患者
安静時に自覚症状がない．普通以下の軽度の身体活動では呼吸困難や疲労，胸痛や失神などが起こる．

Ⅳ度：どんな身体活動もすべて苦痛となる肺高血圧症患者
これらの患者は右心不全の症状を表している．安静時にも呼吸困難および/または疲労がみられる．どんな身体活動でも自覚症状の増悪がある．

〔日本循環器学会，日本移植学会，日本胸部外科学会ほか．肺高血圧症治療ガイドライン（2012 年改訂版）．http://www.j-circ.or.jp/guideline/pdf/JCS2012_nakanishi_h.pdf より引用〕

表 4　肺動脈性肺高血圧症の予後決定因子

予後決定因子	予後良好	予後不良
右心不全の既往	なし	あり
症状の進行	遅い	速い
失神歴	なし	あり
WHO 機能分類	Ⅰ，Ⅱ	Ⅲ，Ⅳ
6 分間歩行距離	500 m 以上	300 m 以下
心肺運動負荷試験	15 ml/min/kg 以上	12 ml/min/kg 以下
BNP	正常	上昇傾向，高値
心エコー所見	心囊液なし，TAPSE > 2.0 cm	心囊液あり，TAPSE < 1.5 cm
右心カテーテル所見	RAP < 8 mmHg，CI > 2.5 l/min/m^2	RAP ≧ 8 mmHg，CI < 2.0 l/min/m^2

TAPSE：tricuspid annular plane systolic excursion（三尖弁輪収縮期移動距離）

〔Galie N, Hoeper MM, Humbert M, et al. Guidelines for the diagnosis and treatment of pulmonary hypertension：the Task Force for the Diagnosis and Treatment of Pulmonary Hypertension of the Europian Society of Cardiology and the Europian Respiratory Society, endorsed by the International Society of Heart and Lung Transplantation. Eur Heart J 2009；30：2493-537 および日本循環器学会，日本移植学会，日本胸部外科学会ほか．肺高血圧症治療ガイドライン（2012 年改訂版）．http://www.j-circ.or.jp/guideline/pdf/JCS2012_nakanishi_h.pdf より改変引用〕

術前からプロスタサイクリン製剤，エンドセリン受容体拮抗薬による治療が行われていた．

問題 3　**肺高血圧症（PH）の術前検査と治療について，正しいのはどれか．1 つ選べ．**

（a）右心カテーテルによる急性肺血管反応性試験は，すべてのタイプの肺高血圧症に対して必須である．

（b）左心疾患による肺高血圧症では全肺抵抗（total pulmonary resistance：TPR），PVR ともに上昇している場合が多い

（c）IPAH の患者に急性肺血管反応性試験を行い，non-responder であった症例にはカルシウムチャネル拮抗薬の投与から開始する．

（d）ほかの薬剤としてエンドセリン受容体拮抗薬，ホスホジエステラーゼ 5 阻害薬，プロスタサイクリン製剤がある．

（e）麻酔導入後の低血圧を予防するために，肺高血圧に対する内服薬は術前に中止する．

解説 PHに対する検査と治療アルゴリズム

右心カテーテル検査はPHの確定診断，分類，重症度，治療効果判定に必須である．mean PAPでPHであることを診断し，PCWPで2群とそれ以外の群を鑑別する（表2）（2群：左心疾患によるPHはPCWPが15 mmHgを超える）．また，CO，mean PAP，PVR，肺−体血管抵抗比の推移は肺高血圧の治療効果判定に有用である．治療薬の効果があるということは，周術期のさまざまな介入に対しPVRが変化する余力がある可能性を示唆する．

急性肺血管反応性試験では右心カテーテル中に一酸化窒素などの肺血管拡張薬を投与し，血行動態の変化を観察する．急性肺血管反応性試験が陽性（responder）とは，mean PAPが10 mmHg以上減少し40 mmHg以下となり，さらにCOが低下しないものを指す．PAPが反応しない，またはCOが低下するものをnon-responderと呼ぶ．急性肺血管反応性試験と前述のWHO肺高血圧症機能分類により，治療薬が決定される（図1）．

急性反応性試験はIPAHには強く推奨されるが，ほかのPAHに対しては弱い推奨にとどまる．responderがきわめて少ないことと，カルシウムチャネル拮抗薬が適応になる症例はほかの薬剤の反応性も良いことがその理由であり，本邦でも実施しないことが多い．

TPRはmean PAP/CO，PVRは（mean PAP − PCWP）/COで表される．左心疾患によるPHはPCWPが高値となり，PVRは正常であることが多い．

また，術中の肺動脈圧の上昇予防のために，術前の治療薬はすべて継続すべきである．

正解（d）

問題4 **術前に収集すべき情報，検査所見のうちもっとも重要度の低いものはどれか．1つ選べ．**

（a）日常生活における運動能力
（b）右心カテーテル検査における右房圧の推移
（c）右心カテーテル検査における肺−体血管抵抗比の推移
（d）右心カテーテル検査における熱希釈法を用いた心拍出量の推移
（e）心エコーによる右室拡大/機能不全の程度

解説 術前診察

PHの周術期管理の目標は，肺動脈圧の上昇を回避し，PVRを適正化して右心不全を予防し，全身および心筋の酸素需給バランスを適切に保つことである．このためには術前に予備能を把握しておく必要がある．

運動能力は患者の予備能を表す．PHが進行すると肺動脈圧上昇，心拍出量低下，右房圧上昇の順に血行動態が変化するため，右房圧の推移は重症化の指標となりうる．肺−体血管抵抗比の推移は治療薬への反応性を表す．心エコーで右心不全が進行していないかの確認も重要である．肺高血圧は三尖弁逆流を伴うことが多く，熱希釈法によるCOは誤差が大きいことが知られている．Fick法によるCO測定が推奨される．

正解（d）

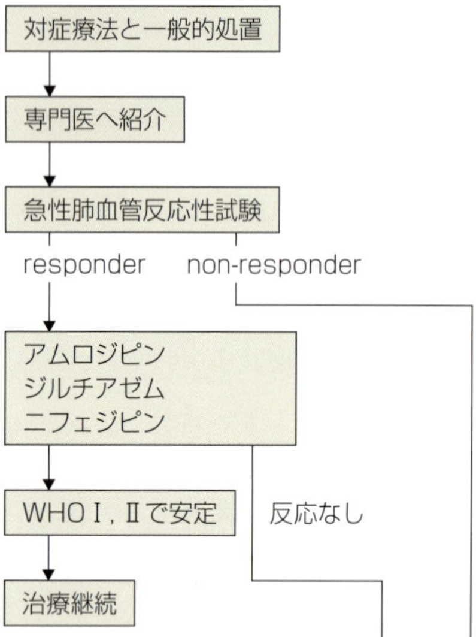

推奨度	エビデンス	WHO class II	WHO class III	WHO class IV
I	A or B	ボセンタン アンブリセンタン シルデナフィル タダラフィル	ボセンタン アンブリセンタン シルデナフィル タダラフィル エポプロステノール静注	エポプロステノール静注
IIa	C			ボセンタン アンブリセンタン シルデナフィル タダラフィル
IIb	B		ベラプロスト	
	C		併用療法	併用療法

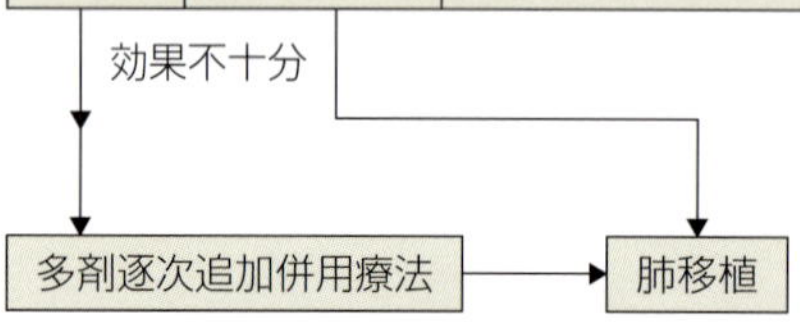

図 1　肺動脈性肺高血圧症の治療アルゴリズム
ボセンタン，アンブリセンタン：エンドセリン受容体拮抗薬
シルデナフィル，タダラフィル：ホスホジエステラーゼ 5 阻害薬
エポプロステノール，ベラプロスト：プロスタサイクリン製剤
〔日本循環器学会，日本移植学会，日本胸部外科学会ほか．肺高血圧症治療ガイドライン（2012 年改訂版）．http://www.j-circ.or.jp/guideline/pdf/JCS2012_nakanishi_h.pdf より改変引用〕

麻酔は気管挿管下の全身麻酔で管理した．

問題 5　**肺高血圧症に対する麻酔計画について，正しいのはどれか．2 つ選べ．**

（a）脊髄くも膜下麻酔や硬膜外麻酔は肺−体血管抵抗比を変化させず安全に施行できる．
（b）全身麻酔の導入は，通常量の導入薬を迅速に投与する．

(c) 全身麻酔のみで管理した場合は術後痛によるPVR上昇を避けるため，適切な術後鎮痛が必要である．
(d) 腹腔鏡手術の術後鎮痛に後方腹横筋膜面ブロックや腹直筋鞘ブロックの併用は腹腔鏡手術の術後鎮痛に有用である．
(e) 橈骨骨折の手術に対する斜角筋間アプローチでの腕神経叢ブロックは有用である．

解説 麻酔法の選択

脊髄くも膜下麻酔や硬膜外麻酔で安全に管理しえたという報告も散見されるが，局所麻酔による交感神経抑制およびSVRの低下は循環動態の破綻を来す可能性があることを忘れてはならない[7]．

全身麻酔の導入はSVRの低下と続発する循環虚脱のリスクとなる．麻酔薬の急激な投与は循環動態を破綻させる．少量ずつタイトレーションし，急激な循環変動を回避する．

術後痛は頻脈，高血圧による酸素需給バランスを破綻させ，致命的になる場合がある．手術侵襲に応じてオピオイドを含めた鎮痛薬で適切な術後鎮痛を図る．しかし，オピオイドや鎮静薬の過量投与は呼吸を抑制することで高二酸化炭素および低酸素血症を来し，PVRを上昇させるため呼吸回数などのモニタリングが必要である．

末梢神経ブロックは鎮痛およびオピオイドの減量による呼吸状態の改善に効果的であり積極的に利用したい．しかし，斜角筋間アプローチでの腕神経叢ブロックによる横隔神経麻痺などは避けがたい合併症であり，肺高血圧患者では致命的となりうる．横隔神経麻痺や気胸を発症する可能性のある神経ブロックの施行には，十分注意が必要である．

正解 (c)(d)

問題6 **肺高血圧症に対する全身麻酔中に使用する薬剤のうち，もっとも使用を避けるべきものはどれか．1つ選べ．**

(a) 揮発性吸入麻酔薬
(b) 亜酸化窒素
(c) プロポフォール
(d) フェンタニル
(e) ケタミン

解説 肺高血圧と麻酔薬

揮発性吸入麻酔薬，プロポフォール，フェンタニルはSVR，COを低下させる．循環虚脱に陥らないよう，緩徐に投与する．亜酸化窒素はPVRを上昇させる．PHに対しての使用は避けるべきである．

ケタミンはSVR，PVRともに増加させるためPHには避けるべきとする意見[8]と，肺高血圧を呈した右心不全症例に対し有用だとする意見[9]とが混在する．今後の研究が待たれる．

正解 (b)

表5　肺血管抵抗を変化させる因子

PVRを低下させる因子	PVRを上昇させる因子
高濃度酸素投与	低酸素血症
低二酸化炭素	高二酸化炭素
アルカローシス	アシドーシス
	肺の過膨張と無気肺
	高い気道内圧
血液希釈	血液濃縮，高ヘマトクリット
血管拡張薬	血管収縮薬
麻酔薬	浅麻酔

問題7　**肺血管抵抗(PVR)を増加させる因子として正しいのはどれか．2つ選べ．**

(a) 貧血
(b) 低酸素血症
(c) アルカローシス
(d) 深麻酔
(e) 無気肺

解説　PVRを変化させる因子

術中はPVRを適正化し，右心不全を予防する．**表5**に肺血管抵抗を変化させる因子を示す．低酸素血症，高二酸化炭素，アシドーシス，無気肺，高い気道内圧を回避するよう人工呼吸器を設定する．適切な鎮痛，鎮静により浅麻酔を避け，適正なCOを保つよう輸液管理と強心薬投与を行う．過剰な輸液は右心不全を惹起し，COが増加しすぎても心筋の酸素需給バランスを崩す．酸素運搬能維持のために輸血は躊躇しないでよいが，高ヘマトクリットはPVRを増加させることに注意する．

いかなる血管拡張薬も，SVRを保ったままPVRのみを選択的に低下させることはできないと認識すべきである．特にnon-responderで経過が長く，肺血管が不可逆的な器質的変化を来している症例は，血管拡張薬がSVRのみを低下させ肺–体血管抵抗比を上昇させることで，肺高血圧クリーゼへと至る悪循環に容易に陥る．PVRの反応性が低下した末期状態では，むしろ血管収縮薬が有効な場合もある．

正解　(b)(e)

手術終了後，抜管に際して気管を吸引したところ体動とともに一過性に血圧が上昇し，それを契機に酸素化が低下した．高濃度酸素投与，プロスタグランジン投与などでも状態は改善せず，循環器内科にコンサルテーションし，一酸化窒素の投与を開始した．酸素化は徐々に改善し，一酸化窒素は離脱した．抜管時の刺激を抑えるために十分な麻酔深度で気管チューブを抜去し，いったん声門上器具に置換した後，徐々に覚醒させて声門上器具を抜去し，事なきを得た．

問題 8 **肺高血圧クリーゼについて，正しいのはどれか．2 つ選べ．**

（a）麻酔導入，覚醒だけでなく，麻酔維持期にも発症する．

（b）高濃度酸素投与や血管拡張薬が無効の場合，一酸化窒素（nitric oxide：NO）の吸入を 60 ppm から開始する．

（c）NO 吸入開始後も酸素化が改善しない場合は膜型人工肺（extracorporeal membrane oxygenation：ECMO）導入も考慮する．

（d）発症早期に適切な治療を行えば救命可能であることが多く，発症予防よりも発症早期の適切な治療のほうが重要である．

（e）抜管を安全に施行できれば，術後の循環動態の破綻は少ない．

解説 **肺高血圧クリーゼ**

麻酔薬や血管拡張薬による SVR の低下，疼痛や低酸素血症などによる PVR の上昇により肺動脈圧と体動脈圧の比が 1.0 を超えると，右室圧の上昇により，中隔は左室側に偏位し左室は圧排され，心拍出量は低下し，冠灌流は低下し，心筋酸素需給バランスが崩れ，循環は破綻する．これが肺高血圧クリーゼであり，この破綻はいかなるときにも起こりうる．

NO の投与は 20 ppm 以下から開始し，酸素化が改善する場合は 5 ppm 程度まで漸減して離脱する．酸素化が改善しない場合は 20 ppm 以上には上げず，ECMO 導入を考慮する．吸入濃度が 20 ppm を超えると，メトヘモグロビン血症および吸入 NO_2 濃度上昇の危険性が増加する．

末期の PH はクリーゼを発症すると救命は困難であり，いかに肺高血圧クリーゼを回避するかがもっとも重要である．

術後は覚醒や痛みの顕在化，血管透過性の亢進による体液のシフトなどで酸素需給バランスが崩れやすくクリーゼが発症しやすい．集中治療室での厳重な管理が必要である．

正解（a）（c）

●**参考文献**

1）Simonneau G, Gatzoulis MA, Adatia I, et al. Updated clinical classification of pulmonary hypertension. J Am Coll Cardiol 2013；62：D34−41.

2）Galie N, Hoeper MM, Humbert M, et al. Guidelines for the diagnosis and treatment of pulmonary hypertension：the Task Force for the Diagnosis and Treatment of Pulmonary Hypertension of the Europian Society of Cardiology and the Europian Respiratory Society, endorsed by the International Society of Heart and Lung Transplantation. Eur Heart J 2009；30：2493−537.

3）日本循環器学会，日本移植学会，日本胸部外科学会ほか．肺高血圧症治療ガイドライン（2012 年改訂版）．http://www.j-circ.or.jp/guideline/pdf/JCS2012_nakanishi_h.pdf

4）Humbert M, Sitbon O, Chaouat A, et al. Pulmonary arterial hypertension in France：results from a national registry. Am J Respir Crit Care Med 2006；173：1023−30.

5）吉田俊治，深谷修作．膠原病性肺高血圧症の頻度と病態の解析．厚生労働科学研究費補助金免疫アレルギー疾患予防・治療研究事業 全身性自己免疫疾患における難治性病態の診断と治療法に関する研究班平成 15 年度総括・分担 研究報告書．2004．p.40−3.

6）Paciocco G, Martinez F, Bossone E, et al. Oxygen desaturation on the six-minute walk test and mortality in untreated primary pulmonary hypertension. Eur Respir J 2001；17：647−52.

7）Cannesson M, Earing MG, Collange V, et al. Anesthesia for noncardiac surgery in adult with con-

genital heart disease. Anesthesiology 2009；111：432–40.
8) Strumpher J, Jacobsohn E. Pulmonary hypertension and right ventricular dysfunction：physiology and perioperative management. J Cardiothorac Vasc Anesth 2011；25：687–704.
9) Maxwell BG, Jackson E. Role of ketamine in the management of pulmonary hypertension and right ventricular failure. J Cardiothorac Vasc Anesth 2012；26：24–5.

（横塚　基）

V. 輸血関連急性肺障害

SCENARIO

68 歳の男性，身長 166 cm，体重 78 kg．僧帽弁閉鎖不全症に対して僧帽弁形成術を予定した．気管挿管下の全身麻酔で麻酔を管理した．人工心肺離脱後，出血に対し濃厚赤血球と新鮮凍結血漿を開始した．輸血開始 1 時間後，徐々に酸素化が不良となり，気管チューブから泡沫状淡黄色の分泌物が吸引された．分泌物は徐々に増加し，酸素化維持が困難となったため体外式膜型人工肺（extracorporeal membrane oxygenation：ECMO）を導入した．手術終了後，ECMO 継続のまま ICU 入室となった．術後の胸部 X 線写真で両側肺野透過性低下，肺動脈カテーテルおよび経食道心エコーで過剰な前負荷所見は認められなかったため，TRALI（transfusion-related acute lung injury）と診断し，ECMO による補助療法を継続した．術後 2 日目に，分泌物の減少と酸素化の改善を認め ECMO を離脱した．

はじめに

日本麻酔科学会の教育ガイドラインにおいて，輸血関連急性肺障害（transfusion related acute lung injury：TRALI）の学習目標は“病態や治療について説明できる”と策定されている．

TRALI は輸血により発症する肺障害であり，頻度が低いため医療現場において十分に認知されていないことがある。しかし TRALI は死亡することもある重篤な輸血副作用であり，その概要を理解しておくことは重要である．

症例：68 歳の男性，身長 166 cm，体重 78 kg．僧帽弁閉鎖不全症に対して僧帽弁形成術を予定した．気管挿管下の全身麻酔で麻酔を管理した．人工心肺離脱後，出血に対し濃厚赤血球と新鮮凍結血漿を開始した．輸血開始 1 時間後，徐々に酸素化が不良となり，気管チューブから泡沫状淡黄色の分泌物が吸引された．

問題 1 TRALI について適切なものはどれか．1 つ選べ．

(a) 溶血性輸血副作用の一つである．

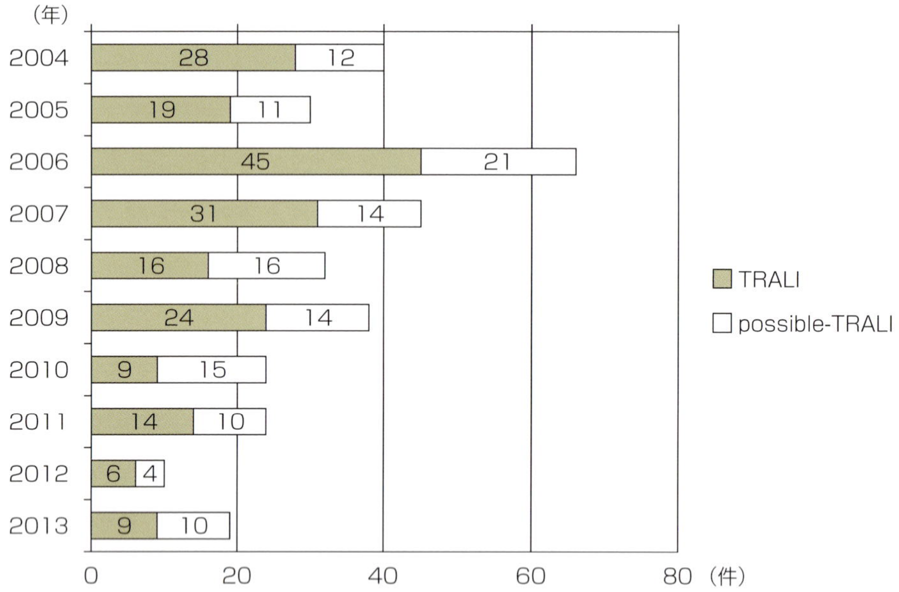

図 1　TRALI 報告件数の推移(日本赤十字社)

医療機関から報告され，診断基準に基づいて評価された TRALI，possible-TRALI の件数を示す．減少傾向にあり，2011 年以降，死亡症例は報告されていない．

(日本赤十字社血液事業本部学術情報課．赤十字血液センターに報告された非溶血性輸血副作用― 2013 年―．輸血情報 2014；1410-140 より改変引用)

(b) 本邦では毎年 1,000 件以上の報告がある．
(c) 急性呼吸促迫症候群と同様の病態である．
(d) 急性呼吸促迫症候群よりも予後が悪い．
(e) 死亡率は約 30% である．

解説　TRALI の疫学

TRALI は 1980 年代前半に初めて Popovsky ら[1]が報告した輸血後に急性の肺障害を来す重篤な輸血副作用であり，輸血の死亡原因として最多のものである．本邦では毎年約 1,700 件の輸血副作用が報告されており，うち約 1,500 件が非溶血性輸血副作用である．TRALI は非溶血性輸血副作用に分類され，疑い症例(possible-TRALI：問題 5 で解説)も含めて毎年数十件の症例が報告されており(図 1)[2]，1998 年からは血液製剤の添付文書に重大な副作用として記載されている．

TRALI による肺障害は，非心原性肺水腫であり，急性呼吸促迫症候群(acute respiratory distress syndrome：ARDS)と同様の病態であると考えられている．ARDS の約 9 割が敗血症などの感染症を基礎疾患として発症し，死亡率は 20 ～ 50% である[3]のに対し TRALI の死亡率は 5 ～ 10% で約 80% の患者が 48 ～ 96 時間以内に臨床症状が改善する[4]．しかし，患者側に TRALI の危険因子(問題 2 で解説)や重篤な基礎疾患がある場合には予後は悪くなる[5]．

正解 (c)

問題 2 **TRALI の発生機序について誤っているものはどれか．1 つ選べ．**

（a）血液製剤中の白血球抗体と患者白血球との免疫反応が原因の一つと考えられている．
（b）男性由来の血漿製剤は女性由来の血漿製剤よりも TRALI 発症のリスクが高い．
（c）TRALI を発症した症例の血液製剤から白血球抗体が検出されないことがある．
（d）敗血症，アルコール中毒は TRALI 発症の危険因子となる．
（e）血液製剤中に白血球が存在すると，患者の白血球抗体との免疫反応で TRALI を発症しうる．

解説 **TRALI の病態と危険因子**

TRALI の発生機序は明らかではないが，免疫学的機序と非免疫学的機序が考えられている．免疫学的機序として，血液製剤中の白血球抗体が患者の白血球や肺毛細血管内皮細胞との抗原抗体反応を引き起こし，好中球が活性化されて肺障害が発生するとされている[6)7)]．白血球抗体には human leukocyte antigen（HLA）抗体や human neutrophil antigen（HNA）抗体などがある．海外の報告では，女性ドナーの血漿を使用中止したことで TRALI の症例数が減少しており，経産婦の血液中の白血球抗体が TRALI の原因の一つである可能性が高い[8)]．本邦でも新鮮凍結血漿は，2011 年以降 99％以上が男性由来のものとなっている[9)]．

一方，TRALI を発症した症例の血液製剤や患者から白血球抗体が検出されない場合がある[5)]．これは，血球の老化による活性脂質が顆粒球を活性化させ，肺障害を引き起こすという非免疫学的機序も存在するためと考えられている[10)]．活性脂質は血球を含まない製剤や新鮮な製剤には存在しない[11)]．非免疫学的機序によって発症する TRALI は，免疫学的機序によって発症するものよりも発生頻度は高いが，軽症であることが多い[10)]．

近年，TRALI 発症の患者側の危険因子として，①敗血症，②アルコール中毒，③肝臓手術，④高 IL-8 血症，⑤ショック，⑥人工呼吸中の高い気道内圧，⑦喫煙，⑧正の輸液バランスなどが明らかになってきている[12)13)]．これらの危険因子のもとでは肺の微小循環において白血球や血管内皮細胞が活性化準備状態となり（プライミング），白血球抗体や活性脂質などの原因物質が作用して TRALI が発生すると考えられている．

以前は患者の白血球抗体と血液製剤中の白血球が反応して TRALI を発症することもあったが，本邦では 2007 年以降，全製剤の白血球除去が行われているため，現在では患者血清中の抗体が発症に関与する可能性は低い[4)]．

正解（b）

問題 3 **輸血副作用の発生頻度について，誤っているものはどれか．1 つ選べ．**

（a）輸血副作用の発生頻度は赤血球製剤や血漿製剤よりも血小板製剤のほうが多い．
（b）輸血副作用でもっとも多いのは蕁麻疹である．
（c）赤血球製剤，血漿製剤，血小板製剤のいずれでも TRALI を発症しうる．
（d）TRALI の発生頻度は血液製剤本数 500 本あたり 1 件程度である．
（e）TRALI は免疫学的機序よりも非免疫学的機序による発生のほうが多いと考えられている．

表 1　輸血副作用の製剤・症状別報告数と頻度(2013 年)

	製剤(供給本数)		
	赤血球製剤(3,428,047)	血漿製剤(980,386)	血小板製剤(834,655)
蕁麻疹など	156 件(約 1/22,000)	120 件(約 1/8,200)	275 件(約 1/3,000)
発熱反応	112 件(約 1/31,000)	4 件(約 1/245,000)	44 件(約 1/19,000)
血圧低下	50 件(約 1/69,000)	13 件(約 1/75,000)	23 件(約 1/36,000)
アナフィラキシー	30 件(約 1/114,000)	22 件(約 1/45,000)	47 件(約 1/18,000)
アナフィラキシーショック	31 件(約 1/111,000)	51 件(約 1/19,000)	99 件(約 1/8,400)
呼吸困難	104 件(約 1/33,000)	15 件(約 1/65,000)	53 件(約 1/16,000)
TRALI	6 件(約 1/571,000)	2 件(約 1/490,000)	4 件(約 1/209,000)
TACO	16 件(約 1/214,000)	0 件	1 件(約 1/835,000)
そのほか	47 件(約 1/73,000)	2 件(約 1/490,000)	15 件(約 1/56,000)
計	552 件(約 1/6,200)	229 件(約 1/4,300)	561 件(約 1/1,500)

2 種類以上の製剤が使用された症例は除外

(日本赤十字社血液事業本部学術情報課．赤十字血液センターに報告された非溶血性輸血副作用— 2013 年—．輸血情報 2014；1410-140 より改変引用)

解説　輸血副作用の発生頻度

表 1 に，本邦における 2013 年の血液製剤別の副作用報告数を示す[2]．副作用が発生する頻度は血小板製剤投与後がほかの製剤よりも多く，副作用の種類においては蕁麻疹がもっとも多い．TRALI はまれな副作用であり，正確な発生頻度は明らかにされていない．2013 年に日本赤十字社へ報告された副作用の件数から算出された TRALI の発生頻度は，赤血球製剤で 1/571,000 本，血漿製剤で 1/490,000 本，血小板製剤で 1/209,000 本である．しかし，表 1 の集計において 2 種類以上の製剤が使用された症例は除外されていること，報告されていない副作用症例が多く存在するであろうことを考慮すると，実際の頻度はさらに多いと考えられる．一般的には輸血 1,000 ～ 10,000 単位に 1 症例の頻度で TRALI が発症し，血漿製剤と血小板製剤の輸血において発症リスクが高く，免疫学的機序よりも非免疫学的機序による発生のほうが多いとされている[11)14)]．

正解（d）

問題 4　TRALI の身体・検査所見について正しいものはどれか．1 つ選べ．

(a) 輸血後 6 時間以内に発症する．
(b) 体温は低下することが多い．
(c) 血圧は上昇することが多い．
(d) 胸部 X 線写真では心拡大を伴うびまん性浸潤影を呈する．
(e) 白血球数は増加する．

解説　TRALI の症状・検査所見

TRALI は輸血後 6 時間以内に両側性の肺水腫を来し，急激に呼吸状態が悪化する．多くは輸血後 2 時間以内に発症すると記載されている文献が散見される[4)15)16)]が，日本赤十字社に報告された症例の集計では輸血後 2 時間以降に発症している症例も多く見られる

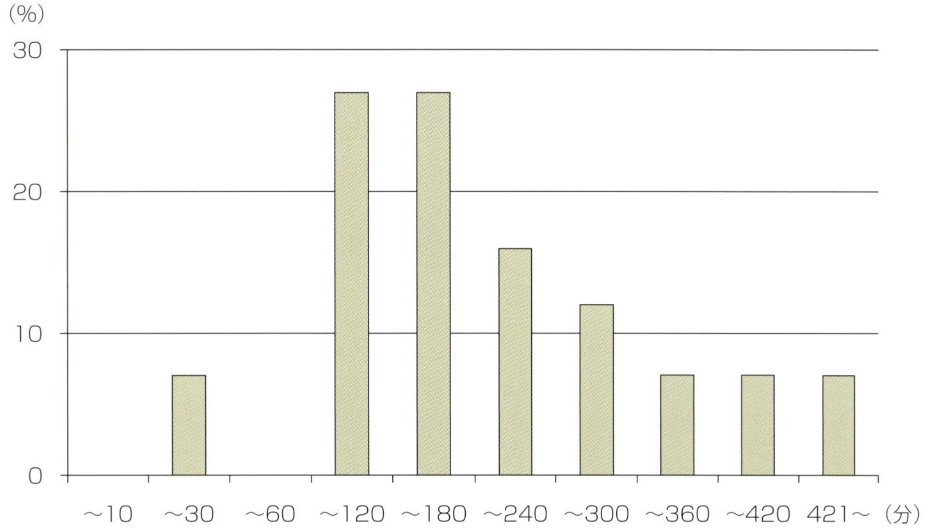

図 2　TRALI 発生時間(2013 年，日本赤十字社)
2013 年に日本赤十字社に報告された 19 件の TRALI の輸血開始から副作用発現までの時間を示す．半数以上が 3 時間以内に発症している．
(日本赤十字社血液事業本部学術情報課．赤十字血液センターに報告された非溶血性輸血副作用— 2013 年—．輸血情報 2014；1410-140 より改変引用)

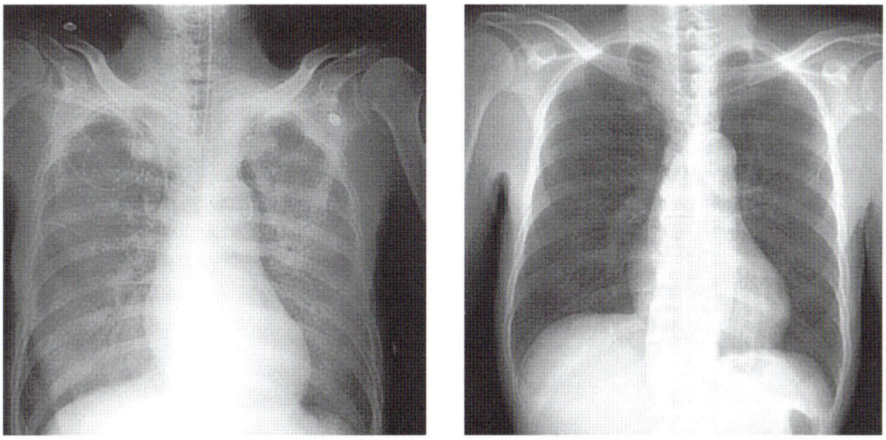

図 3　TRALI の胸部 X 線写真
TRALI では両側肺野のびまん性浸潤影が見られるが，心拡大はない．
(日本赤十字社血液事業本部学術情報課．輸血関連急性肺障害にご注意ください．輸血情報 2013:1304-135 より引用)

(**図 2**)[2]．呼吸器症状として泡沫様気管分泌物の増加や喘鳴が見られ，呼吸数は上昇し，聴診では水泡音が聴取される．一般的に体温は変化しないが，上昇することもある[17]．血圧は低下することが多いが，15%の症例では血圧が上昇する[17)18]．胸部 X 線写真では，両側びまん性浸潤影を呈し，心拡大は伴わないことが多い(**図 3**)．白血球数は一過性に減少することが多く，これは炎症の強い肺循環に多く集積するためと考えられている[19]．

正解（a）

分泌物は徐々に増加し，酸素化維持が困難となったため体外式膜型人工肺（extra-corporeal membrane oxygenation：ECMO）を導入した．手術終了後，ECMO継続のままICU入室となった．術後の胸部X線写真で両側肺野透過性低下，肺動脈カテーテルおよび経食道心エコーで過剰な前負荷所見は認められなかったため，TRALI（transfusion-related acute lung injury）と診断し，ECMOによる補助療法を継続した．術後2日目に，分泌物の減少と酸素化の改善を認めECMOを離脱した．

問題5 TRALIの診断について，誤っているものはどれか．1つ選べ．

（a）急性肺障害の基準を満たす必要がある．
（b）輸血以外に急性肺障害の危険因子があると，TRALIと診断できない．
（c）重症敗血症，ショック，多発外傷，熱傷はいずれも急性肺障害の危険因子である．
（d）血液製剤中のHLA抗体やHNA抗体の存在が診断基準の一つである．
（e）血液製剤と患者のリンパ球，好中球との交差試験は診断基準に含まれない．

解説 **TRALIの診断基準とpossible-TRALI**

TRALIの診断基準を表2，表3に示す[16]．TRALIの診断基準にある所見は，一般的なARDSや急性肺障害（acute lung injury：ALI）と同様であり，輸血後6時間以内に発症するという基準のみがTRALIに特徴的である．輸血以外にALIを発症する危険因子（表3）を患者が有する場合，肺障害の原因が輸血によるものかどうか判定が困難になるため，possible-TRALIと診断する．心疾患や呼吸器疾患がある患者では，呼吸状態が輸血前か

表2 TRALI/possible-TRALIの診断基準

1．TRALI
a．急性肺障害（acute lung injury：ALI）
i．急性発症
ii．低酸素血症
$Pa_{O_2}/F_{I_{O_2}} \leqq 300$ または $Sp_{O_2} < 90\%$（room air）
またはそのほかの低酸素血症の臨床症状
iii．胸部正面X線写真で両側肺野の浸潤影
iv．左房圧上昇（循環過負荷）の証拠がない
b．輸血以前にALIがない
c．輸血中もしくは輸血後6時間以内の発症
d．時間的に関係のある輸血以外のALIの危険因子（表3）がない．
2．possible-TRALI
a～cはTRALIの診断基準と同じ
d．時間的に関係のある輸血以外のALIの危険因子（表3）が存在する

（Kleinman S, Caulfield T, Chan P, et al. Toward an understanding of transfusion-related acute lung injury：statement of a consensus panel. Transfusion 2004；44：1774-89より改変引用）

表3 ALIの危険因子

1．直接的肺障害	誤嚥，肺炎，有害物吸入，肺挫傷，溺水
2．間接的肺障害	重症敗血症，ショック，多発外傷，熱傷，急性膵炎，心肺バイパス，薬物過剰投与

（Kleinman S, Caulfield T, Chan P, et al. Toward an understanding of transfusion-related acute lung injury：statement of a consensus panel. Transfusion 2004；44：1774-89より改変引用）

らすでに悪化していることもあるため，あらかじめ呼吸回数や呼吸音の聴診，Sp_{O_2}の測定などで呼吸機能の評価をしておく必要がある[4]．血液製剤中のHLA抗体やHNA抗体の有無は診断基準にはないが，輸血と肺障害の因果関係を調査するために重要である．製剤中にHLA抗体やHNA抗体が検出された場合は，患者のリンパ球，好中球との交差試験，患者のHLA抗原，HNA抗原の有無の検査を行う．これらの検索は，各施設の担当血液センターに副作用報告を行い，患者検体を提出すれば実施可能である．交差試験が陽性であればTRALIである可能性は高くなるが，血液製剤から白血球抗体が検出されないTRALI症例は12～42％と少なくない[5]．

正解（d）

問題6 **輸血関連循環過負荷（transfusion associated circulatory overload：TACO）について，誤っているものはどれか．1つ選べ．**

（a）TACOの病態は循環血液量の増加による心不全である．
（b）TACOはTRALI同様に死亡原因となりうる重篤な輸血副作用である．
（c）脳ナトリウム利尿ペプチド（brain natriuretic peptide：BNP）の測定はTRALIとの鑑別に有用である．
（d）TRALIとTACOのいずれも聴診上水泡音が聴取される．
（e）TACOの肺水腫液は滲出性である．

解説 TRALIとTACOの鑑別

輸血後に起こる呼吸状態の悪化の原因として，TRALI以外に輸血関連循環過負荷（transfusion associated circulatory overload：TACO）が鑑別に挙げられる．TACOの病態は，輸血による循環血液量増加が原因の心不全である．米国食品医薬品局（United States Food and Drug Administration：FDA）の輸血関連副作用の報告では，TACOはTRALIに次いで第2位の死亡原因になっている[1]．国際輸血学会が提唱しているTACOの診断基準を**表4**に示す．項目は一般的な心不全に合致するものであり，輸血終了後6時間以内の発症とされている．BNPの測定はTRALIとの鑑別において参考になる．

TRALIとTACOの典型的な特徴を**表5**に示す．呼吸器症状や胸部X線写真はどちらも急性の肺水腫像を呈し，類似する点は多い．TACOの病態は心不全であるため左室駆出率は低下することが多いが，拡張障害型の心不全では左室駆出率の低下や心陰影の拡大がみられないこともある[4]．人工呼吸管理が必要な症例で気管分泌物が多い場合は，気管

表4 TACOの定義：TACOは以下の5項目のうち4項目が輸血終了後6時間以内に発生することで特徴づけられる

・急性呼吸不全
・頻脈
・血圧上昇
・胸部X線上の急性肺水腫または肺水腫の悪化
・水分バランスの超過

BNPの上昇はTACOの診断の補助となる．

（藤井康彦．輸血関連急性肺障害．臨床検査 2013；57：893-8より改変引用）

表5　TRALIとTACOの比較

	TRALI	TACO
体温	時に上昇	変化なし
血圧	低下＞上昇	上昇
呼吸器症状	急性呼吸不全	急性呼吸不全
頸静脈	変化なし	怒張
聴診	水泡音	水泡音 時に心音でS3
胸部X線	両側びまん性浸潤影	両側びまん性浸潤影 心陰影：拡大＞正常
左室駆出率	正常＞低下	低下＞正常
肺動脈楔入圧	≦18 mmHg	＞18 mmHg
肺水腫液	滲出性	漏出性
水分バランス	不定	正
利尿剤の効果	ほとんどなし	あり
白血球数	一過性減少	変化なし
BNP	＜200 pg/ml	＞1,200 pg/ml
白血球抗体	製剤中の白血球抗体陽性 製剤とレシピエント間の交差試験陽性 （白血球抗体が陰性のこともある）	不定

（岡崎　仁．TRALI/TACOの病態と診断．日輸血細胞治療会誌 2013；59：21-9 および Skeate RC, Eastlund T. Distinguishing between transfusion related acute lung injury and transfusion associated circulatory overload. Curr Opin Hematol 2007；14：682-7 より改変引用）

内を吸引して肺水腫液を採取し，肺水腫液/血液のタンパク濃度比を測定することで鑑別でき，タンパク濃度比が0.7以上であると滲出性でTRALIを，0.5以下であると漏出性でTACOを示唆する[4]．心呼吸器系の基礎疾患がある患者や高齢者ではTRALIとTACOの鑑別が困難なことが多く，複数の項目を総合して判断する．

TACOの予防には輸血の投与速度が重要である．赤血球製剤，血漿製剤，血小板製剤のいずれの添付文書にも，最初の10～15分間は1 ml/分程度で行い，その後は5 ml/分程度で行うことと記載されている．また，心機能が悪化している症例では，1時間に1 ml/kgを超えない速度で輸血することが望ましい[20]．

輸血後に呼吸機能が悪化するほかの原因としてアナフィラキシーが挙げられるが，発症がTRALIやTACOよりも早いこと，皮疹などの随伴症状があることから鑑別は比較的容易である[9]．急速に非心原性肺水腫を来すほかの病態として，上気道閉塞後の陰圧性肺水腫や，頭蓋内圧上昇による神経原性肺水腫などがあり，輸血以外の原因検索も必要である．

正解（e）

問題7　**TRALIの治療について，正しいものはどれか．1つ選べ．**

（a）半数以上の症例で人工呼吸管理が必要である．
（b）最高気道内圧を高く設定する人工呼吸管理が推奨される．
（c）呼気終末陽圧を用いた人工呼吸管理は推奨されない．

(d) 多くの症例でシベレスタットやステロイドが著効する.
(e) 利尿薬は有用であることが多い.

解説 TRALIの治療

輸血中にTRALIが疑われたら，すぐに輸血を中止する．TRALIの治療はARDSに準じ，現時点では特異的なものはなく，人工呼吸療法や対症療法が主であり，TRALIの70～90％の症例で人工呼吸管理が必要になる[21)22)]．低い換気量(1回換気量10 ml/kg以下)と高い呼気終末陽圧(positive end-expiratory pressure：PEEP)により，気道内圧を低く保つことで肺胞を保護するような人工呼吸管理が推奨される[4)]．多くの症例では4日以内に人工呼吸を離脱できる[5)]が，人工呼吸でも酸素化が維持できない重症例においてはECMOが有用である[23)]．血圧の低下が著明な症例では，カテコラミン製剤での昇圧が必要である．ステロイドは肺血管透過性亢進を改善する目的で使用されることがあるが，TRALIの予後を改善するというエビデンスはない[6)]．ARDSにおけるシベレスタットの効用については，肺血管内皮細胞や肺胞上皮細胞を障害し，血管透過性を亢進させて肺障害をもたらす好中球エラスターゼを選択的に阻害する作用機序から発症早期の使用がより有用であると期待されるが，TRALIにおいては一定の見解が得られていない[24)25)]．TRALIはTACOと違い循環血液量の過剰が病態ではないことから，利尿薬は有用ではなく，むしろ有害であるとの報告もある[26)]．

正解 (a)

●参考文献

1) Fatalities Reported to FDA Following Blood Collection and Transfusion：Annual Summary for Fiscal Year 2013. http://www.fda.gov/BiologicsBloodVaccines/SafetyAvailability/ReportaProblem/TransfusionDonationFatalities/ucm391574.htm(2015-04-15 アクセス)
2) 日本赤十字社血液事業本部学術情報課．赤十字血液センターに報告された非溶血性輸血副作用―2013年―．輸血情報 2014；1410-140.
3) ARDS Definition Task Force；Ranieri VM, Rubenfeld GD, Thompson BT, et al. Acute respiratory distress syndrome：the Berlin Definition. JAMA 2012；307：2526-33.
4) 藤井康彦．輸血関連急性肺障害．臨床検査 2013；57：893-8.
5) 半田　誠．輸血関連急性肺障害．検査と技術 2011；39：410-3.
6) 日本赤十字社血液事業本部学術情報課．輸血関連急性肺障害にご注意ください．輸血情報 2013；1304-135.
7) Storch EK, Hillyer CD, Shaz BH. Spotlight on pathogenesis of TRALI：HNA-3a (CTL2) antibodies. Blood 2014；124：1868-72.
8) Chapman CE, Stainsby D, Jones H, et al. Ten years of hemovigilance reports of transfusion-related acute lung injury in the United Kingdom and the impact of preferential use of male donor plasma. Transfusion 2009；49：440-52.
9) 岡崎　仁．輸血関連急性肺障害―最近の進歩―．呼吸 2014；33：215-21.
10) Silliman CC, Boshkov LK, Mehdizadehkashi Z, et al. Transfusion-related acute lung injury：epidemiology and a prospective analysis of etiologic factors. Blood 2003；101：454-62.
11) 津野寛和，高橋孝喜．輸血関連急性肺障害．Anesthesia 21 Century 2008；10：1895-900.
12) Gajic O, Rana R, Winters JL, et al. Transfusion-related acute lung injury in the critically ill：prospective nested case-control study. Am J Respir Crit Care Med 2007；176：886-91.
13) Toy P, Gajic O, Bacchetti P, et al. Transfusion-related acute lung injury：incidence and risk factors. Blood 2012；119：1757-67.

14) Sachs UJ, Kauschat D, Bein G. White blood cell-reactive antibodies are undetectable in solvent/detergent plasma. Transfusion 2005；45：1628-31.
15) Triulzi DJ. Transfusion-related acute lung injury：current concepts for the clinician. Anesth Analg 2009；108：770-6.
16) Kleinman S, Caulfield T, Chan P, et al. Toward an understanding of transfusion-related acute lung injury：statement of a consensus panel. Transfusion 2004；44：1774-89.
17) Skeate RC, Eastlund T. Distinguishing between transfusion related acute lung injury and transfusion associated circulatory overload. Curr Opin Hematol 2007；14：682-7.
18) Popovsky MA. Transfusion-associated circulatory overload：the plot thickens. Transfusion 2009；49：2-4.
19) 間嶋　望，梅垣　修，下山雄一郎ほか．輸血関連急性肺障害が疑われた外傷性脾損傷の 1 小児例．ICU と CCU 2012；36：1111-4.
20) 岡崎　仁．TRALI/TACO の病態と診断．日輸血細胞治療会誌 2013；59：21-9.
21) Popovsky MA, Moore SB. Diagnostic and pathogenetic considerations in transfusion-related acute lung injury. Transfusion 1985；25：573-7.
22) 岡崎　仁．輸血関連急性肺障害（TRALI）症例．Med Technol 2011；39：1587-8.
23) Kuroda H, Masuda Y, Imaizumi H, et al. Successful extracorporeal membranous oxygenation for a patient with life-threatening transfusion-related acute lung injury. J Anesth 2009；23：424-6.
24) Zeiher BG, Artigas A, Vincent JL, et al. Neutrophil elastase inhibition in acute lung injury：results of the STRIVE study. Crit Care Med 2004；32：1695-702.
25) 玉熊正悦，柴　忠明，平澤博之ほか．好中球エラスターゼ阻害剤；ONO-5046・Na の全身性炎症反応症候群に伴う肺障害に対する有効性と安全性の検討―第Ⅲ相二重盲検比較試験―．臨医薬 1998；14：289-318.
26) Levy GJ, Shabot MM, Hart ME, et al. Transfusion-associated noncardiogenic pulmonary edema. Report of a case and a warning regarding treatment. Transfusion 1986；26：278-81.

（安部　伸太郎）

C Circulation

循環の危機管理

I．危機的大量出血

SCENARIO

56歳の男性．身長172 cm，体重58 kg．特記すべき既往と合併症はない．腎細胞がんに対して，放射線療法後の外科的根治術を予定した．腹腔鏡下腎摘出術が選択され，術前の予想出血量は200 ml，輸血準備にはタイプアンドスクリーン（type and screen：T&S）が選択された．術中，下大静脈周囲の癒着が高度であり，気腹下での剝離操作中に下大静脈を損傷した．血圧：60/32 mmHg，心拍数：98回/分，活動性の出血がモニター画面上で確認されるが，止血操作が奏効するようすは認められない．術前のT&Sに基づき赤血球製剤6単位をただちに投与したが，外科的止血の困難な状況は依然として継続している．輸血センターからの追加製剤が到着するのに1時間は必要であり，同型の輸血製剤の院内在庫はすでにない．麻酔担当医師は，異型適合輸血を行う判断をした．コントロール困難な出血に対して，大動脈クランプが選択された．大動脈遮断下に下大静脈損傷部位の修復が行われた．修復完了時点での出血量は14,000 mlに達し，使用した輸血製剤は赤血球製剤50単位，新鮮凍結血漿28単位，血小板製剤20単位，5%アルブミン製剤5,000 mlであった．外科的な止血はできているというが，損傷部外を含んだ術野全体からのびまん性出血（oozing）が著明である．中央検査室から，追加の検査結果が報告された．Hb：8.2 g/dl，Hct：25%，血小板数：48 × 10^3/μl，PT-INR：2.1，aPTT：47秒，フィブリノゲン：88 mg/dl，アンチトロンビン：30%．依然として，術野全体からのびまん性出血が継続している．大量輸血と開腹下に腎摘出は完了し，この時点における術野での止血はおおむね良好であった．閉腹中，血圧が徐々に低下している．留置ドレーンからの出血は明らかではない．血圧68/30 mmHg，脈拍98回/分，Sp_{O_2} 94%（F_{IO_2} 1.0）．術後ICUに入室して呼吸・循環管理を行ったところ状態は改善し，術翌日には一般病棟に退室した．

はじめに

“危機的大量出血”における到達目標は以下の5点である．

1. タイプアンドスクリーン（type and screen：T&S）と交差適合試験について説明できる．
2. “危機的出血への対応ガイドライン”に準じた対応を行うことができる．
3. 緊急時において，異型輸血製剤の適切な選択を行うことができる．

4．大量出血における止血異常の病因と治療戦略を説明できる．
5．大量輸血に伴う副作用と合併症を説明できる．

症例：56 歳の男性．身長 172 cm，体重 58 kg．特記すべき既往と合併症はない．腎細胞がんに対して，放射線療法後の外科的根治術を予定した．腹腔鏡下腎摘出術が選択され，術前の予想出血量は 200 ml，輸血準備にはタイプアンドスクリーン（type and screen：T＆S）が選択された．

問題 1　T&S による輸血に必要な条件として，誤っているものはどれか．1 つ選べ．

（a）異なる時期に採取した複数の検体にて，患者の ABO 血液型が確定している．
（b）異なる時期に採取した複数の検体にて，患者の Rh（D）が陽性である．
（c）患者血液に不規則抗体が検出されない．
（d）納入された赤血球製剤の ABO 型が表示と同じであることが確認されている，または生理食塩液法（生食法）による交差適合試験の主試験が陰性である．
（e）交差適合試験の副試験が陰性である．

解説　T&S と交差適合試験

安定的な輸血製剤の供給体制は安全な周術期管理にとって必要不可欠であるが，外科手技の進歩とともに周術期の輸血頻度は減少しているのも事実である．輸血を行う可能性が低い手術では個々の症例に準備血を確保すると廃棄血液製剤が増加してしまうことから，T&S という輸血準備・払い出しシステムが考案された．T&S に基づいた輸血を行うにあたっては，不適合輸血に伴う致死的輸血合併症を防止する観点から，いくつかの条件を満たしておく必要がある[1)]．第一に，患者の ABO 血液型が確定していることが必要であり，これは異なる時期に採取した 2 つ以上の検体で確認されていなければならない．また，Rh（D）が陽性を示し，不規則抗体スクリーニングで不規則抗体が陰性であることが必要である．さらに輸血される赤血球製剤と患者の間で抗原抗体反応が生じないこと（主試験が陰性）を確認することが求められるが，これには生食法による狭義の交差適合試験（cross-match test）とコンピュータクロスマッチ法の 2 種類がある[2)]．前者の主試験は比較的簡便な方法ではあるが，患者血清を分離して凝集反応を判定するためにかかる時間を考慮する必要がある．一方で，後者のコンピュータクロスマッチ法では血液製剤の血型確認試験を納入時にすませておくことで，輸血が必要になった際にコンピュータ上で適合確認さえ行えば速やかに輸血を開始することが可能である．コンピュータクロスマッチ法による確認作業の効率化は，瞬時に，または継続的に輸血を必要とするような危機的出血状況にこそ，その効果を発揮するといえる．本邦の中規模クラス以上の病院では電子カルテシステムを導入している施設が多く，コンピュータクロスマッチ法を利用できる環境にあるが，医療安全面の観点からコンピュータクロスマッチ法と生食法を併用している施設も少なくない．なお，交差適合試験の副試験が陰性であることは必須の確認項目ではなく，一般に省略が可能である．

正解（e）

術中，下大静脈周囲の癒着が高度であり，気腹下での剝離操作中に下大静脈を損傷した．血圧：60/32 mmHg，心拍数：98 回/分，活動性の出血がモニター画面上で確認されるが，止血操作が奏効するようすは認められない．

問題 2 日本麻酔科学会/日本輸血細胞治療学会による“危機的出血への対応ガイドライン”に基づいて行うこととして，誤っているものはどれか．1 つ選べ．

(a) 麻酔科上級医師がコマンダー（統括指揮者）を宣言し，マンパワーを確保する．
(b) 輸血管理部門に輸血製剤の院内在庫を確認するとともに，追加発注を行う．
(c) 血管外科への診療応援を要請する．
(d) 出血量の軽減を目的として，収縮期血圧を 60–70 mmHg 程度の低い体血圧に維持する．
(e) 径の太い静脈路を上肢に確保する．

解説 危機的出血への対応

周術期の出血は通常術野に限定されたものであり，適切な外科的処置とフィブリン糊などの局所止血薬により対処できることが多い．一方で，本症例のような外科手技に伴った予期しない大出血においては，結果として大量の輸血製剤を必要とすることも少なくない．日本麻酔科学会が行っている麻酔関連偶発症例調査でも，大量出血が手術死亡の 50％以上に関連していることが示されている[3]．このような危機的な出血状況を指して“大量出血”や“危機的出血”といった用語を臨床では使用することが多いが，一般に，大量出血とは“24 時間のうちに循環血液量と同等以上（体重 70 kg で約 5,000 ml）の出血量がある場合”などと定義されることが多い．また，危機的出血とは“心停止，永久的脳合併症，死亡など重大な永続的後遺症が起こるかもしれない出血がある場合”，または“150 ～ 200 ml/分や急激な出血（2,000 ml 以上）がある場合”と定義されるように，出血速度がその概念に考慮されており，より臨床的感覚に一致した用語であるといえる．危機的出血は，出血の程度，血液供給体制，患者の予備能や外科テクニックの熟練度といったさまざまな要因が絡み合い，出血の程度に見合った輸血治療を提供できない結果により発生する[4]．

止血困難な危機的状況下における止血戦略は施設や担当麻酔科医により少なからず差異があるのも事実ではあるが，一定の輸血アルゴリズムに基づき順序だてた対応を共有することの意義は大きく，2007 年に日本麻酔科学会と日本輸血細胞治療学会は“危機的出血への対応ガイドライン”を合同作製した[5]．本ガイドラインでは，危機的出血の発生時にコマンダーを速やかに決定し，非常事態の発生を宣言すること，マンパワーの召集，輸血管理部門への連絡，術者との協議（手術継続の可否，術式変更，ほかの外科系診療科の応援要請）を行うことの重要性を強調している（図 1）．なお，コマンダーは臨床経過を把握している担当麻酔科医があたることが望ましいが，状況により麻酔科上級医師や外科系上級医師が担当することもあってよい．危機的出血に速やかに対応するためには，麻酔科医と術者が対話を図ることに加えて，手術室と輸血管理部門（輸血部，検査部など）や血液セン

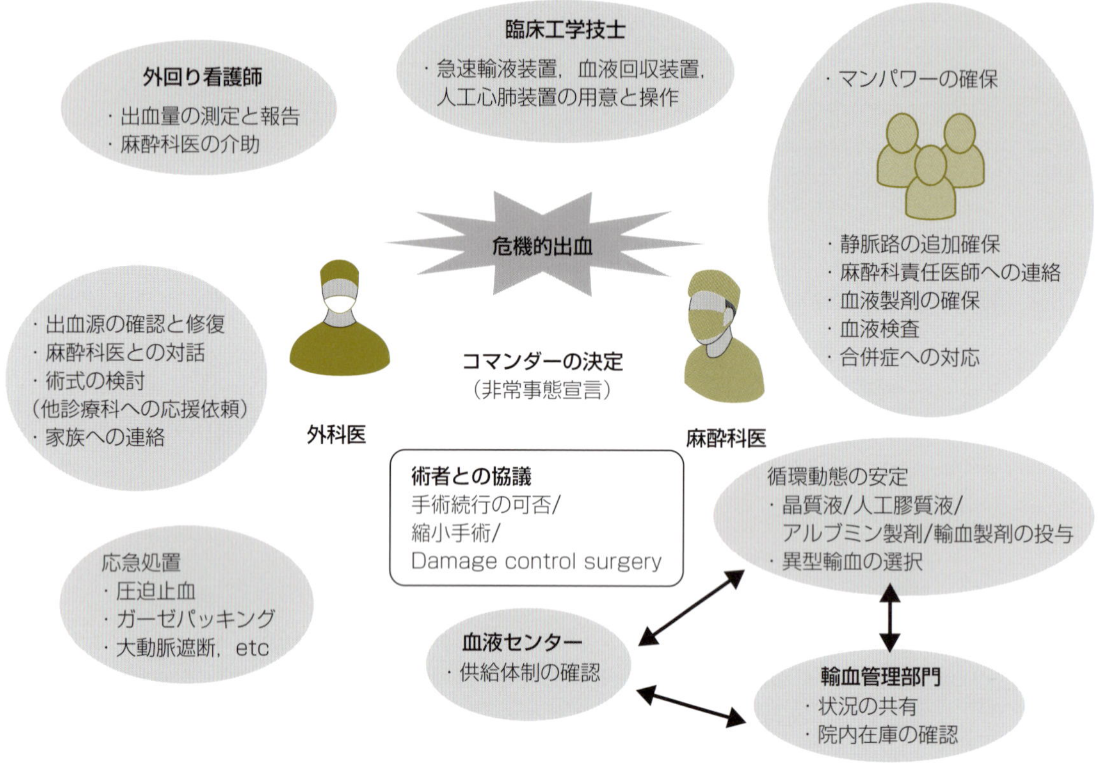

図 1　危機的出血への対応
危機的出血の発生時には，コマンダーの決定，マンパワーの召集，術者との協議(手術継続の可否，術式変更，ほかの外科系診療科の応援要請)を速やかに行う．コマンダーは臨床状況やデータを総合的に評価することで，応援麻酔科医師，外科医，外回り看護師，臨床工学技師などと協力して事態の安定化を図る．また，輸血管理部門や血液センターと密に連携をとることで，血液製剤の安定的な確保に努めることが重要である．

ターが密に連携をとることで，血液製剤の安定的な確保に努めることが重要である．関係者は，院内の血液供給体制，血液センターからの供給体制について周知しておくことが必要であり，危機的な状況において迅速に対応する環境づくりが求められる．急速な循環血液量の喪失に対して，圧迫止血/ガーゼパッキング/大動脈遮断といった外科的応急処置を検討するとともに，麻酔科医は急速輸液・輸血を行うことで循環動態の安定に努める(体血圧の維持)．これには，内径が太い複数の静脈路を上肢や頸部に追加確保すること，観血的動脈圧ラインがない場合には可及的速やかに確保することも重要な側面となろう．

正解 (d)

術前のT&Sに基づき赤血球製剤6単位をただちに投与したが，外科的止血の困難な状況は依然として継続している．輸血センターからの追加製剤が到着するのに1時間は必要であり，同型の輸血製剤の院内在庫はすでにない．麻酔担当医師は，異型適合輸血を行う判断をした．

問題 3 **術前検査により，患者の血液型はAB型であった．追加の輸血製剤が到着するまでに使用可能な院内の輸血製剤として，適合性の観点からもっとも優先順位が低いものはどれか．1つ選べ．**

（a）A型赤血球製剤
（b）B型赤血球製剤
（c）A型血小板製剤
（d）B型血小板製剤
（e）O型血小板製剤

解説 異型適合血の選択

急速出血時の赤血球製剤投与にあたっては，時間的余裕がないと判断される場合には交差適合試験を省略してABO同型血を投与し，同型適合血が不足する場合にはABO異型適合血を選択する．緊急輸血では救命こそが最優先であり，同型であることに固執するあまり過小輸血になり，患者の生命を危機に陥れてしまうことは必ず避けなければならない．一般に，異型輸血とは文字どおりの異なる型どうしでの輸血行為のことをいい，ここではABO血液型のことを指す．不適合輸血とは，患者の持つ抗体と輸血される血液との間の抗原抗体反応により溶血反応が生じる可能性を有した輸血行為全般を指して使用する用語である．すなわち，避けなければならないのは不適合輸血であり，適合していれば異型輸血は許容される．

レシピエントである患者が血漿中に有する抗体(抗A，または抗B抗体)とドナー赤血球膜上の抗原(A抗原，またはB抗原)とが抗原抗体反応を来すABOメジャー不適合は赤血球輸血のなかで死亡率が高い絶対的禁忌事項であるが，新鮮凍結血漿や血小板輸血では状況により輸血可能である〔選択肢(c)，(d)〕(表1)[5]．また，マイナー不適合では赤血球〔選択肢(a)，(b)〕，新鮮凍結血漿，血小板製剤のすべて投与可能ではあるが，本症例のようにAB型患者にO型血小板製剤を投与するマイナー不適合は選択の優先度が低い〔選択肢(e)〕．O型の赤血球製剤は万能で，AB型の新鮮凍結血漿や血小板製剤はすべての血液型患者に輸血することができる．仮に，ABO血液型マイナー不適合輸血を行った場合，ドナー由来の血小板製剤に存在する抗A抗体や抗B抗体が患者赤血球を溶血させる可能性はあるが，循環血液量に比した製剤容量の割合が低いことや大量出血時の血液希釈が著しいことを考えると影響はきわめて低いと考えられ，臨床上必要と判断された血液製剤の投与をためらう理由にはあたらない．また，患者がRh(D)陰性である場合にはRh(D)陰性の輸血製剤を投与することは基本であるが，救命を目的とした輸血である際にはRh(D)陽性ドナーからの輸血製剤の投与は許容される．一般に，妊娠・出産・輸血歴のあ

表1 異型適合血の組み合わせ

患者血液型	赤血球濃厚液	新鮮凍結血漿	血小板濃厚液
A	A＞O	A＞AB＞B	A＞AB＞B
B	B＞O	B＞AB＞A	B＞AB＞A
AB	AB＞A＝B＞O	AB＞A＝B	AB＞A＝B
O	O	全型適合	全型適合

(日本麻酔科学会，日本輸血・細胞治療学会．危機的出血への対応ガイドライン．2007より引用)

るRh(D)陰性の患者ではすでにRh(D)抗体を有している可能性があることから，Rh(D)陽性赤血球を輸血した場合には血管外溶血反応が生じるうるが，臨床症状は軽微であることがほとんどである．血小板製剤や新鮮凍結血漿の場合では，赤血球をほとんど含まないことから，躊躇せずRh(D)陽性の製剤を使用すべきであろう．また，この場合，術後に高力価ヒト免疫グロブリンを投与することで抗D抗体の産生を予防できる可能性がある[1]．通常，ABO・Rh(D)の判定は5～10分程度，生食法によるクロスマッチでも20～30分程度あれば施行可能である．本症例では，術前に患者の血液型同定と不規則抗体スクリーニングが陰性であることが確認されていることから，院内在庫の輸血製剤における型確認が通常どおり終了していれば，麻酔科医は生食法によるクロスマッチを省略して(または，コンピュータクロスマッチ法単独で)異型適合輸血に迅速に踏み切ることができる．緊急患者で血液型が判明していない場合においても，麻酔科医はABO血液型の判定，不規則抗体スクリーニング，クロスマッチ(主試験)を適宜省略した，状況に合わせた輸血判断を行えることが求められており，院内での取り決めを確認するとともに日頃からシミュレーションを重ねておくことが望ましい．

正解 (e)

コントロール困難な出血に対して，大動脈クランプが選択された．大動脈遮断下に下大静脈損傷部位の修復が行われた．修復完了時点での出血量は14,000 mlに達し，使用した輸血製剤は赤血球製剤50単位，新鮮凍結血漿28単位，血小板製剤20単位，5%アルブミン製剤5,000 mlであった．外科的な止血はできているというが，損傷部外を含んだ術野全体からのびまん性出血(oozing)が著明である．

問題4 **この場合の凝血学的検査所見として，考えにくいものはどれか．1つ選べ．**

(a) 血小板数：75 × 10^3/μl
(b) プロトロンビン時間-国際標準化比(prothrombin time-international normalized ratio：PT-INR)：2.1
(c) 活性化部分トロンボプラスチン時間(activated partial thromboplastin time：aPTT)：40秒
(d) 血漿フィブリノゲン濃度：280 mg/dl
(e) 血漿アンチトロンビン濃度：28%

解説 大量出血と凝固障害

大量出血に対する初期治療では，晶質液や膠質液投与により循環血液量を維持し，赤血球製剤を用いて酸素運搬能を維持するがことが優先される．しかしながら，出血コントロールが困難な場合には，初期治療では補充されない血小板や凝固因子の持続的な低下が生じる[4]．さらには，血小板や凝固因子の低下は低体温やアシドーシスといった病態とともに複雑な凝固障害を引き起こす．大量出血時には止血に必要なレベルの血小板や凝固因子を適切に補充することが重要であるが，一方では輸血製剤の使用量や輸血合併症を減らすためには凝固検査/モニタリングを行い，その結果をもとに輸血タイミングと投与量を適切に判断していくことも必要である．

PT と aPTT は，大量出血・大量輸血時における凝固障害のスクリーニングテストとしてもっとも汎用される凝固テストの一つである．外傷性大量出血の患者を分析した報告では，PT-INR 1.5 をカットオフと設定した場合，高い感度(84%)と特異度(88%)をもって少なくとも 1 つ以上の凝固因子低下を検出できるが，正常の 1.5 倍以上の aPTT 延長を使用した場合には特異度は高いものの(100%)感度は低くなった(50%)[6]．つまり，PT 延長のほうが aPTT 延長に比較して，凝固因子低下や血液希釈の程度を反映しやすい検査といえる．これは，外傷や周術期出血において急性反応として比較的高値となりやすい第Ⅷ因子が aPTT を短縮する結果であると考えられる．フィブリノゲンは血漿中にもっとも高濃度(7.6 μmol/l)に存在する凝固因子であり，血管傷害部位において活性血小板表面の glycoprotein Ⅱb/Ⅲa 受容体に結合することで局所のトロンビンおよび第ⅩⅢ因子によるクロット形成の中核となる．フィブリノゲン濃度の低下は大量出血時の凝固障害としては主因の一つとなりやすく，大量出血・輸血時に際しては 100 ～ 150 mg/dl 以下と高度の低フィブリノゲン血症を呈することが多い．また，日本人は欧米人に比較してその基準値が低いことも知られているため[7]，大量出血時のフィブリノゲン低下に起因した凝固異常がより問題となりやすい素因がある．希釈性凝固障害における血小板数低下，フィブリノゲン・第ⅩⅢ因子欠乏，線溶亢進といった止血異常のおおまかな把握にはトロンボエラストメトリー(ROTEM®：TEM International, Munich, Germany)が有用であり，本邦でもその使用が広がりつつある[8]．既存の凝血学的検査(血小板数，PT，aPTT など)に加え，全血サンプルを利用したこれらの point-of-care 装置を組み合わせて使用することで，輸血製剤の総使用量や投与プロセスを改善できる可能性もある[9]．一方，大量出血時には，凝固因子のみならず抗凝固因子も同時に低下することにも注意しなければならない．生体でのトロンビン制御の中核的な役割を果たしているアンチトロンビン(antithrombin Ⅲ，正常値：80 ～ 120%)の活性が 20 ～ 30%までに低下することもまれではなく，アンチトロンビン低下により相対的に過剰となった循環血液中のトロンビンや活性化第Ⅹ因子は全身性の血栓塞栓や播種性血管内凝固(disseminated intravascular coagulation：DIC)症を誘発するリスクを増加させてしまう[10]．大量出血時には出血と血栓症という相反した病態が混在することに注意し，その予防に努めることが重要である[11]．

正解（d）

中央検査室から，追加の検査結果が報告された．Hb：8.2 g/dl，Hct：25%，血小板数：48 × 10^3/μl，PT-INR：2.1，aPTT：47 秒，フィブリノゲン：88 mg/dl，アンチトロンビン：30%．依然として，術野全体からのびまん性出血が継続している．

問題 5 **この場合，止血を目的に静脈内投与する血液製剤として，誤っているものはどれか．1 つ選べ．**

(a) トロンビン末

（b）血小板製剤
（c）新鮮凍結血漿
（d）フィブリノゲン濃縮製剤
（e）クリオプレシピテート製剤

解説 止血のための輸血療法

前述のとおり，大量出血に伴う止血障害では希釈性に低下した血小板や凝固因子を補充することが治療の目標となる．各種止血因子の低下率は血液希釈程度にある程度比例するが，さまざまな生体反応の影響を受けるため，すべての因子が同等に低下するわけではない．各種止血因子の止血に必要とされる最低値も，生体内における患者個人の予備能（術前値）も個体間でばらつきがある．

本邦では血小板製剤や新鮮凍結血漿が止血治療の中核を担うが，“血液製剤の使用指針”により製剤の適正使用が求められている[12]．指針内では，活動性出血や大量輸血時には血小板数 $50 \times 10^3/\mu l$ を保つように血小板製剤を投与すると数値目標が設定されている．また，凝固因子補充を目的した新鮮凍結血漿の使用にあたっては，① PT-INR ＞ 2.0，② aPTT ＞基準値の 2 倍，③血漿フィブリノゲン濃度＜ 100 mg/dl のいずれかを満たす場合に使用するとある．しかしながら，出血のスピードや検査結果が得られるまでの時間を考慮すると，これらを遵守した製剤投与を行うことが難しい場面も少なくないというのが実情であろう．麻酔科医は出血状況，外科的止血操作が完了しているか否か，血液製剤の供給状況などを総合的に判断し，投与量と投与タイミングを計る必要がある．また，従来では止血に必要なトリガー値とされるフィフリノゲン値は 100 mg/dl 程度とされてきたが，近年，周術期を対象とした欧州のガイドラインでは 150 ～ 200 mg/dl と高く設定される傾向にある[13]．低下したフィブリノゲンをいかに効率的に補充するかが，希釈性凝固障害を治療するうえで重要なポイントとなる[14]．

フィブリノゲンの補充の方法としては，新鮮凍結血漿，フィブリノゲン濃縮製剤，クリオプレシピテートの投与が行われる．本邦では，多くの施設で新鮮凍結血漿が治療の主流となっているが，大量に製剤を投与する場合には輸血後感染やアレルギー反応といった安全面と効率面の問題が残る．フィブリノゲン濃縮製剤は，欧州各国で外傷や外科出血患者に対して広く使用されつつある．現在のフィブリノゲン濃縮製剤は，ヒト血漿プールより抽出されウイルス処理を受けた比較的安全性の高い製剤である．本邦では肝炎訴訟という歴史的背景からフィブリノゲン濃縮製剤の使用を躊躇する向きもあるが，近年のウイルス処理技術の向上を踏まえてその止血効果を再検討する時期にあり，大量出血時の使用に向けた保険適用拡大が待たれている．クリオプレシピテートは新鮮凍結血漿を 4℃の低温で解凍した際に析出する白色沈殿物で，これを遠心分離して抽出される．本邦での使用は一部施設による独自調製に限られているが，高濃度のフィブリノゲン，第XIII因子，フォンウィルブランド因子を含むことから，新鮮凍結血漿に比較して効率的に希釈性凝固障害に対応できる．危機的出血時には止血のために十分な量の血漿（分画）製剤が必要となるが，外科的損傷がコントロールされないかぎり，投与された止血製剤が無駄になってしまうという懸念も存在するだろう．しかしながら，希釈性の止血障害がより重篤になると外科的止血操作自体も困難となるため，止血製剤はタイミングを逸することなく投与しなければなら

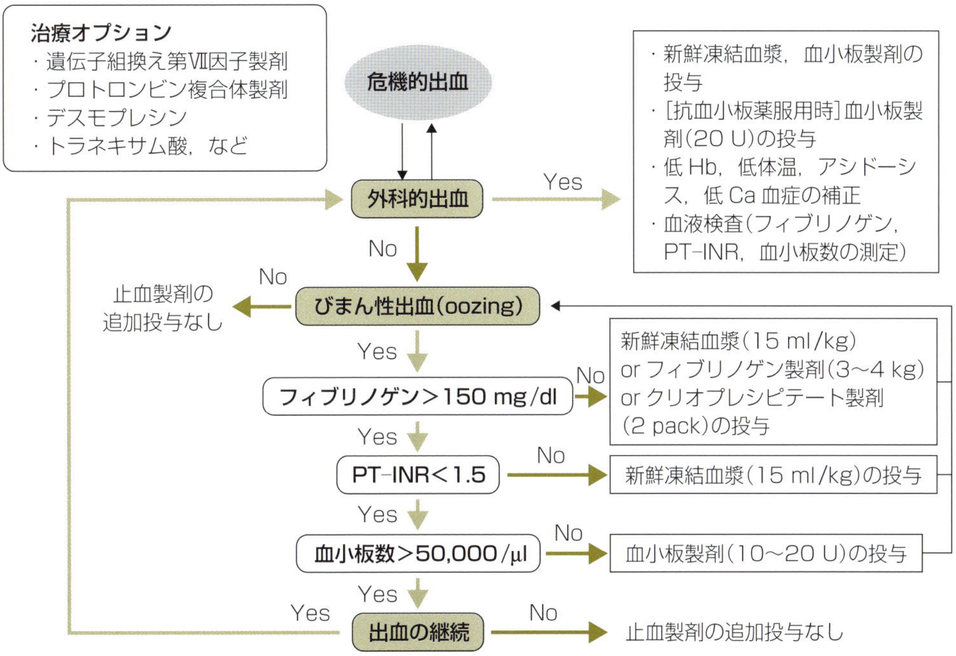

図 2　大量出血時における輸血アルゴリズム例
大量出血時には赤血球製剤の投与により組織の酸素運搬能を保つとともに，血小板や凝固因子低下といった止血異常の是正を目指す．担当麻酔科医は検査データ結果から止血障害の病因を判定し，各種輸血製剤の選択・投与を行うことで症例ごとに止血異常に対応する．

ない(図 2)．危機的な出血が継続している場合には，ヘマトクリット値と凝固因子のレベルを保つ必要があるため，赤血球製剤と血漿製剤は 1 対 1 に近い割合で投与せざるをえない状況もまれではない．担当麻酔科医は，術野における外科的修復の程度を把握しながら，状況に応じて十分な血液製剤を確保する計画性が求められる[4]．

トロンビンは最終基質フィブリノゲンをフィブリンに変換する重要な酵素であるが，臨床では粉末製剤のみが使用可能である．上部消化管出血などでは溶解した製剤を経口投与あるいは直接噴霧されるが，これを静脈内誤投与したことが原因で患者が全身性血栓症を発症し死亡するといった医療事故が本邦でも複数発生しており，特に注意が必要である[15]．

正解（a）

大量輸血と開腹下に腎摘出は完了し，この時点における術野での止血はおおむね良好であった．閉腹中，血圧が徐々に低下している．留置ドレーンからの出血は明らかではない．血圧 68/30 mmHg，脈拍 98 回/分，Sp_{O_2} 94%（F_{IO_2} 1.0）．

問題 6　**鑑別すべき輸血合併症として，考えにくいものはどれか．１つ選べ．**
(a) クエン酸中毒
(b) ABO 型不適合輸血
(c) 輸血後移植片対宿主病(graft-versus-host disease：GVHD)

表2　輸血に伴う非溶血性合併症の治療法と予防策

合併症	発生時期(目安)	治療法	予防策
免疫学的機序			
発熱反応	投与中〜直後	経過観察	保存前白血球除去処理
アレルギー反応（アナフィラキシーを含む）	投与中〜直後	補液，抗ヒスタミン薬，ステロイド，アドレナリン	抗ヒスタミン薬の全投与，赤血球・血小板製剤の洗浄
溶血反応	急性：24時間以内 遅発性：1〜28日	補液，利尿	交差適合試験，抗体スクリーニング
TRALI	6時間以内	人工呼吸管理	男性由来の血漿製剤
輸血後GVHD	1〜6週間	対症療法	赤血球・血小板製剤の放射線照射
非免疫学的機序			
クエン酸中毒	投与中〜直後	グルコン酸カルシウム	グルコン酸カルシウム
高カリウム血症	投与中〜直後	グルコース-インスリン療法，血液透析	カリウム吸着フィルタの使用
ウイルス感染症	輸血後3カ月に陽転化を確認	—	NAT，献血者への問診
細菌感染症	4時間以内	抗生物質	初流血除去
輸血関連循環負荷	投与中〜直後	心不全の治療	利尿薬

GVHD：graft-versus-host disease, TRALI：transfusion-related acute lung injury, NAT：nucleic acid amplification test（核酸増幅検査）

（d）輸血関連急性肺障害（transfusion-related acute lung injury：TRALI）
（e）アレルギー反応（アナフィラキシー）

解説　輸血合併症

輸血の合併症は，主として，不適合輸血などに伴った溶血性副作用とほかの非溶血性副作用に大別される．さらに非溶血性副作用は免疫学的機序によるものと非免疫学的機序によるものに分類されるが，前者には発熱反応，アレルギー反応（アナフィラキシーを含む），輸血後GVHD，TRALIなどが，後者には輸血後感染症（ウイルス，細菌），クエン酸中毒，高カリウム血症，輸血関連循環負荷などが挙げられる（表2）．一般に，アレルギー反応を介した非溶血性副作用は，血漿成分を多く含む新鮮凍結血漿や血小板製剤に発生率が高い[16]．また，多くの合併症は輸血中や輸血直後に発生することが多いが，輸血後GVHDは投与後1〜6週間程度と発症時期が遅いため本症例の経過とは合致しにくい．現在，日本赤十字社から供給されるすべての赤血球製剤や血小板製剤は放射線照射ずみであることから，発症は認められなくなっている（院内などで独自採取された新鮮全血は，この限りではない）．各種合併症の鑑別には，発生時期や臨床病態から総合的に判断する．周術期患者の輸血診療においては，意識がなくドレープで全身が覆われているといった特異な状況下であることから，輸血合併症の発見に遅れることがある．不適合輸血は輸血開始直後のみならず，大量輸血時の全身麻酔時には常に起こりうる合併症として鑑別病態に入れておく必要がある．輸血中患者の全身状態に注意を払い，発症時には迅速に対応できることが周術期管理上の鍵となる．

正解（c）

術後 ICU に入室して呼吸・循環管理を行ったところ状態は改善し，術翌日には一般病棟に退室した．

●参考文献

1) 厚生労働省．輸血療法の実施に関する指針(改訂版)．2005.
2) 湯本浩史，内林佐知子，山下朋子ほか．コンピュータクロスマッチの導入効果—交差適合試験で抗グロブリン法を省略した利点とリスクの検討—．日輸血細胞治療会誌 2006；52：669−77.
3) 川島康男，入田和男，森田 潔ほか．本邦手術死の二大主原因としての出血性ショックの術前状態及び術中大出血についての統計的研究．日輸血細胞治療会誌 2005；51：23−31.
4) 小川 覚, 中嶋康文, 溝部俊樹．周術期出血と希釈性凝固障害—止血治療を考えるための'3つの軸'—．臨麻 2012；36：1773−81.
5) 日本麻酔科学会，日本輸血・細胞治療学会．危機的出血への対応ガイドライン．2007.
6) Yuan S, Ferrell C, Chandler WL. Comparing the prothrombin time INR versus the APTT to evaluate the coagulopathy of acute trauma. Thromb Res 2007；120：29−37.
7) Iso H, Folsom AR, Sato S, et al. Plasma fibrinogen and its correlates in Japanese and US population samples. Arterioscler Thromb 1993；13：783−90.
8) 小川 覚，川崎 潤，田中健一．トロンボエラストメトリーを使用した周術期止血管理．日血栓止血会誌 2010；21：553−61.
9) Ogawa S, Szlam F, Chen EP, et al. A comparative evaluation of rotation thromboelastometry and standard coagulation tests in hemodilution-induced coagulation changes after cardiac surgery. Transfusion 2012；52：14−22.
10) Ogawa S, Richardson JE, Sakai T, et al. High mortality associated with intracardiac and intrapulmonary thromboses after cardiopulmonary bypass. J Anesth 2012；26：9−19.
11) 小川 覚．周術期凝固線溶系活性化とその制御—周術期血栓症と抗凝固療法—．Thromb Med 2014；4：43−51.
12) 厚生労働省．血液製剤の使用指針(改訂版)．2005.
13) Kozek-Langenecker SA, Afshari A, Albaladejo P, et al. Management of severe perioperative bleeding：guidelines from the European Society of Anaesthesiology. Eur J Anaesthesiol 2013；30：270−382.
14) Ogawa S, Ohnishi T, Hosokawa K, et al. Haemodilution-induced changes in coagulation and effects of haemostatic components under flow conditions. Br J Anaesth 2013；111：1013−23.
15) Uchigasaki S, Takahashi H, Suzuki T. A case of delayed death after accidental intravenous injection of thrombin. Int J Legal Med 1998；111：202−4.
16) 村岡正人，相坂直子，百瀬俊也ほか．日本赤十字社に報告された非溶血性副作用の現状—2006年—．日輸血細胞治療会誌 2009；55：500−7.

（小川 覚）

Ⅱ．産科危機的出血

SCENARIO

32歳の女性．妊娠37週0日，2度の経腟分娩の既往がある．その時の妊娠分娩経過に問題はなかった．ほかに合併症はない．今回，第3子の分娩に際し，前置胎盤が指摘されたが，画像検査の結果，癒着胎盤は否定され帝王切開を予定した．脊髄くも膜下麻酔と硬膜外麻酔で手術を施行したが，児娩出後，胎盤の癒着を認め，癒着剝離および止血に難渋した．産科的大量出血となり，循環動態を維持できなくなってきた．患者本人に説明した後，全身麻酔管理に切り替え，危機的出血を宣言．静脈ラインの追加確保と動脈ラインを確保し，輸血をオーダー，補液・輸血を行った．それでも出血のコントロールがつかなかったため放射線科にコンサルテーションし，総腸骨動脈バルーンカテーテルを挿入，その後，子宮全摘術を施行し，事なきを得た．

はじめに

“産科危機的出血”に関する学習目標は以下の10項目である．

1. 前置胎盤について説明できる．
2. 癒着胎盤について説明できる．
3. 産科出血の特徴を説明できる．
4. 産科危機的出血への対応ガイドラインの要点を説明できる．
5. 大量出血時の麻酔方法について再考することができる．
6. 危機的出血への対応ガイドラインを説明できる．
7. 産科出血の特性を考慮した補液・輸血管理ができる．
8. 輸血療法を行っても止血困難な場合には，フィブリノゲン製剤，クリオプレシピテート，遺伝子組換え活性型第Ⅶ因子製剤の投与を考慮できる．
9. 赤血球製剤が不足した場合，回収式自己血輸血を考慮できる．
10. 産科危機的出血の止血方法として，インターベンショナルラジオロジー(IVR)を考慮できる．

症例：32 歳の女性．妊娠 37 週 0 日，2 度の経腟分娩の既往がある．その時の妊娠分娩経過に問題はなかった．ほかに合併症はない．今回，第 3 子の分娩に際し，前置胎盤が指摘されたが，画像検査の結果，癒着胎盤は否定され帝王切開を予定した．

問題 1　前置胎盤について，正しいのはどれか．1 つ選べ．

(a) 全妊娠の 10％を占める．
(b) 子宮下部は収縮力が弱く，胎盤剝離部からの止血が不十分となりやすい．
(c) 癒着胎盤を約 1％合併する．
(d) 麻酔管理は，全身麻酔が一般的である．

解説　前置胎盤

前置胎盤とは“妊卵が正常の着床部位(子宮体部)よりも下部の子宮壁に着床し，子宮口の全部または一部を胎盤が覆った状態”である．胎盤が内子宮口を覆う程度により，全前置胎盤，部分前置胎盤，辺縁前置胎盤に分類される．また胎盤が内子宮口を覆わないが，正常より低い位置に付着した低置胎盤も，子宮口と胎盤辺縁が 2 cm 以内の場合には前置胎盤と同様に扱う．高齢妊娠，多産，帝王切開既往，喫煙などが前置胎盤の危険因子である[1)]．前置胎盤の発生は，全妊娠の約 0.7％[2)]であるが，近年の帝王切開率上昇に伴い増加傾向にある[3)]．

前置胎盤症例の分娩様式は，原則的に帝王切開術となるが，術中・術後に出血が多く，時に危機的大量出血に至る．その理由として，①胎盤付着部位の子宮下部は体部と比較して収縮力が弱く，胎盤剝離面からの止血が不十分となる，②子宮下部は脱落膜形成に乏しく，胎盤絨毛が筋層まで侵入し，癒着胎盤を 5％程度合併する，③胎盤が子宮前壁に付着している場合には，子宮切開時に胎盤を切開することもある，などが挙げられる．

前置胎盤の麻酔管理は，分娩前出血の程度や癒着の有無で決定される．分娩前出血がない，または循環血液量の著しい低下がない症例では，区域麻酔が選択されることが多い[3)〜5)]．しかし，分娩前出血が多く，循環血液量が低下している症例においては，区域麻酔による交感神経遮断作用のため母体血圧維持が困難となり，児への酸素供給を保ちにくいため，全身麻酔のほうが望ましい．

正解（b）

骨髄くも膜下麻酔と硬膜外麻酔で手術を施行したが，児娩出後，胎盤の癒着を認め，癒着剝離および止血に難渋した．

問題 2　癒着胎盤について，正しいのはどれか．1 つ選べ．

(a) 事前に癒着胎盤を診断することは，ほとんどの症例で不可能である．
(b) 帝王切開既往の回数が多いと，癒着胎盤の可能性も増す．
(c) 癒着していた胎盤の剝離は，積極的に行う．

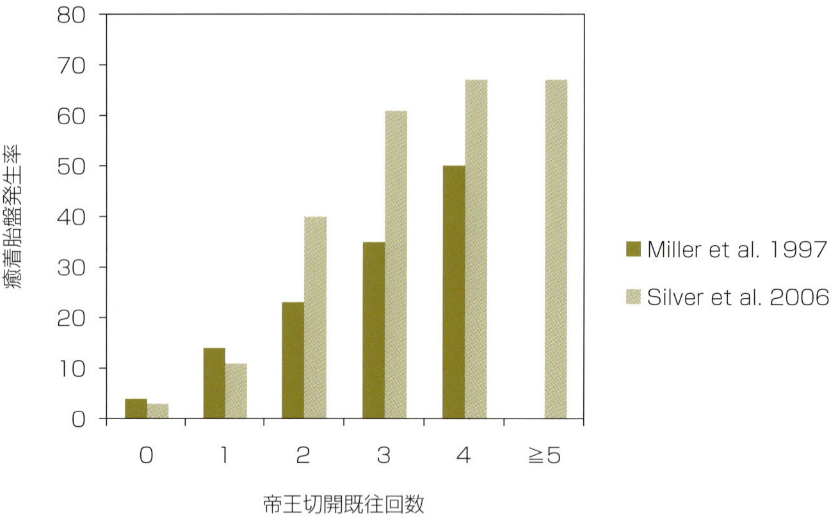

図 1　帝王切開既往と癒着胎盤との関係

前置胎盤症例において，帝王切開の既往が増えるごとに癒着胎盤の可能性は増加する．

（Miller DA, Chollet JA, Goodwin TM. Clinical risk factors for placenta previa-placenta accreta. Am J Obstet Gynecol 1997；177：210-4 および Silver RM, Landon MB, Rouse DJ, et al. Maternal morbidity associated with multiple repeat cesarean deliveries. Obstet Gynecol 2006；107：1226-32 より作成）

（d）癒着胎盤の症例数は，減少傾向にある．

解説　癒着胎盤

癒着胎盤とは，脱落膜が欠如し，胎盤が子宮壁に強く癒着して胎盤剝離が困難なものである．癒着胎盤は絨毛組織の侵入程度により，①子宮筋層に強固に癒着するが筋層への侵入がない狭義の癒着胎盤，②絨毛組織が筋層に侵入した陥入胎盤，③絨毛が筋層を穿通し子宮漿膜まで達した穿通胎盤の３つに分類される．癒着した胎盤を剝離すると出血量が有意に増加するため，胎盤剝離は推奨されていない．

癒着胎盤の危険因子には，前置胎盤，帝王切開や子宮筋腫核出術などの子宮切開既往，子宮内膜掻把術，子宮内膜炎などがある．子宮瘢痕部は脱落膜が乏しく，子宮筋層に直接絨毛が侵入し癒着胎盤となりやすいと考えられている．特に帝王切開既往との相関は強く[6)]（図 1[7)8)]），近年の帝王切開率上昇とともに，癒着胎盤の発生症例数は増加している[9)]．

癒着胎盤の診断には，超音波診断装置や MRI を使用する．超音波診断装置による癒着胎盤診断の感度（sensitivity）は 77%，特異度（specificity）は 96%，MRI はそれぞれ 88%，100%[10)11)] との報告もあるが，診断が難しいこともある．術前に癒着胎盤が否定された場合でも，癒着胎盤の可能性を考え，迅速に対応できるよう準備を行っておくとよい．

正解（b）

産科的大量出血となり，循環動態を維持できなくなってきた．

問題３ 産科出血の特徴として，正しいものはどれか．すべて選べ．

(a) 出血量を過小評価しがちである．

(b) 大量かつ急速に出血する．

(c) 出血量が少なければ，播種性血管内凝固(disseminated intravascular coagulation：DIC)になりにくい．

(d) ショックインデックス(SI ＝心拍数/収縮期血圧)から推定される出血量は，非妊婦と同等である．

(e) ヘモグロビン値が正常であれば，ショックにはならない．

解説 産科出血の特徴

産科出血には以下の特徴があり，ほかの外科的出血とは異なった対応も必要となる．

1. 大量かつ急速な出血

癒着胎盤により胎盤の一部または全部が遺残した場合には，子宮の収縮が妨げられることがある．子宮収縮が不十分な場合には，胎盤剥離面から子宮-胎盤血流量と同等の流速(450 ～ 600 ml/min)で出血し続ける可能性がある．

2. DIC に進行しやすい

産科出血での凝固障害は，胎児や胎盤組織の一部が母体血中に流入し，凝固線溶系が活性化されることで生じる．その特徴は，線溶亢進状態で，出血量がさほど多くなくても，急速に DIC に進行することがある．常位胎盤早期剥離や羊水塞栓症など特定の疾患で生じやすい．癒着胎盤では早期に消費性凝固障害の機序は働かないが，出血に伴い DIC となる可能性がある．

“DIC 診断基準”は，おもに凝固検査の所見から点数化されているが，産科大量出血の現場で，測定に時間を要する検査の結果を待って診断するのは現実的でない．また産科出

表１　産科 DIC スコア

基礎疾患	点数	臨床症状	点数	検査	点数
早期剥離(児死亡)	5	急性腎不全(無尿)	4	FDP：10 μg/dl 以上	1
早期剥離(児生存)	4	急性腎不全(乏尿)	3	血小板：10×10^4/μl 以下	1
羊水塞栓(急性肺性心)	4	急性呼吸不全(人工換気)	4	フィブリノゲン：150 mg/dl 以下	1
羊水塞栓(人工換気)	3	急性呼吸不全(酸素療法)	1	PT：15 秒以上	1
羊水塞栓(補助換気)	2	臓器症状(心臓)	4	出血時間：5 分以上	1
羊水塞栓(酸素療法)	1	臓器症状(肝臓)	4	そのほかの検査異常	1
DIC 型出血(低凝固)	4	臓器症状(脳)	4		
DIC 型出血(出血量 2 l 以上)	3	臓器症状(消化器)	4		
DIC 型出血(出血量 1 ～ 2 l)	1	出血傾向	4		
子癇	4	ショック(頻脈：100 以上)	1		
そのほかの基礎疾患	1	ショック(低血圧：90 以下)	1		
		ショック(冷汗)	1		
		ショック(蒼白)	1		

8 ～ 12 点：DIC に進展する可能性が高い，13 点以上：DIC

(日本産婦人科学会，日本産婦人科医会，日本周産期・新生児医学会，日本麻酔科学会ほか．産科危機的出血への対応ガイドライン．2010．http://www.anesth.or.jp/guide/pdf/100329guideline.pdf より改変引用)

血の基礎疾患も考慮されていないため，産科出血では，おもに基礎疾患と臨床症状から迅速に診断できる“産科 DIC スコア”[12]（表 1）で評価する．

正解 (a)(b)(d)

問題 4 **“産科危機的出血への対応ガイドライン”に記載されている，産科出血への対応として正しいのはどれか．すべて選べ．**

(a) 分娩時出血のリスクあるいはまれな血液型の妊婦は，高次施設での分娩を推奨するなど，出血のリスクによって層別化を図る．
(b) 測定された出血量から，輸液・輸血量を決定する．
(c) “DIC 診断基準”に則って凝固能を判断し，抗 DIC 治療を行う．
(d) 産科，麻酔科，看護部，輸血部，検査部などの各部門と連携する．
(e) 循環維持が困難な場合には，異型適合血輸血も躊躇しない．

解説 （問題 5 の解説を参照）

正解 (a)(d)(e)

問題 5 **産科危機的出血とみなされるタイミングとして正しいのはどれか．1 つ選べ．**

(a) SI ≧ 0.5
(b) SI ≧ 1.0
(c) SI ≧ 1.5
(d) SI ≧ 2.0
(e) SI ≧ 2.5

解説 **産科危機的出血への対応ガイドライン[12]（図 2）**

本邦では，いまだ出血が妊産婦死亡の主要原因で，生命を脅かす分娩時・分娩後出血が起こる可能性は，約 300 例に 1 例である．産科出血時に，その特徴に即して迅速かつ適切に対応できるよう“産科危機的出血への対応ガイドライン”が作成された．その概要を解説する．

1. 出血のリスクから患者を層別化し，事前準備に努める

胎盤位置異常，癒着胎盤疑いなど，分娩時大量出血リスクが高い患者や，まれな血液型・不規則抗体陽性の患者は，高次施設での分娩を推奨し，自己血輸血も考慮する．また，分娩時にはモニタリングを行い，太い末梢静脈路を確保して分娩に臨む．

2. SI を用いて出血量を評価する

カウントされた出血量は少なくても，腹腔内出血や後腹膜出血が生じていた，あるいは腟から流れ出た出血が被布に覆われていたなど，出血量が過小評価されることが多い．また，急速な出血の直後には，ヘモグロビン値が高いままで，ショックに陥る場合がある．そのため，バイタルサインから計算できる SI を用いて，出血量を評価する．非妊婦では SI がそのまま出血量（l）を示すが，妊婦では推定出血量は多く，SI ＝ 1.0 の場合推定出血

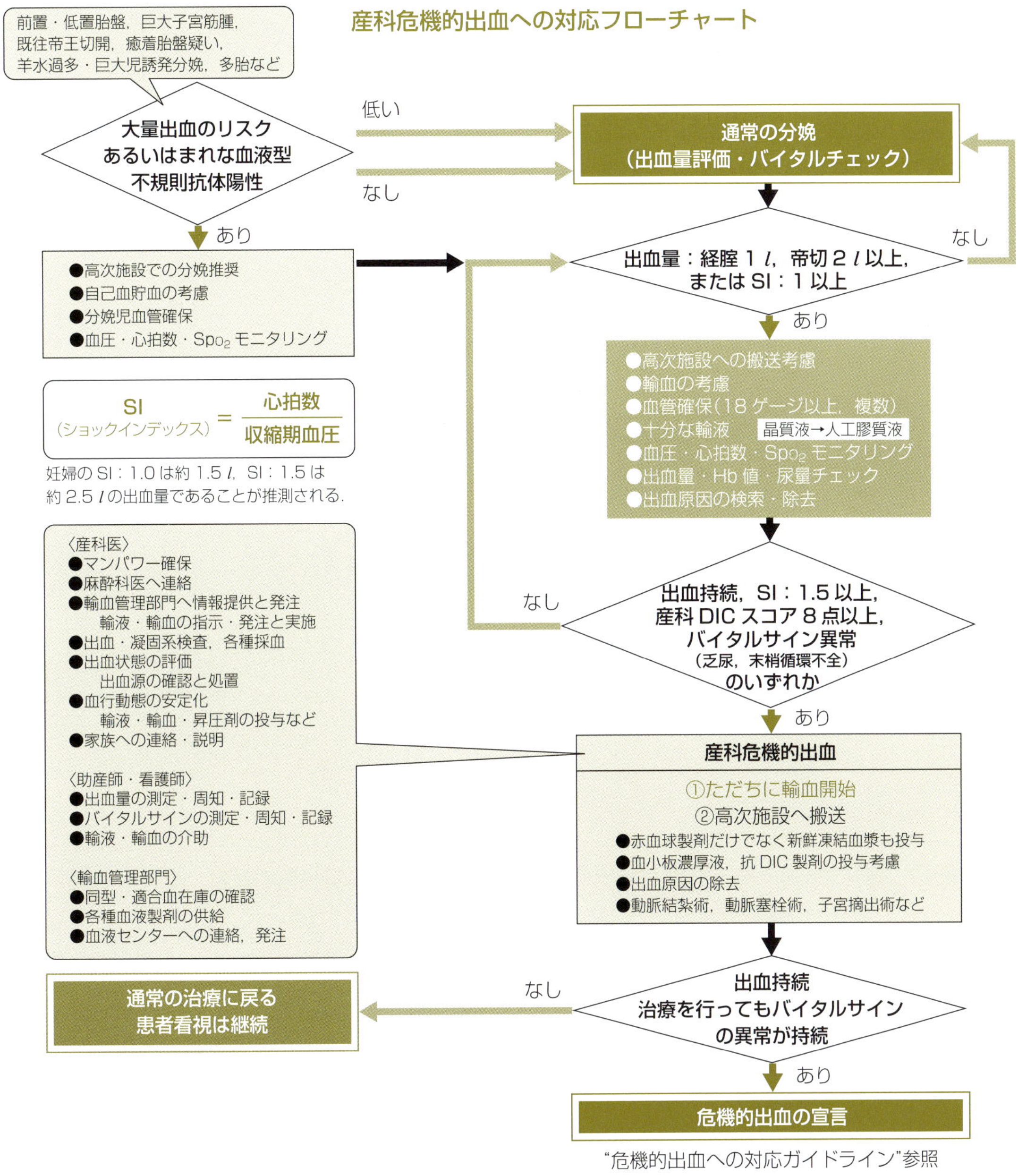

緊急度コードを用いた輸血管理部門への連絡と赤血球輸血（例）

患者，出血の状態		緊急度コード	赤血球製剤の選択例
出血しているが循環は安定	＝	Ⅲ	交差済同型血
昇圧剤が必要な状態（産科危機的出血）	＝	Ⅱ	未交差同型血も可
心停止が切迫（危機的出血）	＝	Ⅰ	異型適合血（緊急 O 型血）も可

注：血液備蓄量，血液センターからの緊急搬送所要時間，夜間の輸血管理部門の体制などによって，赤血球製剤選択の範囲は異なる．

図 2　産科危機的出血への対応ガイドライン

（日本産婦人科学会，日本産婦人科医会，日本周産期・新生児医学会，日本麻酔科学会ほか．産科危機的出血への対応ガイドライン．2010．http://www.anesth.or.jp/guide/pdf/100329guideline.pdf より改変引用）

量は1.5 l，SI = 1.5では2.5 lとなる．

3. 輸血や高次施設への搬送のタイミングが明記されている

SIから算出した出血量により，対処すべき方法が記載されている．出血量が経腟分娩で1 l，帝王切開術で2 l以上，SIが1以上となった場合には，輸血および一次施設では高次施設への搬送を考慮する．さらに状況が悪化し，SIが1.5以上，産科DICスコア（表1）が8点以上となれば，"産科危機的出血"とみなされ，ただちに輸血を開始し，一次施設では高次施設へ搬送する．

正解（c）

患者本人に説明した後，全身麻酔管理に切り替え，危機的出血を宣言．静脈ラインの追加確保と動脈ラインを確保し，輸血をオーダー，補液・輸血を行った．

問題6 **"危機的出血への対応ガイドライン"[13]における，麻酔科医の役割について，正しいのはどれか．すべて選べ．**

（a）コマンダーは，その手術の担当麻酔科医が行わなければならない．
（b）術野のことは，当該術者に任せる．
（c）人員・医療資源を確保する．
（d）輸血管理部門・麻酔科医・外科系医師・看護師・臨床工学技士との連携を確立する．
（e）緊急時の適合血を選択する．

解説 **"危機的出血への対応ガイドライン"（図3）における麻酔科医の役割**

危機的出血が発生した際には，コマンダーを1人選出し，他のスタッフはそのコマンダーの指示に従う．"危機的出血への対応ガイドライン"には，コマンダーは担当麻酔科医，麻酔科上級医師，担当科上級医師のいずれかが担当すると記載されているが，多くは麻酔科医がコマンダーを務めている．コマンダーは，①術野および術者への指示，②他部門への応援依頼，③人員確保・配置，④血液供給・輸血体制の管理，⑤患者の全身管理，⑥患者家族への配慮など，多岐にわたる役割を担い，冷静に統制をとる必要がある．また，産科大量出血時の対策・準備事項を表2に示す．

正解（c）（d）（e）

問題7 **区域麻酔から全身麻酔に変更した理由として，正しいのはどれか．すべて選べ．**

（a）危機的な状況を患者に悟られたくなかったから．
（b）出血が続くと，気道浮腫の可能性が増すから．
（c）ショック状態になり，意識状態が悪化すると考えられたから．
（d）手術時間が長引くことが予想され，区域麻酔での麻酔維持は不可能だったから．
（e）区域麻酔による交感神経遮断作用が好ましくなかったから．

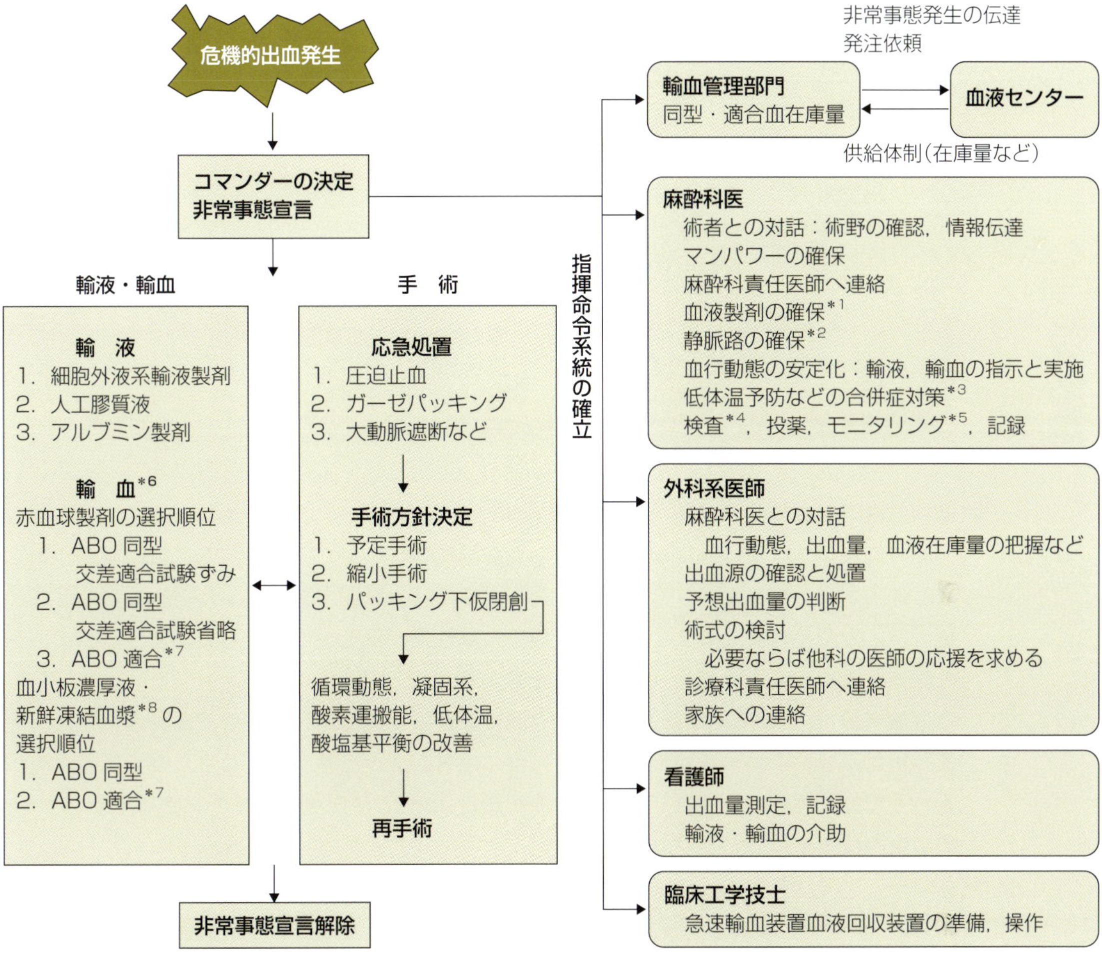

危機的出血発生
コマンダーの決定
非常事態宣言
輸液・輸血
輸　液
1．細胞外液系輸液製剤
2．人工膠質液
3．アルブミン製剤
輸　血*6
赤血球製剤の選択順位
1．ABO 同型
交差適合試験ずみ
2．ABO 同型
交差適合試験省略
3．ABO 適合*7
血小板濃厚液・
新鮮凍結血漿*8 の
選択順位
1．ABO 同型
2．ABO 適合*7
手　術
応急処置
1．圧迫止血
2．ガーゼパッキング
3．大動脈遮断など
手術方針決定
1．予定手術
2．縮小手術
3．パッキング下仮閉創
循環動態，凝固系，
酸素運搬能，低体温，
酸塩基平衡の改善
再手術
非常事態宣言解除
指揮命令系統の確立
非常事態発生の伝達
発注依頼
輸血管理部門
同型・適合血在庫量
血液センター
供給体制(在庫量など)
麻酔科医
術者との対話：術野の確認，情報伝達
マンパワーの確保
麻酔科責任医師へ連絡
血液製剤の確保*1
静脈路の確保*2
血行動態の安定化：輸液，輸血の指示と実施
低体温予防などの合併症対策*3
検査*4，投薬，モニタリング*5，記録
外科系医師
麻酔科医との対話
血行動態，出血量，血液在庫量の把握など
出血源の確認と処置
予想出血量の判断
術式の検討
必要ならば他科の医師の応援を求める
診療科責任医師へ連絡
家族への連絡
看護師
出血量測定，記録
輸液・輸血の介助
臨床工学技士
急速輸血装置血液回収装置の準備，操作

緊急時の適合血の選択

患者血液型	赤血球濃厚液	新鮮凍結血漿	血小板濃厚液
A	A＞O	A＞AB＞B	A＞AB＞B
B	B＞O	B＞AB＞A	B＞AB＞A
AB	AB＞A＝B＞O	AB＞A＝B	AB＞A＝B
O	O	全型適合	全型適合

異型適合血を使用した場合，投与後の溶血反応に注意する．

＊1　血液が確保できたら交差適合試験の結果が出る前に手術室へ搬入し，“交差適合試験未実施血”として保管する．
＊2　内径が太い血管カニューレをできるだけ上肢に留置する．
＊3　輸液製剤・血液製剤の加温．輸液・血液加温装置，温風対流式加温ブランケットの使用．
アシドーシスの補正，低 Ca 血症，高 K 血症の治療など
＊4　全血球算，電解質，Alb，血液ガス，凝固能など．輸液検査用血液の採取
＊5　観血的動脈圧，中心静脈圧など
＊6　照射は省略可
＊7　適合試験未実施の血液，あるいは異型適合血の輸血：できれば2名以上の医師(麻酔科医と術者など)の合意で実施し診療録にその旨記載する．
＊8　原則として出血が外科的に制御された後に投与する．

図3　危機的出血への対応ガイドライン

(日本麻酔科学会，日本輸血・細胞治療学会．危機的出血への対応ガイドライン．2007．http://www.anesth.or.jp/guide/pdf/kikitekiGL2.pdf より改変引用)

表２　産科大量出血時対策・準備事項

麻酔科チーム召集	**昇圧薬の準備**
マンパワー確保	アドレナリン
放射線科紹介	ノルアドレナリン
インターベンション	バソプレシン
麻酔計画	フェニレフリン
全身麻酔または区域麻酔	エフェドリン
２本以上の太い末梢ルートまたは	**子宮収縮薬**
中心静脈カテーテル	オキシトシン
動脈ライン	メチルエルゴメトリン
輸液デバイス	プロスタグランジン $F_{2}\alpha$
急速輸注ポンプ，加圧バッグ	**急速輸血による電解質異常の補正**
中央検査室や血液センターとの情報交換	**ICU 予約**
血液確保	**セルセーバー用意**
検査（電解質，Hb，動脈血ガス）	

解説　産科危機的出血時の麻酔法

絶対これを選ばなければならないという麻酔法はないが，大量出血時には循環動態がしばしば不安定となるため，全身麻酔を選択するほうが賢明であろう．出血への対処と全身麻酔導入の時期は重なることが多いため，人員確保が重要となる．患者の血行動態に応じた薬剤を選択し，また嘔吐・誤嚥にも配慮する．

区域麻酔（硬膜外麻酔・脊髄くも膜下麻酔）で帝王切開を施行していて産科大量出血が生じ，出血のコントロールが不良な場合には，患者がショック状態となったり，気道浮腫が進行して挿管困難となったりする可能性がある．麻酔方法変更のタイミングは重要であり，その決断は迅速に行わなければならない．

正解（b）（c）（e）

問題８　産科危機的出血の補液・輸血管理として正しいのはどれか．１つ選べ．

（a）“血液製剤の使用指針”に則り，出血量が約 2,000 ml で赤血球濃厚液（RCC）と新鮮凍結血漿（FFP）の投与を開始する．
（b）積極的に細胞外液系輸液製剤や人工膠質液を輸液し，循環動態を安定させる．
（c）早期から新鮮凍結血漿の投与を始める．
（d）異型輸血は行わない．
（e）フィブリノゲン製剤や遺伝子組換え活性型第Ⅶ因子製剤（ノボセブン®）は，産科出血に対する使用が適用外であるため考慮しない．
（f）セルサルベージは，胎児成分混入による羊水塞栓症が危惧されるため，使用できない．

解説　産科出血時の補液・輸血療法

1．産科出血におけるフィブリノゲンの重要性

出血早期には細胞外液系輸液製剤を使用するが，大量出血時には循環動態を維持するため，人工膠質液・赤血球濃厚液（red cell concentrate：RCC）をしばしば使用する．しかし，希釈性凝固障害を招く可能性がある．

産科危機的出血時の凝固障害は，“フィブリノゲンの枯渇”による[14]と考えられている．

フィブリノゲン値を測定し，早期から新鮮凍結血漿(fresh frozen plasma：FFP)輸血を考慮することが重要であり，フィブリノゲン値を 200 mg/dl 以上に保つ[15]．産科出血では，FFP と RCC の使用比率と予後との関係は明らかではないが，産科出血症例で投与された FFP/RCC は 1.3 ～ 1.4[16]であった．

重症産科 DIC では，大量の FFP が必要となるが，FFP のフィブリノゲン含有濃度は 0.15 ～ 0.2 g/dl と高くないため，水分負荷による肺水腫を来す可能性がある．また，FFP の溶解に時間を要し，緊急時の投与が遅れる場合もある．フィブリノゲンを効率的に補充するには，クリオプレシピテートやフィブリノゲン製剤が有効である．

2. クリオプレシピテート

クリオプレシピテートは，FFP 中の凝固因子を濃縮したものである．FFP 5 単位(450 ml)から，0.6 ～ 0.8 g のフィブリノゲンを含む，30 ～ 40 ml の製剤が作られる．本邦では，クリオプレシピテートは各施設で作製しており，その普及は限定的である．

3. フィブリノゲン製剤，遺伝子組換え活性型第Ⅶ因子製剤

フィブリノゲン製剤は，フィブリノゲン含有濃度が 2.0 g/dl(FFP の約 10 倍)である．溶解操作も 5 ～ 10 分程度であり，短時間でフィブリノゲン濃度を上昇させることができる．

遺伝子組換え活性型第Ⅶ因子製剤は，大量の活性化凝固第Ⅶ因子により凝固活性化反応が一気に進み，急激に相当量のトロンビンが産生されて止血が促進される．近年，制御不能な出血に対する止血効果が報告され，産科出血でも使用されている．ただし，フィブリノゲン値が止血可能域を維持していなければ，活性化凝固第Ⅶ因子の止血作用は発揮されず，フィブリノゲンの十分な補充が必須である．

フィブリノゲン製剤と遺伝子組換え活性型第Ⅶ因子製剤は，産科出血に対して保険適用外であるが，救命のためには使用を考慮すべきである．産科危機的出血の発生を想定し，事前に倫理審査委員会の承認を受け，輸血製剤とは別の同意書を用意しておくとよい．

4. 赤血球濃厚液輸血

分娩施設によっては，予期されていない産科出血に対して，適合する RCC が十分に備蓄されていない場合がある．“産科危機的出血への対応ガイドライン”(図 2)，“危機的出血への対応ガイドライン”(図 3)には，輸血を迅速に行うため，緊急度に応じて，交差適合試験ずみの同型適合血のみならず，未交差同型適合血(緊急 O 型)の使用を躊躇しないという指摘も含まれている．

5. 血小板濃厚液

血小板は一次止血に必須である．外科的止血後，血小板数が 5×10^4/μl 以上となるように投与する．

6. 産科出血に対するセルサルベージ

産科領域でのセルサルベージは，医原性羊水塞栓症や母体胎児間血液型不適合の可能性が危惧され，導入が遅れていた．しかし，セルサルベージの精製過程および白血球除去フィルターの使用により，胎児成分混入は最小限にできる．また血液型不適合の場合には，抗 D 免疫グロブリンを投与すると，母体の胎児赤血球(おもに抗 D 抗原)への感作を予防できる．本邦での後ろ向き調査では，調査依頼のあった施設のうち，明確な回答を行った施設の約 5％でセルサルベージが使用されており，セルサルベージに関連する合併症はなかった[17]．

正解（c）

それでも出血のコントロールがつかなかったため放射線科にコンサルテーションし，総腸骨動脈バルーンカテーテルを挿入，その後，子宮全摘術を施行し，事なきを得た．

問題 9 産科出血に対するインターベンショナルラジオロジー（interventional radiology：IVR）について，正しいのはどれか．すべて選べ．

（a）産科大量出血に対する IVR は，緊急時に行うものであり，予防的に行う手段ではない．
（b）総腸骨動脈よりも内腸骨動脈を閉塞するほうが，合併症も少なく，止血も確実である．
（c）DIC を合併すると，動脈バルーン塞栓術での出血コントロールは困難となる．
（d）術中に動脈バルーン閉塞術を併用すると，約 80％の症例で出血量のコントロールが可能である．
（e）ヘパリン化が必須である．
（f）超緊急時には，大動脈閉塞バルーンを使用することもある．

解説 産科出血に対する IVR

IVR は診断目的の血管造影から派生した手法である．産科出血に対しては 1979 年に子宮動脈塞栓術[18)]が初めて報告され，その後，内腸骨動脈バルーン閉塞術，総腸骨動脈バルーン閉塞術などに発展した．“産科危機的出血対応ガイドライン”にも，動脈塞栓術が止血治療法の一つとして明記され，産科出血に対する IVR の有用性が認識されている．しかし，IVR が迅速に行えるか否かは，施設間や地域間での格差が大きく，IVR が行える施設は限定されている．

産科出血に対する IVR には，腸骨動脈または大動脈のバルーン閉塞術と，子宮動脈や内腸骨動脈など出血の原因血管への経カテーテル動脈塞栓術（transcatheter arterial embolization：TAE）がある．緊急時の止血目的に使用されるだけでなく，大量出血が予想されている症例の出血予防目的でも施行される．動脈バルーン閉塞術・TAE のどちらを選択するかは，物品や装置の準備状況や人員確保，緊急度で決定される．TAE の準備には 30 分以上要することもあるため，予想外の大量出血では動脈バルーン閉塞術を選択する．しかし，動脈バルーン閉塞術は緊急避難的な処置であり，外科的止血術や TAE による根治的な止血が必要となる．

1．動脈バルーン閉塞術

動脈内でバルーンを膨らませることにより，血流を遮断し，出血量を減少させる．術中に動脈バルーン閉塞術を併用すると，77 ～ 100％の症例で出血がコントロールできると報告されている[19)～21)]が，DIC 合併例では，動脈バルーンを用いても出血コントロールは困難[22)]となる．バルーンは腹部大動脈，総腸骨動脈，内腸骨動脈のいずれかに留置する．中枢側で閉塞するほど効果が高いが，合併症のリスクも高くなる．

（1）大動脈バルーン閉塞術（intra-aortic balloon occlusion：IABO）

卵巣動脈を介した出血の可能性を考慮し，透視または超音波診断装置を用いて，バルーンを腎動脈分岐直下に留置する．閉塞許容時間は不明であるが，20 ～ 30 分ごとにバルーンの閉塞と開放を行うとよいようである[23]．大量出血時には，①挿入に要する時間が短いこと，②中枢側での血流遮断であれば側副血行路の影響が少ないこと，③IABOは救急医，循環器医，血管外科医なども施行することが可能であるため，IVR医が不在の場合にも対応できることなどの理由からIABOを選択するメリットは大きい．予防的にIABOを使用する場合には，中枢側での閉塞となるため，合併症に留意しなければならない．また，予防的なIABOでは，下肢塞栓症や血栓症予防のためヘパリンの使用を考慮するが，大量出血に対する緊急使用の際には，出血をさらに助長させるためヘパリンは使用しない．

（2）総腸骨動脈バルーン閉塞術（common iliac artery balloon catheter occlusion：CIABO），内腸骨動脈バルーン閉塞術（internal iliac artery balloon occlusion：IIABO）

両側大腿動脈よりバルーンカテーテルを挿入し，総腸骨動脈または内腸骨動脈にバルーンを留置して，出血量を減少させる方法である．バルーンの位置を，総腸骨動脈・内腸骨動脈のいずれにするべきかは，コンセンサスが得られていない．しかし，外腸骨動脈系の側副血行路が豊富であるため，IIABOでは出血量が減少しないとの報告もあり[20]，出血量を減らすためのデバイスとしては，CIABOを推奨する意見もある．一方，CIABOはIIABOよりも，虚血再灌流障害や血栓症，下肢塞栓症の危険性が高い．CIABOによる血流遮断時間が30～60分では，下肢動脈血中乳酸値やカリウム値は上昇せず，下肢Sp_{O_2}も95％を維持した[24]と報告されていることから，遮断時間が60分を超えなければ，安全性は保たれると考えられる．

2. TAE

血管造影で出血源を探索し，原因血管に選択的にカテーテルを挿入し，動脈塞栓を行う方法であり，成功率は約90％[25]である．妊孕性も保たれ，TAE後の挙児希望症例の79％で妊娠が成立している[25]．分娩後出血において，TAEで子宮動脈を塞栓しても出血が持続する場合には，内陰部動脈，腟動脈，閉鎖動脈などの内腸骨動脈分枝や，外陰部動脈など外腸骨動脈分枝，卵巣動脈が関与していると考えられる．癒着胎盤による出血では，通常，子宮動脈あるいは両側内腸骨動脈前枝の塞栓を行う．骨盤内は側副血行路が豊富なため，両側内腸骨動脈中枢側から広範囲に塞栓を行っても，合併症は生じにくい．循環動態が不安定な状況では，手技的な完成度や精度を重要視するのではなく，中枢側からの塞栓を考慮する．また，予防的TAEが，癒着胎盤が疑われる症例に対して行われることもあるが，数日で動脈の再開通が起こるため，手術当日または前日に施行することが望ましい．

正解（c）（d）（f）

●参考文献

1）Obstetrical hemorrhage. In：Cunningham FG, Leveno KJ, Bloom SL, et al, editors. Williams obstetrics. 22nd ed. New York：McGraw-Hill；2005. p.809–54.

2）Sumigama S, Itakura A, Ota T, et al. Placenta previa increta/percreta in Japan：a retrospective study of ultrasound findings, management and clinical course. J Obstet Gynaecol Res 2007；33：606–11.

3）西迫　良，奥富俊之．全前置胎盤の定説は全身麻酔で行う!?　LiSA 2009；16：318–21.

4）越後谷雄一，河東　寛，伊東義忠ほか．前置胎盤における麻酔管理の検討．麻酔 2006；55：1472–5.

5）Mayer DC, Smith KA. Antepartum and postpartum hemorrhage. In：Chestnut DH, Polley LS, Tsen LC, et al. editors. Chestnut's obstetric anesthesia. Philadelphia：Mosby Elsevier；2009, p.811–36.

6) Marshall NE, Fu R, Guise JM. Impact of multiple cesarean deliveries on maternal morbidity : a systematic review. Am J Obstet Gynecol 2011 ; 205 : 262.e1–8.
7) Miller DA, Chollet JA, Goodwin TM. Clinical risk factors for placenta previa-placenta accreta. Am J Obstet Gynecol 1997 ; 177 : 210–4.
8) Silver RM, Landon MB, Rouse DJ, et al. Maternal morbidity associated with multiple repeat cesarean deliveries. Obstet Gynecol 2006 ; 107 : 1226–32.
9) Wu S, Kocherginsky M, Hibbard JU. Clinical risk factors for placenta previa-placenta accrete. Am J Obstet Gynecol 2005 ; 192 : 1458–61.
10) Warshak CR, Eskander R, Hull AD, et al. Accuracy of ultrasonography and magnetic resonance imaging in the diagnosis of placenta accreta. Obstet Gynecol 2006 ; 108 : 573–81.
11) Warshak CR, Ramos GA, Eskander R, et al. Effect of predelivery diagnosis in 99 consecutive cases of placenta accreta. Obstet Gynecol 2010 ; 115 : 65–9.
12) 日本産婦人科学会，日本産婦人科医会，日本周産期・新生児医学会，日本麻酔科学会ほか．産科危機的出血への対応ガイドライン．2010. http://www.anesth.or.jp/guide/pdf/100329guideline.pdf
13) 日本麻酔科学会，日本輸血・細胞治療学会．危機的出血への対応ガイドライン．2007. http://www.anesth.or.jp/guide/pdf/kikitekiGL2.pdf
14) 山本晃士．産科大量出血の病態と輸血療法．日輸血細胞治療会誌 2012 ; 58 : 745–52.
15) Butwick AJ. Postpartum hemorrhage and low fibrinogen levels : the past, present and future. Int J Obstet Anesth 2013 ; 22 : 87–91.
16) Matsunaga S, Seki H, Ono Y. A retrospective analysis of transfusion management for obstetric hemorrhage in a Japanese obstetric center. ISRN Obstet Gynecol 2012 ; 2012 : 854064.
17) Morikawa M, Kuramoto A, Nakayama M, et al. Intraoperative red cell salvage during obstetric surgery in 50 Japanese women. Int J Gynaecol Obstet 2015 ; 128 : 256–9.
18) Brown BJ, Heaston DK, Poulson AM, et al. Uncontrollable postpartum bleeding : a new approach to hemostasis through angiographic arterial embolization. Obstet Gynecol 1979 ; 54 : 361–5.
19) Tan CH, Tay KH, Sheah K, et al. Perioperative endovascular internal illiac artery occlusion balloon placement in management of placenta accrete. AJR Am J Roentgenol 2007 ; 189 : 1158–63.
20) Shrivastava V, Nageotte M, Major C, et al. Case-control comparison of cesarean hysterectomy with and without prophylactic placement of intravascular balloon catheters for placenta accreta. Am J Obstet Gynecol 2007 ; 197 : 402.e1–5.
21) 遠田　譲，木村　知，土谷飛鳥ほか．産科緊急止血の IVR:ハイリスク妊娠に対する内腸骨動脈バルーン閉塞併用帝王切開．IVR 2009 ; 24 : 134–7.
22) Timmermans S, van Hof AC, Duvekot JJ. Consevative management of abnormally invasive placentation. Obstet Gynecol Surv 2007 : 62 : 529–39.
23) ウッドハムス玲子，西巻　博，奥富俊之．コマンダーとしての麻酔科医に必要な IVR の知識．LiSA 2014 ; 21 : 776–80.
24) 村山敬彦，磐田　睦，板倉敦夫ほか：各施設における臨床経験と前置癒着胎盤の取扱い：埼玉医科大学総合周産期母子医療センターにおける取扱い―前置癒着胎盤における周術期出血量低減に関する手術主義の変遷―．産婦の実際 2008 ; 57 : 921–30.
25) 日本 IVR 学会．産科危機的出血に対する IVR 施行医のためのガイドライン 2012．2012. http://www.jsivr.jp/guideline/guideline_kara/2012sanka_GL1015.pdf

（谷口　美づき）

Ⅲ．伝導障害

SCENARIO

82 歳の男性，身長 164 cm，体重 58 kg．膀胱がんに対して，膀胱全摘術・回腸導管造設術を予定した．術前の合併症として高血圧と糖尿病，さらに心電図上 2 枝ブロックを認めた．循環器内科にコンサルテーションし，24 時間ホルター心電図と負荷心筋シンチグラフィを行った結果，手術可能と判断された．硬膜外麻酔併用の気管挿管下全身麻酔で麻酔管理を行ったが，術中に高度の徐脈を来し，完全房室ブロックに移行した．血圧は安定していたが，体外式ペーシングを開始，循環器内科医にコンサルテーションし，一時的ペースメーカを留置した．循環動態が安定したため，そのまま手術を継続し，術後は抜管して ICU 管理した．ほどなくペースメーカから離脱し，事なきを得た．

はじめに

術前診察で 2 枝ブロックを見つけたら？　ペースメーカ準備？　そもそも 2 枝ブロックって？　伝導障害は日常診療において比較的よく出合う疾患群である．この項では，伝導障害，特に 2 枝ブロックに焦点を当てて，その周術期管理に何が必要なのかを考えていく．

症例：82 歳の男性，身長 164 cm，体重 58 kg．膀胱がんに対して，膀胱全摘術・回腸導管造設術を予定した．術前の合併症として高血圧と糖尿病，さらに心電図上 2 枝ブロックを認めた．循環器内科にコンサルテーションし，24 時間ホルター心電図と負荷心筋シンチグラフィを行った結果，手術可能と判断された．

問題 1　“ACC/AHA 2014 非心臓手術のための周術期心機能評価と治療ガイドライン”[1]で述べられている，冠動脈疾患の周術期評価のためのステップワイズアプローチについて，正しいのはどれか．すべて選べ．

(a) 本アプローチは冠動脈疾患を持つ患者，または冠動脈疾患の危険因子を有する患者のための評価基準である．

（b）周術期の主要心血管イベントの発生リスクを評価するためのいくつかのリスク計算式が提唱されており，それらによりlow risk（＜1%）またはelevated riskに分けて評価する．

（c）elevated riskと評価された場合，運動耐容能の評価が重要となる．

（d）elevated riskであるが運動耐容能が＞4 METsである場合は，そのまま予定手術を行う．

解説 "ACC/AHA 2014 非心臓手術のための周術期心機能評価と治療ガイドライン"[1)]におけるステップワイズアプローチ

米国心臓病学会（ACC）と米国心臓協会（AHA）は2007年に"非心臓手術のための周術期心機能評価と治療ガイドライン"[2)]を発表し，2014年にはその改訂版となるガイドラインを発表した[1)]．そこでは，冠動脈疾患を有する患者，または高齢や糖尿病など冠動脈疾患の危険因子を有する患者に対して，周術期の冠動脈疾患の評価に関するステップワイズアプローチが提唱されている．手術が緊急手術ではなく，患者が急性冠動脈症候群ではない場合，まず周術期の主要心血管イベントの発生リスクを算出する．このステップでは，RCRI（Revised Cardiac Risk Index），American College of Surgeons NSQIP MICA（National Surgical Quality improvement Program Myocardial Infarction Cardiac Arrest），American College of Surgeons NSQIP Surgical Risk Calculatorなどいくつかのリスク計算式が提唱されており，それらの結果により，周術期の主要心血管イベント発生のlow risk（＜1%）あるいはelevated riskと分類される．low riskではそのまま予定手術を行い，elevated riskの場合は運動耐容能の評価が行われ，＞10 METsあるいは≧4～10 METsの場合はそのまま予定手術を行うべきとしている（それぞれClass Ⅱa，Ⅱb）．運動耐容能が4 METsに満たない場合は，必要に応じてほかの詳細な検査を追加する．

正解　すべて

問題2 "ACC/AHA 2014 非心臓手術のための周術期心機能評価と治療ガイドライン"[1)]における，術前の12誘導心電図検査について，正しいのはどれか．すべて選べ．

（a）冠動脈疾患の既往のある患者が開腹手術を受ける場合，術前の12誘導心電図検査は推奨される．

（b）冠動脈疾患の既往がない患者が開腹手術を受ける場合，術前の12誘導心電図検査を行ってもよい．

（c）すべての手術前に12誘導心電図検査を行うべきである．

解説 "ACC/AHA 2014 非心臓手術のための周術期心機能評価と治療ガイドライン"[1)]における術前検査の必要性

同ガイドライン[1)]は，術前の12誘導心電図検査の必要性についても言及している．それによると，冠動脈疾患や不整脈，末梢動脈疾患などを合併する患者が低リスク手術以外の手術を受ける場合には，術前に12誘導心電図検査を行うことが推奨されており，とりわけ術中・術後に心電図変化が生じた場合に術前と比較するための意味合いが重要視されている(Class Ⅱa)．また，冠動脈疾患の既往がない患者であっても，低リスク以外の手術を受ける場合は術前に12誘導心電図を考慮してもよいとされている(Class Ⅱb)．これらの術前12誘導心電図は待機手術であれば可能なかぎり術前1～3カ月以内に行うことが望ましいとされている．しかしながら，すべての手術前に12誘導心電図を行うことは推奨されていない(Class Ⅲ)．

正解 (a)(b)

問題3 **一般的に2枝ブロックと呼ばれるのは次のうちどれか．2つ選べ．**

(a) 右脚ブロック＋左脚ブロック
(b) 右脚ブロック＋左脚前枝ブロック
(c) 1度房室ブロック＋右脚ブロック
(d) 右脚ブロック＋左脚後枝ブロック
(e) 左脚ブロック

解説 **2枝ブロック**

心臓の刺激伝導系は，まず洞結節から発生した興奮は心房内を伝導した後に，房室結節に到達する．その後His束を介して右脚と左脚に分枝する．左脚はさらに前枝と後枝に分枝する．2枝ブロックとは通常，房室結節より下流の右脚，左脚前枝，左脚後枝の3枝のうちの2枝の伝導が障害された状態を意味するが，左脚前枝ブロック＋左脚後枝ブロックは一般的には左脚ブロックとして扱われることが多いので，実際は2枝ブロックというと“右脚ブロック＋左脚前枝ブロック”あるいは“右脚ブロック＋左脚後枝ブロック”のいずれかを意味することが多い(図1)．しかしながら，左脚ブロック(左脚前枝ブロック＋左脚後枝ブロック)を2枝ブロックとして考える場合もあり，実際にそうした基準を用いて行われている研究も存在する[3]．このように，2枝ブロックという呼び名はその意味するものの解釈に混乱を招きやすいため，2009年にAHA/米国心臓学会財団(ACCF)/米国不整

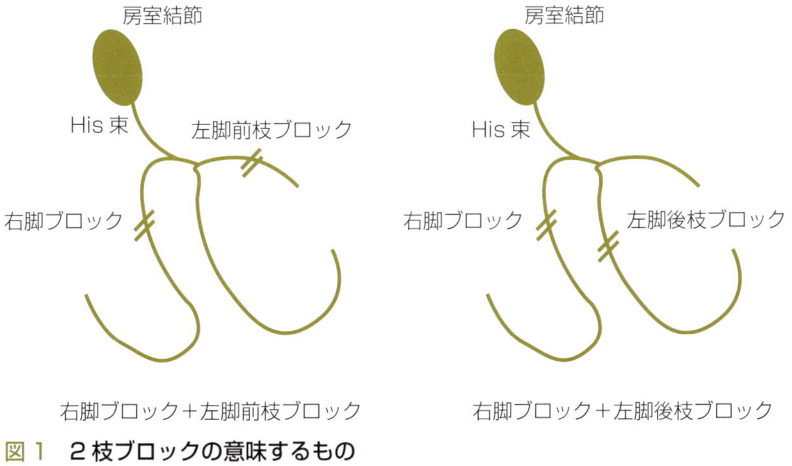

図1　2枝ブロックの意味するもの

脈学会(HRS)から発表された“心電図の判読と標準化に関する推奨”[4]では，2枝ブロックや3枝ブロックといった呼び名を使用することを推奨していない．しかしながら実際の臨床現場では依然として2枝ブロック，3枝ブロックという呼び名がしばしば使用され，混乱を招いている．本項では，2枝ブロックを右脚ブロック＋左脚前枝ブロックまたは右脚ブロック＋左脚後枝ブロックとして考える．

また，左脚前枝と後枝では，伝導障害の受けやすさが異なると考えられている．右脚と左脚前枝は主に左冠動脈前下行枝から灌流を受け，左脚後枝は左冠動脈前下行枝と右冠動脈から二重の灌流を受ける．さらに，左脚前枝は後枝よりも細いと考えられているため，頻度としては2枝ブロックのうちでは右脚ブロック＋左脚前枝ブロックの頻度が高い[5]．

正解 (b)(d)

問題4 **2枝ブロックの心電図所見として正しいのはどれか．2つ選べ．**

(a) 完全右脚ブロックに加え，高度の左軸偏位を認める場合は，左脚後枝ブロックの合併を疑う．
(b) 完全右脚ブロックに加え，右軸偏位を認める場合は，左脚後枝ブロックの合併を疑う．
(c) 左脚前枝ブロックでは aV_L で R peak time が 45 msec 以内である．
(d) 左脚後枝ブロックでは，Ⅰ，aV_L で rS パターンを呈する．
(e) 完全右脚ブロックでは V_5，V_6 で rsR′ パターンを呈する．

解説 **2枝ブロックの心電図所見**

以下に心電図における診断基準をまとめた．

1. 完全右脚ブロック[4]

・QRS 幅*が 120 msec 以上
・V_1 or V_2 で rsr′，rsR′，rSR′ パターン
・Ⅰ，V_6 で幅の広い S 波(40 msec 以上)
＊：QRS 幅が 120 msec 未満のものを不完全右脚ブロックという．

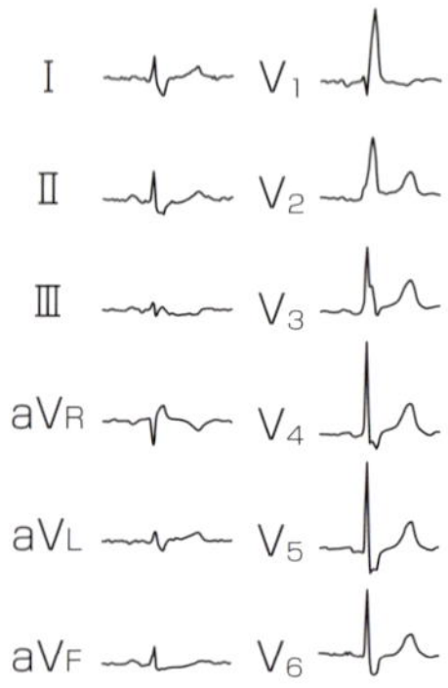

2. 左脚前枝ブロック[4]

・高度左軸偏位(－90～－45度)．
・aV_L で qR パターン．
・aV_L で R peak time が 45 msec 以上．
・QRS 幅が 120 msec 未満

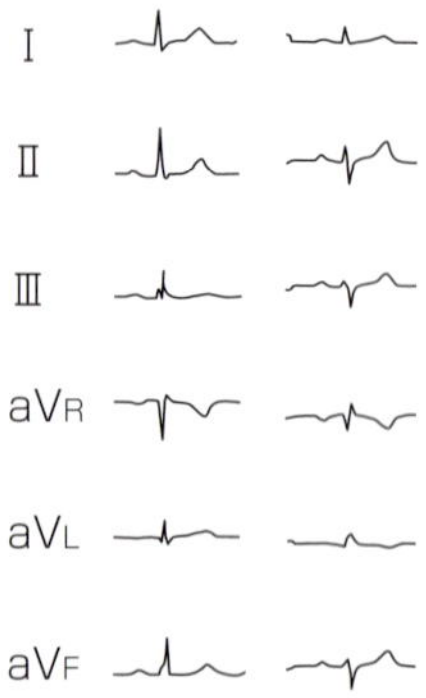

3. 左脚後枝ブロック[4)]

・右軸偏位（＋90〜＋180度）
・Ⅰ，aV$_L$でrSパターン
・Ⅲ，aV$_F$でqRパターン
・QRS幅が120 msec未満

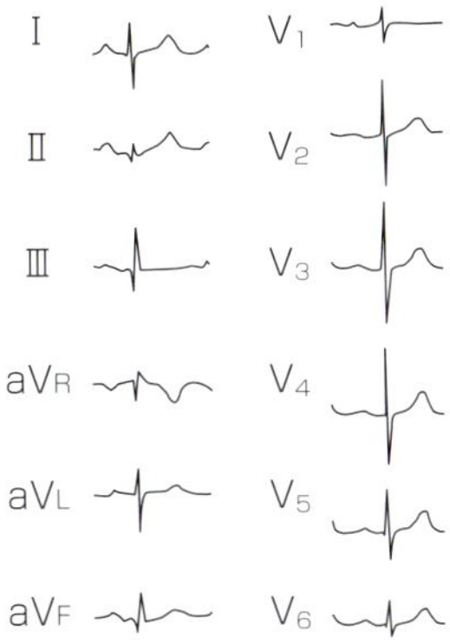

2枝ブロックの心電図所見は，上記のそれぞれの所見の組み合わせである．簡易的には，
①右脚ブロック＋左軸偏位：右脚ブロック＋左脚前枝ブロックの2枝ブロック
②右脚ブロック＋右軸偏位：右脚ブロック＋左脚後枝ブロックの2枝ブロック
と考えるとよい．

正解 (b)(d)

問題5 **2枝ブロックからの完全房室ブロックへの進展について，誤っているものはどれか．すべて選べ．**

(a) 2枝ブロックは比較的短時間に高率に完全房室ブロックへ進展する．
(b) 2枝ブロックは単一の病態であり，完全房室ブロックへの進展頻度については多くの報告に裏打ちされた一定の見解が存在する．
(c) 一時的ペースメーカは合併症のおそれがなく，安全に留置可能であり，2枝ブロック症例では積極的に施行すべきである

解説 **2枝ブロックから完全房室ブロックへの進展**

2枝ブロックは完全房室ブロックへ進展する可能性が考えられるため，麻酔管理においてはその点に十分注意を払う必要があるが，そもそも2枝ブロックが完全房室ブロックへ進展する可能性はどの程度あるのだろうか．McAnultyら[6)]の研究によると，2枝ブロックまたは3枝ブロックの554症例を平均42カ月にわたりフォローしたところ，完全房室ブロックへ進展した症例は年間約1%にすぎなかった．しかし，Kulbertusら[7)]の研究では，右脚ブロック＋左脚前枝ブロック（右脚ブロック＋左軸偏位）の50症例をフォローしたところ，32%を占める16症例で発作性または恒久的な完全房室ブロックを発症したとしている．さらに，その16症例のうち8症例は，フォロー開始から12カ月以内の比較的早期に完全房室ブロックへ進展している．2枝ブロックは一般的には完全房室ブロックへ進展する可能性は低いと考えられている[8)]が，より高率に完全房室ブロックに進展するという報告もある．

正解 すべて

問題 6 **恒久的ペースメーカの適応について，正しいのはどれか．１つ選べ．**

（a）2 枝ブロックは全例が恒久的ペースメーカ埋め込みの適応となる．
（b）適応を判断するうえでは症状の有無が重要であり，重要な症状としては失神が挙げられる．
（c）電気生理検査において，2 枝ブロックが高度房室ブロックに進展する危険性が高い所見として，HV 時間の短縮が挙げられる．
（d）1 度房室ブロックを伴う 2 枝ブロック症例では，症状の有無にかかわらず恒久的ペースメーカ埋め込みの適応となる．

解説 **恒久的ペースメーカ適応**

日本循環器学会の“不整脈の非薬物治療ガイドライン(2011 年改訂版)”[9] による，2 枝および 3 枝ブロックに対する心臓ペースメーカの適応を**表 1** にまとめた．

ガイドラインで述べられているとおり，高度房室ブロックに至る可能性を評価するうえでは電気生理検査による His-Purkinje 系の伝導機能の評価が重要である．同ガイドラインでは His 束以下の伝導遅延・途絶の参考所見として，HV 間隔の延長(100 msec 以上)，心房ペーシング(150/min 以下)による His 束内または His 束下ブロックの誘発，Ⅰa 群抗不整脈薬静注による His 束内または His 束下ブロックの誘発が挙げられている．

表 1　慢性 2 枝および 3 枝ブロックを有する症例の恒久的ペースメーカ埋め込み適応

Class Ⅰ	1．Mobitz Ⅱ型，高度もしくは 3 度房室ブロック 2．房室ブロックを誘発する可能性が高い薬剤が投与不可欠 3．Wenckebach 型 2 度房室ブロックを認め，失神の原因として高度の房室ブロックが疑われる
Class Ⅱa	1．原因が明らかではない失神発作を伴うもの 2．器質的心疾患を有し，電気生理検査による His 束以下での伝導遅延・途絶
Class Ⅱb	1．器質的心疾患を有しないが，電気生理検査による His 束以下での伝導遅延・途絶

〔日本循環器学会．循環器病の診断と治療に関するガイドライン(2010 年度合同研究班報告)不整脈の非薬物治療ガイドライン(2011 年改訂版)．2011 より改変引用〕

表 2　慢性 2 枝ブロックを有する症例の恒久的ペースメーカ適応

Class Ⅰ (推奨される)	1．高度 2 度房室ブロックまたは間歇的 3 度房室ブロック 2．Mobitz Ⅱ型房室ブロック 3．交代性脚ブロック
Class Ⅱa (行ってもよい)	1．原因のはっきりしない失神の合併 2．無症候性だが電気生理検査で HV interval > 100 msec 3．電気生理検査でペーシングによって誘発される His 束下のブロック
Class Ⅱb (考慮してもよい)	1．筋硬直性ジストロフィー，肢帯型筋ジストロフィー，Charcot-Marie-Tooth 病などの神経筋疾患を合併
Class Ⅲ (推奨されない)	1．房室ブロックを認めないまたは無症状 2．1 度房室ブロックを合併するが無症状

〔Epstein AE, DiMarco JP, Ellenbogen KA, et al. ACC/AHA/HRS 2008 Guidelines for Device-Based Therapy of Cardiac Rhythm Abnormalities：a report of the American College of Cardiology/American Heart Association Task Force on Practice Guidelines(Writing Committee to Revise the ACC/AHA/NASPE 2002 Guideline Update for Implantation of Cardiac Pacemakers and Antiarrhythmia Devices) developed in collaboration with the American Association for Thoracic Surgery and Society of Thoracic Surgeons. J Am Coll Cardiol 2008；51：e1–62 より改変引用〕

また，ACC/AHA/HRSから2008年に発表された“不整脈に対するデバイス治療のガイドライン”[10]による，2枝ブロックに対する恒久的ペースメーカの適応を**表2**にまとめた．本ガイドラインも適応に関しては先述の日本循環器学会からのガイドラインと大きくは変わらないが，房室ブロックを誘発させる薬物負荷試験に関しては言及していない．また，Class Ⅲとして，房室ブロックや症状を伴わない2枝ブロック，1度房室ブロックを伴うが無症候性の2枝ブロックには恒久的ペースメーカは適応にならないと明記されている．

正解（b）

硬膜外麻酔併用の気管挿管下全身麻酔で麻酔管理を行ったが，術中に高度の徐脈を来し，完全房室ブロックに移行した．

問題7 **麻酔中の2枝ブロックから完全房室ブロックへの進展について，正しいのはどれか．1つ選べ．**

(a) 麻酔中は高確率で完全房室ブロックへ進展する．
(b) 1度房室ブロックの合併は完全房室ブロックへの進展のリスクを増大させない．
(c) 無症候性の2枝ブロック患者に全身麻酔を行う場合，必ず経静脈的ペースメーカを挿入する．

解説 **2枝ブロックは麻酔中に完全房室ブロックに進展するか？**

麻酔科医の立場として最も重要な周術期の完全房室ブロックへの進展の可能性について考えてみる．Pastoreら[11]は，右脚ブロック＋左脚前枝ブロック（右脚ブロック＋左軸偏位）を呈する44症例での52手術において完全房室ブロックへの進展の頻度を観察した．それによると，44症例中6症例で術前に一時的ペースメーカが挿入されていたが，恒久的完全房室ブロックに至った症例はなく，気管挿管中に発作性の完全房室ブロックを呈した症例が1症例のみであった．また，一時的ペースメーカを挿入した6症例で完全房室ブロックは認めなかったが，6症例中2症例で心室の被刺激性亢進によると考えられる心室頻拍を認め，ペースメーカを抜去することで消失した．この研究は，2枝ブロックが術中に完全房室ブロックへ進展する可能性が低いことに加えて，予防的な一時的ペースメーカの危険性を主張している．

またGaussら[12]は，無症候性の2枝ブロックまたは左脚ブロックの103症例において，周術期の完全房室ブロックや徐脈性不整脈の発生率について，またPR時間の延長の合併の有無がそれらに及ぼす影響について検討している．それによると，PR時間が正常の2枝ブロックまたは左脚ブロック56症例中，5秒以上の心静止が3症例（このうち1症例のみが2度房室ブロックへ進展した後に心静止）で発生し，収縮期血圧90 mmHg未満かつ心拍数40回/分未満の高度徐脈は2症例（2症例とも洞性徐脈）で発生した．また，PR時間の延長を伴う2枝ブロックまたは左脚ブロック47症例中，5秒以上の心静止は発生せず，収縮期血圧90 mmHg未満かつ心拍数40回/分未満の高度徐脈は4症例（3症例が洞性徐脈，1症例詳細不明）で発生した．以上2群をあわせて考えると，心静止が3症例（3%）で，血圧低下を伴う高度徐脈が6症例(6%)で周術期に発生したが，高度房室ブロックへ進展したのは1症例だけであった．ほかの症例で高度洞性徐脈や心静止に至った原因は不明である．ちなみに，これら9症例のうち全身麻酔が行われていたのは6症例であった．また，麻酔中のイベント発生は7症例でありそのうち1症例は麻酔導入後の心静止であった．しかしながら，特筆すべきこととして，これらすべての症例でアトロピンやエフェドリンなどの薬剤により心静止または高度徐脈からの離脱に成功していることが挙げられる．Okamotoら[13)]は，単一施設の過去10年間で2枝ブロックを伴う患者が術中に完全房室ブロックへ進展した頻度を後ろ向きに調査したが，2枝ブロックを呈した70症例中で術中に完全房室ブロックに進展した症例は認められず，予防的に装着していた経皮的ページング装置は必要なかったと報告した．

麻酔中は，麻酔薬の影響や手術侵襲など多種の要因により伝導障害を来しやすいと考えられており，合併症として2枝ブロックが存在する場合，麻酔中に高度房室ブロックへ進展することが一般的には危惧される．しかし，過去の研究によると2枝ブロックは麻酔中であっても高度房室ブロックに進展する可能性は低いと考えられ，加えて一時的ペースメーカの合併症の危険性も危惧される．よって手術症例であっても，一時的ペースメーカの適応は，先述のガイドラインに示された恒久的ペースメーカの適応と基本的には同じと考えられている．恒久的ペースメーカの適応がない2枝ブロックを有する患者の麻酔管理においては，各種薬剤や経皮的ページング装置などを準備のうえで麻酔管理に臨むことが適切である．しかしながら，一度徐脈や高度房室ブロックが発生すると，術中に緊急で一時的ペースメーカを挿入することは実際には困難な場合もあるので，麻酔管理方法の決定においてはしばしば意見が分かれる場合がある．

正解（b）

血圧は安定していたが，体外式ページングを開始，循環器内科医にコンサルテーションし，一時的ペースメーカを留置した．循環動態が安定したため，そのまま手術を継続し，術後は抜管してICUで管理した．ほどなくペースメーカから離脱し，事なきを得た．

問題 8 **心筋伝導障害を引き起こしうるものはどれか．すべて選べ．**

(a) 心筋虚血
(b) 電解質異常
(c) カルシウム拮抗薬
(d) サルコイドーシス
(e) 心筋症

解説 伝導障害の原因

伝導障害はさまざまな原因により引き起こされうる．それらのうち，原因を治療することができる要因に関しては，速やかな原因検索が必要である．その代表的なものの一つに心筋虚血が挙げられる．術中の心筋虚血の早期発見のためには，心電図変化に加えて，経

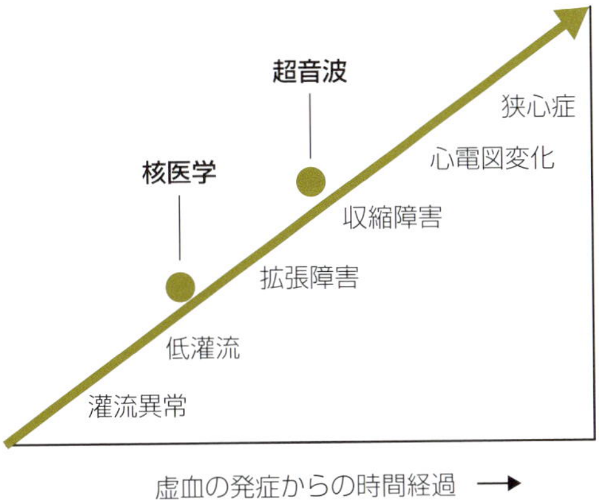

図２　心筋虚血の進展と早期発見

（Schinkel AF, Bax JJ, Geleijnse ML, et al. Noninvasive evaluation of ischaemic heart disease：myocardial perfusion imaging of stress echocardiography? Eur Heart J 2003；24：789-800 より改変引用）

食道心エコー検査が有用である．心筋虚血が発生した場合には，まず拡張能の障害が先に起こり，それに引き続き収縮能の障害が起こる．心電図変化が認められるのはその後からである（ischemic cascade[14]，図２）．したがって，術中に虚血が疑われた場合は心電図変化を確認するとともに，経食道心エコーで拡張能や壁運動異常，弁膜症の増悪などを評価することが重要である．心筋虚血以外に伝導障害の原因として心筋症，弁膜症，サルコイドーシス，先天性心疾患，薬剤（カルシウム拮抗薬，β遮断薬など）などが挙げられる．

正解　すべて

問題９　**経皮ペーシングについて正しいのはどれか．すべて選べ．**

（a）パッドは胸骨右の鎖骨下と左中腋窩線上で乳頭の左に貼付する．
（b）レートは 60 ～ 80 回/分で開始する．
（c）緊急時は出力を最大で開始する．
（d）ほぼすべての症例で経静脈ペーシングと同等の有効なペーシングが期待できる．

解説　**経皮ペーシングについて**

緊急ペーシングにはいくつか方法があるが，麻酔科医が多く関わるものとして経皮ペーシングと経静脈ペーシングがある．経皮ペーシングのメリットは圧倒的に簡便であるため迅速に開始できる点である．パッドを胸骨右の鎖骨下と左中腋窩線上で乳頭の左に貼付し，緊急時は出力最大，レート 60 ～ 80 回/分で開始する．出力に関しては，有効なペーシングが確立された後に少しずつ出力を下げ，閾値の 2 mA ほど高い出力でペーシングを行うことが望ましい[15]．ペーシングの確実性は経静脈ペーシングよりは劣ると考えられているものの，麻酔中という状況においては，ある程度の信頼性をもってペーシング可能と考えられる．Zoll ら[16]は，134 症例に経皮ペーシングを行い，105 症例（78％）で経皮ペーシングにより心室ペーシングが可能であったと報告している．しかしながら，有効な心室ペーシングが行えなかった29症例のうち大部分は，意識下であり，不快感が強いため断念した患者や，心停止後長時間が経過した患者であった．したがって，全身麻酔管理中に緊急ペーシングを行うような場合では，経皮ペーシングでも比較的高い確率で心室ペーシングが可能であると考えられるため，まず経皮ペーシングで心拍出量を維持し，その間に経静脈ペーシングの留置を準備するという流れが適切である．

正解 (a)(b)(c)

問題 10 **経静脈ペーシングについて，正しいのはどれか．すべて選べ．**

(a) 電極カテーテルは右室心尖部付近まで挿入し，たわみができないように留置する．
(b) ペーシング時は閾値の2～3倍に設定しておく．
(c) 緊急時にはdual chamber pacing(DDD)を選択する．
(d) アプローチは右内頸静脈が推奨される．

解説 **経静脈ペーシングについて**

経静脈ペーシングはもっとも信頼性の高い緊急ペーシング法である．アプローチは右内頸静脈がもっとも推奨され，右心系まで容易に到達可能である．ペーシングリードの先端は右室心尖部を目標とし，心内膜にしっかりと接着させるためにペーシングリードはやや押し付けぎみにし，若干のたわみができるように留置する．確実なペーシングが求められるため，ペーシング時は閾値の2～3倍が推奨されている[15]．心拍出量を最大化させるためのモードとしては，心房収縮が得られるDDDが理想的ではあるが，DDDでは一般的には2本のリードが必要となるため手技が煩雑となり，緊急時には不適切である．したがって，緊急時には心房収縮は損なわれるものの右室に1本のリードを留置し，迅速に心室ペーシングが可能となるVVIを用いることが多い．

正解 (b)(d)

●参考文献

1) Fleisher LA, Fleischmann KE, Auerbach AD, et al. 2014 ACC/AHA guideline on perioperative cardiovascular evaluation and management of patients undergoing noncardiac surgery：a report of the American College of Cardiology/American Heart Association Task Force on practice guidelines. J Am Coll Cardiol 2014；64：e77-137.
2) Fleisher LA, Beckman JA, Brown KA, et al. ACC/AHA 2007 guidelines on perioperative cardiovascular evaluation and care for noncardiac surgery：a report of the American College of Cardiology/American Heart Association Task Force on Practice Guideline (Writing Committee to Revise the 2002 Guidelines on Perioperative Cardiovascular Evaluation for Noncardiac Surgery) developed in collaboration with the American Society of Echocardiography, American Society of Nuclear Cardiology, Heart Rhythm Society, Society of Cardiovascular Anesthesiologists, Society for Cardiovascular Angiography and Interventions, Society for Vascular Medicine and Biology, and Society for Vascular Surgery. J Am Coll Cardiol 2007；50：e159-241.
3) Santini M, Castro A, Giada F, et al. Prevention of syncope through permanent cardiac pacing in patients with bifascicular block and syncope of unexplained origin：the PRESS study. Circ Arrhythm Electrophysiol 2013；6：101-7.
4) Surawicz B, Childers R, Deal BJ, et al. AHA/ACCF/HRS recommendations for the standardization

and interpretation of the electrocardiogram：part Ⅲ：intraventricular conduction disturbances：a scientific statement from American Heart Association Electrocardiography and Arrhythmias Committee, Council on Clinical Cardiology：the American College of Cardiology Foundation：and the Heart Rhythm Society：endorsed by the International Society for Computerized Electrocardiology. Circulation 2009；119：e235–40.
5) 池田隆徳編．臨床医のための心電図のレッスン．東京：医学出版；2013, p.113–6.
6) McAnulty JH, Rahimtoola SH, Murphy E, et al. Natural history of "high-risk" bundle-branch block：final report of a prospective study. N Engl J Med 1982；207：137–43.
7) Kulbertus HE. The magnitude of risk of developing complete heart block in patients with LAD-RBBB. Am Heart J 1973；86：278–80.
8) Fisch GR, Zipes DP, Fisch C. Bundle branch block and sudden death. Prog Cardiovasc Dis 1980；23：187–224.
9) 日本循環器学会．循環器病の診断と治療に関するガイドライン（2010年度合同研究班報告）不整脈の非薬物治療ガイドライン（2011年改訂版）．2011.
10) Epstein AE, DiMarco JP, Ellenbogen KA, et al. ACC/AHA/HRS 2008 Guidelines for Device-Based Therapy of Cardiac Rhythm Abnormalities：a report of the American College of Cardiology/American Heart Association Task Force on Practice Guidelines（Writing Committee to Revise the ACC/AHA/NASPE 2002 Guideline Update for Implantation of Cardiac Pacemakers and Antiarrhythmia Devices）developed in collaboration with the American Association for Thoracic Surgery and Society of Thoracic Surgeons. J Am Coll Cardiol 2008；51：e1–62.
11) Pastore JO, Yurchak PM, Janis KM, et al. The risk of advanced heart block in surgical patients with right bundle branch block and left axis deviation. Circulation 1978；57：677–80.
12) Gauss A, Hübner C, Radermacher P, et al. Perioperative risk of bradyarrhythmias in patients with asymptomatic chronic bifascicular block or left bundle branch block：does an additional first-degree atrioventricular block make anydifference? Anesthesiology 1998；88：679–87.
13) Okamoto A, Inoue S, Tanaka Y, et al. Application of prophylactic gel-pads for transcutaneous pacing in patients with complete right bundle-branch block with axis deviation when surgical procedures are performed：10-year experience from a single Japanese university hospital. J Anesth 2009；23：616–9.
14) Schinkel AF, Bax JJ, Geleijnse ML, et al. Noninvasive evaluation of ischaemic heart disease：myocardial perfusion imaging of stress echocardiography? Eur Heart J 2003；24：789–800.
15) 日本救急医学会専門医認定委員会編．救急診療指針　改訂第4版．東京：へるす出版；2011, p.210–4.
16) Zoll PM, Zoll RH, Falk RH, et al. External noninvasive temporary cardiac pacing：clinical trials. Circulation 1985；71：937–44.

（吉川　裕介）

Ⅳ. 甲状腺クリーゼ

SCENARIO

44歳の女性．既往に甲状腺機能亢進症があり，治療中であった．副鼻腔炎に対して鼻内視鏡手術を予定した．麻酔は酸素−空気−プロポフォール−レミフェンタニルの全静脈麻酔で管理していた．術中から脈拍数150回/分の頻脈，収縮期血圧210 mmHgの高血圧と体温の上昇を認めた．麻酔深度が不十分かと思われたが，麻酔薬の増量でも状態は改善しないため甲状腺クリーゼを疑った．動脈ラインを確保し，循環動態を観察するとともに，β遮断薬の持続投与，ブランケットおよび輸液による冷却を開始し，外科医には手術を可及的速やかに終わらせるように依頼した．手術は終了したが，循環動態が不安定だったため，気管挿管のままICU管理とし，全身管理を継続した．内科医にコンサルテーションし，ヨード，プロピルチオウラシル，ステロイドによる加療を開始した．治療に反応が見られ，循環動態が改善したため，術翌日に人工呼吸から離脱，一般病棟に転棟した．

はじめに

甲状腺クリーゼは術中発症した場合，適切な対応を行わなければ死に至る恐ろしい合併症である．特に心不全から循環虚脱に陥ってしまった場合には，補助循環も必要になるため，早期の適切な診断，治療が重要である．本項では，甲状腺の基礎的な事項から，鑑別診断，確定診断，治療の手順，緊急麻酔について解説する．

問題 1　甲状腺ホルモンについて，誤っているものはどれか．1つ選べ．

(a) 甲状腺ホルモンは遺伝子調節を介して作用する．
(b) 甲状腺ホルモンは腸管からの糖の吸収を促進し，インスリン分泌を抑制するため，急激な血糖上昇を起こすことがある．
(c) 甲状腺機能亢進症では，低酸素および二酸化炭素に対する換気応答が過敏となる一方，呼吸筋の筋力が低下し，呼吸困難感が増悪する．
(d) 甲状腺ホルモンは末梢血管抵抗と肺血管抵抗を低下させる．
(e) 甲状腺ホルモンは肝臓でLDL受容体を増加させ，コレステロールの胆汁酸排泄を促し，血清コレステロール値を低下させる．

解説 甲状腺機能亢進の循環への影響と甲状腺ホルモンの生理作用

1. 甲状腺機能亢進の循環への影響

甲状腺機能亢進時には，甲状腺ホルモン自体の血管平滑筋に対する作用や血管内皮細胞での一酸化窒素(nitric oxide)などの血管拡張物質の産生が亢進し血管抵抗は低下する．これによって拡張期血圧は低下するが，心拍出量増加に伴い収縮期血圧は増加する．実際に若年者で高血圧を認める症例は1/3程度であるが，加齢に伴い高血圧を併発しやすくなる．甲状腺機能亢進による交感神経刺激により，肺血管収縮，肺動脈コンプライアンスの低下，血管抵抗の上昇が起こる．そのほか，内因性血管拡張因子の代謝亢進や血管収縮因子の代謝減弱などの機序も関与すると考えられている．その発症機序に関しては不明な点も多いが，初発バセドウ病患者の35～45%に肺高血圧症が見られる[1]．

2. 甲状腺ホルモンの生理作用[2]

①熱産生作用：酸素消費を増加させ，基礎代謝率を高めることによりカロリー消費を促す．甲状腺中毒症では基礎代謝が亢進し，甲状腺機能低下症では低体温・基礎代謝率の低下を示す．

②成長に関する作用：脳の発達や骨の発育に必須である．先天的に甲状腺ホルモンが不十分な場合は非可逆性の知能障害を呈するクレチン症となる．

③脂質代謝に関連した作用：おもに肝臓での低密度リポタンパク質(LDL)受容体を増加させ，コレステロールの胆汁酸排泄を促し，血清コレステロール値を低下させる．甲状腺中毒症では低コレステロール血症を，甲状腺機能低下症では高コレステロール血症を示す．

④糖代謝に関連した作用：腸管からの糖の吸収を増加し，インスリン分泌を低下させ，食後の急激な血糖値の上昇(oxyhyperglycemia)を示すことがある．

⑤タンパク質代謝に関連した作用：特に肝臓や筋肉における種々の酵素などの遺伝子の発現を調節する．適切な甲状腺ホルモンは，タンパク質合成の維持に重要であるが，過度になるとタンパク質異化作用が強くなる．

⑥自律神経への作用：βアドレナリン受容体の増強作用や心筋のミオシン重鎖遺伝子発現亢進などにより心拍数が増加する．甲状腺中毒症では頻拍が，機能低下症では徐脈が認められる．

⑦皮膚への作用：グリコサミノグリカンの皮下組織の沈着を抑制する．甲状腺機能低下症では，粘液水腫顔貌や前頸骨前部へのnon-pitting edemaが認められる．

⑧甲状腺ホルモンによる核外(non-genomic)作用：核外作用については，ミトコンドリアへの作用，PI3K-Akt/PKB(プロテインキナーゼB)を介した作用，カルシウムATPase，アデニル酸シクラーゼへの作用など多くの報告があるが，生理機能は十分に明らかにされていない．

⑨呼吸への影響：低酸素と二酸化炭素に対する換気応答を亢進させるが，呼吸筋筋力は低下する[3]．

正解（d）

問題 2 **甲状腺中毒症について，誤っているものはどれか．1 つ選べ．**

(a) 甲状腺中毒症には甲状腺ホルモン産生亢進を伴うものと，伴わないものがある．
(b) 抗甲状腺薬のうち末梢での T4 から T3 への変換を抑制するのはメチマゾールのみである．
(c) メチマゾールは副作用が少なく，プロピルチオウラシルに比べて効果出現が早い．
(d) 妊娠合併甲状腺機能亢進症の治療では胎児に影響が少ないプロピルチオウラシルが選択される．
(e) インターフェロン製剤，ゴナドトロピン誘導体，アミオダロンは副作用として甲状腺中毒症を発症する可能性がある．

解説 **甲状腺中毒症の定義と治療**

甲状腺中毒症とは，“血中甲状腺ホルモンが高値になることにより，甲状腺ホルモンの作用が過剰に出現した病態”と定義される．一方，甲状腺機能亢進症とは，“甲状腺での甲状腺ホルモンの合成と分泌が亢進した病態”と定義される．通常，バセドウ病のように機能亢進があって中毒症が発生するが，甲状腺薬を過量に投与された場合にはホルモン合成は抑制されるため，甲状腺機能亢進を伴わない中毒症が発生する．つまり，甲状腺中毒症には産生亢進に基づく病態(狭義の甲状腺機能亢進症)と，産生亢進を伴わない中毒症(甲状腺薬過量投与や，濾胞が破壊されて一時的に血中の甲状腺ホルモン値が上昇する破壊性中毒症)が存在する．

抗甲状腺薬のプロピルチオウラシル(PTU)とメチマゾール(MMU)は，濾胞内でヨードの有機化と縮合を抑制し，甲状腺濾胞内に浸潤しているリンパ球の自己抗体産生を抑制するが，末梢での T4 から T3 への変換を抑制するのは PTU のみである．

MMU は副作用が少なく，PTU に比べて効果出現が早いとされるが，T4 正常化には通常 6 週間程度要する．PTU は肝障害の副作用が出やすく一般に MMU が使えない場合にのみ適用される．

妊娠第 1 三半期における MMU の催奇形性はメチマゾール胎児病(methimazole embryopathy)と呼ばれ，後鼻腔閉鎖症，食道閉鎖症，顔異形成症などを招くとされる．一方 PTU は肝障害の副作用を持つため，妊娠第 1 三半期には PTU を用いて，それ以降は MMU を用いる[4)]．

アミオダロン，インターフェロン製剤，ゴナドトロピン誘導体(GnRH 誘導体)，抗 HIV 薬は副作用として甲状腺中毒症を発症することが知られている[5)]．

アミオダロンはヨード含有量が高く，アミオダロン誘発性甲状腺中毒症(amiodarone-induced thyrotoxicosis：AIT)を起こす．AIT は発症機序に基づいて 2 種類に分類されている．AIT I 型はヨード負荷に反応して甲状腺組織が自律的に機能亢進状態となり発症する．一方，AIT Ⅱ型はそれまで甲状腺機能が正常であった患者に破壊性甲状腺炎が生じて発症する．どちらも血清 T3 値が上昇し，甲状腺刺激ホルモン(thyroid-stimulating hormone：TSH)が低下する．AIT Ⅰ型はチオナマイド療法，AIT Ⅱ型は早期からグルココルチコイド療法が必要であるが，両者の鑑別が困難なことも多いため，当初はチアマゾールとプレドニゾロンを併用し，2 週間後に血清 T3 が低下していたら AIT Ⅱ型と考えてチアマゾールを中止し，プレドニゾロンを継続する．血清 T3 値が低下していなかったら

AIT Ⅰ型と考えてプレドニゾロンを中止してチアマゾールを継続する Bogazzi ら[6]の治療戦略が提唱されている．

正解（b）

問題 3 **甲状腺クリーゼの鑑別診断について誤っているものはどれか．1 つ選べ**

（a）甲状腺クリーゼは，異常高熱，発汗，頻拍，頻呼吸，意識障害などの症状を呈し，悪性高熱症，悪性症候群，褐色細胞腫，セロトニン症候群などの疾患との鑑別を要する．
（b）甲状腺クリーゼでは振戦，ミオクローヌス，腱反射亢進は見られない．
（c）悪性高熱症や悪性症候群では発熱と筋硬直と筋崩壊に伴う呼吸性・代謝性アシドーシス，CPK 上昇，ミオグロビン尿が特徴である．
（d）セロトニン症候群はミオクローヌスや眼振，腱反射亢進が特徴的で，意識変容は不安，焦燥感，錯乱など落ちつかなさが特徴である．
（e）甲状腺クリーゼでは通常の甲状腺中毒症で見られる血漿 T3 や血漿 T4 値よりはるかに高い値を示す．

解説 **甲状腺クリーゼの鑑別診断と診断基準**

甲状腺クリーゼは，悪性高熱症，悪性症候群，褐色細胞腫，セロトニン症候群などと類似症状を呈するため，設問の(b)(c)(d)に示したように迅速に鑑別を進める．

甲状腺クリーゼと甲状腺中毒症は，血漿 T4 値，血漿 T3 値から鑑別することはできない．甲状腺ホルモンのタンパク結合量および親和力の低下により，遊離の血漿ホルモン濃度が増加するためにクリーゼが惹起されると考えられている[7]．

甲状腺クリーゼの診断に関しては，日本甲状腺学会“甲状腺クリーゼの診断基準の作成と全国調査”班が 2008 年に診断基準第 1 版[8]を発表し，それに基づき全国的な疫学調査が行われた．さらに，診断基準第 2 版が“甲状腺疾患診断ガイドライン 2010”として発表され，米国甲状腺学会誌(Thyroid)にも 2012 年 7 月発表された．

日本甲状腺学会による甲状腺クリーゼの診断基準[9]を**表 1** に示す．これによると，“甲状腺クリーゼ(thyrotoxic storm or crisis)とは，甲状腺中毒症の原因となる未治療ないしコントロール不良の甲状腺基礎疾患が存在し，これになんらかの強いストレスが加わったときに，甲状腺ホルモン作用過剰に対する生体の代償機構の破綻により複数臓器が機能不全に陥った結果，生命の危機に直面した緊急治療を要する病態”とされる．つまり，甲状腺中毒症のベースのある患者になんらかのストレスがかかり，甲状腺ホルモンへの感受性が高まり，臨床症状が劇症化し臓器不全に陥るものと考えられる．

米国においてはまだ明確な診断基準がなく，1993 年に Burch ら[10]が発表したスコアリングシステム(**表 2**)や，日本の診断基準が参考にされており，診断には臨床所見が重要とされている．

正解（e）

表1 日本甲状腺学会"甲状腺クリーゼの診断基準の作成と全国調査"班による"甲状腺クリーゼの診断基準(第2版)"

定義

甲状腺クリーゼ(thyrotoxic storm or crisis)とは，甲状腺中毒症の原因となる未治療ないしコントロール不良の甲状腺基礎疾患が存在し，これに何らかの強いストレスが加わった時に，甲状腺ホルモン作用過剰に対する生体の代償機構の破綻により複数臓器が機能不全に陥った結果，生命の危機に直面した緊急治療を要する病態をいう.

必須項目

甲状腺中毒症の存在(遊離T3および遊離T4の少なくともいずれか一方が高値)

症状(注1)

1. 中枢神経症状(注2)
2. 発熱(38℃以上)
3. 頻脈(130回/分以上)(注3)
4. 心不全症状(注4)
5. 消化器症状(注5)

確実例

必須項目および以下を満たす(注6).

a. 中枢神経症状＋他の症状項目1つ以上，または，
b. 中枢神経症状以外の症状項目3つ以上

疑い例

a. 必須項目＋中枢神経症状以外の症状項目2つ，または
b. 必須項目を確認できないが，甲状腺疾患の既往・眼球突出・甲状腺腫の存在があって，確実例条件のaまたはbを満たす場合(注6)

(注1)：明らかにほかの原因疾患があって発熱(肺炎，悪性高熱症など)，意識障害(精神疾患や脳血管障害など)，心不全(急性心筋梗塞など)や肝障害(ウイルス性肝炎や急性肝不全など)を呈する場合は除く．しかし，このような疾患の中にはクリーゼの誘因となるため，クリーゼによる症状か単なる併発症か鑑別が困難な場合は誘因により発症したクリーゼの症状とする．このようにクリーゼでは誘因を伴うことが多い．甲状腺疾患に直接関連した誘因として，抗甲状腺剤の服用不規則や中断，甲状腺手術，甲状腺アイソトープ治療，過度の甲状腺触診や細胞診，甲状腺ホルモン剤の大量服用などがある．また，甲状腺に直接関連しない誘因として，感染症，甲状腺以外の臓器手術，外傷，妊娠・分娩，副腎皮質機能不全，糖尿病ケトアシドーシス，ヨード造影剤投与，脳血管障害，肺血栓塞栓症，虚血性心疾患，抜歯，強い情動ストレスや激しい運動などがある．

(注2)：不穏，せん妄，精神異常，傾眠，けいれん，昏睡．Japan Coma Scale(JCS) 1以上またはGlasgow Coma Scale(GCS) 14以下

(注3)：心房細動などの不整脈では心拍数で評価する．

(注4)：肺水腫，肺野の50%以上の湿性ラ音，心原性ショックなど重度な症状．New York Heart Association(NYHA)分類4度またはKillip分類Ⅲ度以上

(注5)：嘔気・嘔吐，下痢，黄疸(血中総ビリルビン＞3 mg/dl)

(注6)：高齢者は，高熱，多動などの典型的クリーゼ症状を呈さない場合があり(apathetic thyroid storm)，診断の際注意する．

〔日本甲状腺学会"甲状腺クリーゼの診断基準と全国調査"班．甲状腺クリーゼの診断基準(第2版)．2012より引用〕

問題4 **甲状腺中毒症に伴う心房細動について誤っているものはどれか．1つ選べ．**

(a) 甲状腺中毒症における心房細動の合併率は5～15%である．
(b) 心房細動の原因のうち甲状腺中毒症の占める割合は0.1～3%である．
(c) 原因不明の心房細動の13%に顕性あるいは潜在性の甲状腺中毒症がある．
(d) 血漿甲状腺ホルモンの値が正常でTSHが低い潜在性甲状腺中毒症の場合，心房細動の発生率は正常と変わらない．
(e) 甲状腺中毒症による心房細動は発症後3～4カ月以内に甲状腺中毒症に対する治療を行えば62%の患者が洞調律に復帰する．

表 2　Burch らの提唱する甲状腺クリーゼ診断スコアリングシステム

指　標		内　容	点数
1．体温調節異常		37.2～37.7℃	5
		37.8～38.2℃	10
		38.3～38.8℃	15
		38.9～39.3℃	20
		39.4～39.9℃	25
		40℃以上	30
2．中枢神経症状		Absent	0
		Mild agitation	10
		Delirium，psychosis，lethargy	20
		Seizure or coma	30
3．消化器・肝機能異常		Absent	0
		Diarrhea，nausea，vomiting，abdominal pain	10
		Unexplained jaundice	20
4．誘因の存在		Absent	0
		Present	10
5．心血管異常	頻脈	90～109 回/分	5
		110～119 回/分	10
		120～129 回/分	15
		130～139 回/分	20
		≧ 140 回/分	25
	うっ血性心不全	Absent	0
		Mild（edema）	5
		Moderate（bibasilar rales）	10
		Severe（pulmonary edema）	15
	心房細動	Absent	0
		Present	10

合計点評価

45 点以上：甲状腺クリーゼを強く疑う
25～44 点：切迫状態
25 点未満：否定的

（Burch HB, Wartofsky L. Life-threatening thyrotoxicosis. Thyroid storm. Endocrinol Metab Clin North Am 1993；22：263-77 より引用）

解説　甲状腺中毒症と心房細動

甲状腺ホルモンの刺激伝導系に対する作用として，①心房筋細胞の不応期を短縮させて心房細動を起こしやすくする，②房室結節の伝導時間を短縮し，不応期を短縮して心房細動時に頻脈を起こす，③甲状腺ホルモンが直接的に肺静脈心筋細胞の異所性興奮を誘発する，④カテコラミン増加による房室伝導能を促進する，⑤上室性期外収縮を引き起こす異常脱分極が増加し，上室性の異所性興奮が増える，などが挙げられる．

血漿甲状腺ホルモンの値が正常で TSH が低い潜在性甲状腺中毒症の場合でも，心房細動の発生率は 3 倍になる[11]．

甲状腺クリーゼでは 38％に心房細動を合併し，その死亡例においては 52％に心房細動を合併する[12]．

正解（d）

問題5 甲状腺クリーゼによる心不全について，誤っているものはどれか．１つ選べ．

(a) 甲状腺クリーゼの40%に心不全が認められる．
(b) 甲状腺中毒症では高心拍出量が続くが，心筋酸素需要の亢進が長く続くと心不全を来し，両心不全から低拍出量性心不全に至る．
(c) 薬物療法で無効な心不全に陥った場合には，大動脈バルーンパンピング(intraaortic balloon pumping：IABP)や経皮的心肺補助装置(percutaneous cardiopulmonary support：PCPS)などの補助循環が適応となる．
(d) 甲状腺クリーゼでは心拍数が130回/分以下のことが多い．
(e) 心拍数150回/分以上では重症化し死亡の転帰をとることが多い．

解説 甲状腺クリーゼにおける心不全

甲状腺クリーゼでは心拍数が130回/分以上になることが多く，130回/分以上の異常に速い心拍数や心房細動が合併すると，心不全が一気に悪化し重症化する．特に心拍数150回/分以上では重症化し死亡の転帰をとることが多くなるため，適切なタイミングでの機械的循環補助装置の導入を決定する必要がある．

正解（d）

問題6 甲状腺クリーゼの治療について，誤っているものはどれか．１つ選べ．

(a) β遮断薬，ステロイド薬，ヨード，抗甲状腺薬の順に投与する．
(b) β遮断薬はすでに心不全を併発している場合には，ごく少量から慎重に投与する．
(c) ステロイドはT4からT3への変換を阻害するとともに心血管虚脱を伴う副腎不全予防として用いる．
(d) 副作用のために抗甲状腺薬が使えない場合には外科的甲状腺切除が適用になる．
(e) 通常の治療に反応しない甲状腺クリーゼには血漿交換療法が適応となる．

解説 甲状腺クリーゼの治療

甲状腺クリーゼの治療には作用機序の異なる複数の治療薬を適切な順番で投与する必要がある．治療は，①β遮断薬，②ステロイド薬，③抗甲状腺薬，④ヨード(飽和ヨウ化カリウム内服，またはヨウ化ナトリウム静注)の順番で行う．ヨードは抗甲状腺薬を投与1時間以後に投与しなければ，かえって甲状腺ホルモン合成を促進し症状を悪化させる可能性がある．

β遮断薬は心不全患者には非常に注意して使用しなければならない．β遮断薬の中でも調節の容易な超短時間作用性のエスモロールまたはランジオロールを用いる．重篤な心不全のためにβ遮断薬が使えない場合には，ジルチアゼムやジゴキシンを代用する．

グルココルチコイドはT4からT3への変換抑制と，循環系の安定，相対的副腎不全治療のために用いる．陰イオン交換樹脂のコレステロール低下薬であるコレスチラミンは，胆汁から十二指腸に排泄された遊離の甲状腺ホルモンの再吸収を抑制する効果が期待される．抗甲状腺薬やβ遮断薬が使えない場合は外科的甲状腺切除の適用を考慮する．患者は多くの場合高齢のため，早い時期に決断しなければ時期を逸することになる[13]．血漿交換療法により救命しえたという報告も見られる[14]．

甲状腺クリーゼでは10～40％の頻度で循環虚脱から多臓器不全を併発して死に至るため，早期の診断と循環虚脱に対するサポートが救命につながる．

正解（a）

問題7 **甲状腺クリーゼの緊急麻酔について，誤っているものはどれか．1つ選べ．**

(a) 術中の交感神経刺激を避けるため神経ブロックや，区域麻酔を併用する．
(b) 甲状腺中毒性ミオパチーなどに注意して筋弛緩薬は少量ずつ注意深く投与する．
(c) アスピリンは甲状腺中毒症やクリーゼ患者においても安全に使用できる．
(d) 甲状腺中毒症を持つ患者の甲状腺全摘手術後にも甲状腺クリーゼを発症する危険性がある．
(e) 定期手術症例で偶発的に術前診察時に甲状腺機能亢進症が診断された場合には，原則として手術を延期し，内科的治療によって正常甲状腺機能状態に導き，3～8週間安定して正常な甲状腺機能に保った後に手術を行う．

解説 **甲状腺クリーゼの麻酔**

甲状腺中毒症では甲状腺ホルモンがアドレナリン受容体密度を増加させ，交感神経刺激に過敏に反応して循環動態を不安定にさせる．交感神経刺激を避けるため局所麻酔，神経ブロック，区域麻酔を併用し，交感神経作動薬の使用を控えることが重要である．

甲状腺クリーゼの心血管系への影響は，頻脈性不整脈(特に130回/分以上)や心房細動などの不整脈として現れることが多いが，心不全や拡張型心筋症を高率に来す．また，下痢による脱水や循環虚脱にも注意する必要がある．

甲状腺機能亢進症では，甲状腺中毒性慢性ミオパチー，重症筋無力症，甲状腺中毒性周期性四肢麻痺，眼筋障害などさまざまな筋疾患を併発する[15]ため，筋弛緩薬の投与は慎重に行う必要がある．また，呼吸筋の筋力が低下している場合もあり，術後に人工呼吸管理が必要となる可能性がある．

甲状腺中毒症を持つ患者が甲状腺切除手術を受けた場合，術中から術後18時間までは甲状腺クリーゼを発症する危険性があると報告されている[16]．これは，術中に甲状腺から放出されたT4が末梢組織でT4からT3に変換されて，甲状腺クリーゼが発症する可能性があるためである．

アスピリンはホルモンのタンパク結合を阻害し，遊離ホルモンを増加させる．アセトアミノフェンは安全に用いることができる．

術前診察時に甲状腺機能亢進症が診断された場合には，原則として手術を延期し，内科的治療によって正常甲状腺機能状態に導き，3～8週間安定して正常甲状腺機能に保った後に手術を行う．一般に甲状腺ホルモン調節には3～8週間要する．

正解（c）

●参考文献

1) 濱本純子, 柳澤政広, 松木道祐ほか. バセドウ病による肺高血圧症の発症頻度と患者背景. 臨牀と研究 2008；85：1463-6.
2) 中尾一和. 甲状腺. 杉本恒明, 矢崎義雄編. 内科学. 第9版. 東京：朝倉書店；2007. p.1337-65.
3) McElvaney GN. Respiratory muscle weakness and dyspnea in thyrotoxic patients. Am Rev Respir Dis 1990；141：1221-7.
4) Alamdari S, Azizi F, Delshad H, et al. Management of hyperthyroidism in pregnancy：comparison of recommendations of american thyroid association and endocrine society. J Thyroid Res 2013；2013：878467.
5) 厚生労働省. 重症副作用疾患別対応マニュアル 甲状腺中毒症. 2009. p.1-27.
6) Bogazzi F, Bartalena L, Tomisti L, et al. Glucocorticoid response in amiodarone-induced thyrotoxicosis resulting from destructive thyroiditis is predicted by thyroid volume and serum free thyroid hormone concentrations. J Clin Endocrinol Metab 2007：92：556-62.
7) 村川徳昭, 櫛方哲也, 橋本泰典ほか. 術後甲状腺クリーゼにおける血漿甲状腺ホルモンの変動. 麻酔と蘇生 1996；32：197-9.
8) 日本甲状腺学会"甲状腺クリーゼの診断基準と全国調査"班. 甲状腺クリーゼの診断基準(第1版). 2008.
9) 日本甲状腺学会"甲状腺クリーゼの診断基準と全国調査"班. 甲状腺クリーゼの診断基準(第2版). 2012.
10) Burch HB, Wartofsky L. Life-threatening thyrotoxicosis. Thyroid storm. Endocrinol Metab Clin North Am 1993；22：263-77.
11) 赤水尚史. 心房細動と甲状腺中毒症. 綜合臨 2008；57：445-7.
12) 幸喜 毅. 甲状腺クリーゼの循環器的特徴. 日甲状腺会誌 2012；3：109-14.
13) Scholz GH. Is there a place for thyroidectomy in older patients with thyrotoxic storm and cardiorespiratory failure? Thyroid 2003；13：933-40.
14) Petry J. Plasmapheresis as effective treatment for thyrotoxic storm after sleeve pneumonectomy. Ann Thorac Surg 2004；77：1839-41.
15) Pissarra F. Muscular diseases in hyperthyroidism. Acta Med Port 1995；8：501-4.
16) Stoelting RK, Dierdorf SF. Anesthesia and co-existing disease. 3rd ed. New York：Churchill Livingstone；1993. p.339-73.

(片山 勝之)

V．局所麻酔薬中毒

SCENARIO

45 歳の女性，身長 152 cm，体重 37 kg．子宮腺筋症に対して開腹子宮摘出術を予定した．硬膜外ブロックを拒否したため，気管挿管下の全身麻酔のみで管理した．術後鎮痛目的に手術終了後，超音波ガイド下に腹横筋膜面ブロックを施行し，0.375%ロピバカインを計 40 ml 投与した．全身麻酔からの覚醒後，痙攣と循環虚脱・心室性不整脈を認めた．状況から局所麻酔薬中毒を疑い，呼吸不全に対して再挿管を施行し，人工呼吸管理を行いつつ，20%脂肪乳剤 100 ml を静脈内投与したところ，循環動態は改善，患者の症状も軽減し，事なきを得た．

はじめに

日本麻酔科学会教育委員会策定のガイドラインでは，局所麻酔薬中毒について，中項目“全身毒性”および“心血管系毒性の比較”において，下記の行動目標が掲げられている．

1．局所麻酔薬中毒を起こす局所麻酔薬の血中濃度について説明できる．
2．局所麻酔薬中毒を予防する処置をとることができる．
3．局所麻酔薬中毒の診断ができる．
4．局所麻酔薬中毒が起きた場合に適切な治療ができる．

リドカインについては，血中濃度と各種の中枢神経系および心血管系中毒症状との関係が重要である．また，中毒と関連が深い局所麻酔薬はロピバカイン，ブピバカイン，レボブピバカインで，これらについては構造式も含めて基本的な事項を理解する必要がある．

症例：45 歳の女性，身長 152 cm，体重 37 kg．子宮腺筋症に対して開腹子宮摘出術を予定した．硬膜外ブロックを拒否したため，気管挿管下の全身麻酔のみで管理した．術後鎮痛目的に手術終了後，超音波ガイド下に腹横筋膜面ブロックを施行し，0.375%ロピバカインを計 40 ml 投与した．

問題 1 **浸潤麻酔・神経ブロックについて，正しいのはどれか．2つ選べ．**

(a) 腕神経叢ブロックでは，神経叢へのアプローチの方法(斜角筋間法，鎖骨下法，腋窩法など)によって，麻酔薬の薬物動態に変化が生ずる場合がある．
(b) 腹横筋膜面ブロックでは，局所麻酔薬注入後5分以内に血中濃度は最高に達する．
(c) 伝達麻酔に用いる0.75%ロピバカインの最大投与量は300 mgである．
(d) 腕神経叢ブロック後の局所麻酔薬中毒は，麻酔薬投与直後に生じる場合が多い．
(e) 局所浸潤麻酔においては，リドカインはメピバカインに比べて投与可能な量が多い．

解説 **局所麻酔薬の基本，薬物動態**

局所麻酔薬中毒に関連した設問．臨床使用に際しては，添付文書に記載された用量・用法を理解・遵守する必要がある．なお現在，区域麻酔時の局所麻酔薬中毒の発生頻度は1～10/10,000例と報告されている[1)2)]．

(a) 斜角筋間法を用いた場合は，鎖骨下法や腋窩法に比べ最高血中濃度に達するまでの時間が短く，最高血中濃度が高い[3)]．
(b) 腹横筋膜面ブロック後，血中濃度が最高に達するのは15～30分以降である[4)]．
(c) 0.75%ロピバカインの用量は，硬膜外麻酔で150 mg(20 ml)，伝達麻酔で300 mg(40 ml)である．
(d) 腕神経叢周囲には多くの結合組織があり，局所麻酔薬はこれらの組織を通過して神経や血管に至るため，作用，副作用とも発現が遅くなる場合が多い．
(e) 局所浸潤麻酔の際の用量は，リドカインが200 mg，メピバカインが400 mgである．これらの麻酔薬の力価はほぼ等しいため，200 mgを超えて使用する際にはメピバカインを用いるべきである．

正解 (a)(c)

問題 2 **ロピバカインについて，正しいのはどれか．1つ選べ．**

(a) ロピバカインはアミノ基にメチル基が結合した構造を有する．
(b) ロピバカインはブピバカインよりもタンパク結合率が高い．
(c) ロピバカインはpH 7.4の血液中では，約70%がイオン型として存在する．
(d) ロピバカインはブピバカインよりも脂溶性が低い．
(e) 市販のロピバカインはR型光学異性体のみを含む．

解説 **ロピバカインの基本**

ロピバカインに関する基本的事項に関する問題である．基本構造に加え，おもな局所麻酔薬についてはpKa，タンパク結合率，脂溶性およびこれらと作用発現時間，持続時間，毒性の関係を理解しておく必要がある(**表1**)．

(a) 局所麻酔薬は中間鎖を挟んで芳香族残基とアミノ基からなる．臨床で汎用されるメピバカイン，リドカイン，ロピバカイン，ブピバカインはアミノ基にそれぞれメチル基($-CH_3$)，エチル基($-C_2H_5$)，プロピル基($-C_3H_7$)，ブチル基($-C_4H_9$)が結合している．これらの分子量が大きくなれば脂溶性が増加し，力価および毒性が増す．メピバカイ

表 1　おもな局所麻酔薬の物理化学的性質および作用時間と力価

薬剤名	分子量	pKa	タンパク結合率	脂溶性	作用時間	力　価
コカイン	303	8.8			中	0.5～0.7
プロカイン	236	8.9	6	0.02	短	0.25
テトラカイン	264	8.5	76		長	1.5～2.5
リドカイン	234	7.9	64	2.9	中	1
メピバカイン	246	7.6	78	0.8	中	1
ロピバカイン	275	8.1	94	6.1	長	4
ブピバカイン	288	8.1	96	27.5	長	4
レボブピバカイン	288	8.1	96	27.5	長	4
ジブカイン	343	8.5	94		長	4

力価はリドカインを 1 として換算

ンとブピバカインについてはアミノ基に結合している基の名称が薬剤名に反映されているが，ロピバカインがプロピル基を有する点には注意が必要である．

(b) タンパク結合率は，ブピバカイン(96%)＞ロピバカイン(94%)である．

(c) 解離定数 pKa については，pH ＝ pKa ＋ log[塩基型]/[陽イオン型]の関係が成り立つため，一定の pH のもとでは pKa が大きいと陽イオン型の割合が増加し，pH が低くなれば，やはり陽イオン型の割合が増加する．ロピバカインの pKa はブピバカインと同じく 8.1 であるから, log[塩基型]/[陽イオン型] = 7.4 − 8.1 = − 0.7 である．[塩基型]/[陽イオン型] = $10^{-0.7}$ = 0.2 であるから，約 83%がイオン型である．

(d) ロピバカインは，力価と pKa はブピバカインと同等だが，タンパク結合率と脂溶性はブピバカインに比べて低い(タンパク結合率：ブピバカイン 96%，ロピバカイン 94%，脂溶性：ブピバカイン 27.5，ロピバカイン 6.1)．これが毒性の低い原因とされる．

(e) ロピバカインは不斉炭素原子を有し，2 種類の光学異性体(R 体と S 体)がある．毒性の低い S 体のみが当初より開発対象とされ，市販されているロピバカインは S 体のみからなる．リドカインには光学異性体は存在せず，メピバカインとブピバカインは 2 種類の光学異性体を含んだラセミ体である．レボブピバカインはロピバカイン同様，S 体のみからなる．

正解（d）

問題 3　局所麻酔薬について，正しいのはどれか．2 つ選べ．

(a) プロカイン，テトラカインの pKa はいずれもブピバカインよりも大きい．

(b) pKa が大きいと麻酔作用の発現が早い．

(c) pKa は，ブピバカイン＞メピバカイン＞リドカインである．

(d) ほとんどの局所麻酔薬の pKa は，生理的な状態での血液 pH よりも高い．

(e) コカインの pKa はブピバカインよりも低い．

解説　局所麻酔薬の pKa

解離定数 pKa に関する基本的な設問である．筆記試験対策の点からも，覚えておく必要がある．

(a) エステル型局所麻酔薬のpKaは概してアミド型よりも高い．通常用いられるアミド型局所麻酔薬の中では，ブピバカインとロピバカインがともに8.1でもっとも高いが，プロカインは8.9，テトラカインは8.5である．

(b) pKaが大きいと，同じpHのもとでは陽イオン型の割合が増え，神経膜を通過しにくくなるため，麻酔作用の発現が遅くなる．

(c) pKaについては，ブピバカイン8.1，メピバカイン7.6，リドカイン7.9で，メピバカインはほかの麻酔薬に比べて低い．リドカインはブピバカインとメピバカインのほぼ中間である．

(d) ベンゾカイン以外の局所麻酔薬の中では，メピバカインのpKaが特に低く7.6である．なお，ベンゾカインはエステル型の局所麻酔薬であるが，pKaは3.5と低く，血液中ではほとんどイオン化していない．

(e) コカインはエステル型局所麻酔薬の代表で，強力な血管収縮作用を有し，表面麻酔でのみ用いられる．pKaはプロカインに次いで高く，8.8である．

正解 (a)(d)

全身麻酔からの覚醒後，痙攣と循環虚脱・心室性不整脈を認めた．

問題4 **局所麻酔薬中毒について，正しいのはどれか．1つ選べ．**

(a) 代謝性アシドーシスを伴う場合は起こりにくい．
(b) 抑制性ニューロンの抑制によって生ずる．
(c) 中枢神経症状を誘発するリドカインの血中濃度は5 μg/ml程度である．
(d) 循環虚脱/痙攣(CC/CNS)比は，リドカインよりもブピバカインのほうが高い．
(e) 致死的不整脈を誘発する可能性は，ブピバカインよりもロピバカインが高い．

解説 **局所麻酔薬中毒に関する基本事項**

(a) アシドーシス(呼吸性・代謝性のいずれも)→血液pHの低下→タンパク結合率の低下→タンパク非結合分画の増加→毒性の増加，である．

(b) 血中濃度の上昇による，脳内のγアミノ酪酸(γ-aminobutyric acid：GABA)作動性抑制性ニューロンの広範囲な抑制が原因となって最初に興奮，多弁などが生ずる．グルタミン酸などの興奮性アミノ酸の放出もこれに関与している可能性がある．さらに血中濃度が上昇すると興奮性ニューロンも抑制され，鎮静や意識消失が生ずる．なお，最初に痙攣脳波が出現するのは海馬・扁桃体といった辺縁系である．

(c) 口腔内や舌のしびれなどの中枢神経症状を誘発するリドカインの血中濃度は2 μg/mlで，これはほぼ，1 mg/kgのリドカインを静注した直後の血中濃度に相当する．10 μg/mlで呼吸停止，12 μg/mlで痙攣を生ずるとされる．

(d) リドカイン投与後は，痙攣から循環虚脱に至る頻度は比較的少ないが，ブピバカインはこの頻度が高い．すなわち痙攣誘発量と循環虚脱誘発量の差が小さく，CC/CNS

比が低い．

（e）ブピバカインはロピバカインよりもタンパク結合率が高く（96％ vs 94％），脂溶性が高い（27.5 vs 6.1）．すなわち細胞膜に結合しやすく，毒性が高い．

正解（b）

問題 5 局所麻酔薬について，正しいのはどれか．2つ選べ．

（a）ブピバカインの代謝産物は，局所麻酔薬中毒の発現には関与しない．

（b）プロポフォールはブピバカインによる局所麻酔薬の痙攣誘発量を増加させる．

（c）パラアミノ安息香酸は，ブピバカインの局所麻酔薬中毒誘発量を減少させる．

（d）全身麻酔・人工呼吸下では，局所麻酔薬中毒の症状は顕在化しにくい．

（e）セボフルランを用いた全身麻酔下では，痙攣を誘発するブピバカインの量が減少する．

解説 ブピバカインによる局所麻酔薬中毒

（a）ブピバカインのおもな代謝産物である2,6-ピペコロキシリダイド（2,6-pipecoloxylidide）は，ブピバカインに比べて軽度の中枢神経毒性・心毒性を有する[5]．

（b）プロポフォールのみならず，全身麻酔薬は局所麻酔薬中毒の誘発閾値を上昇させる．中枢神経系に対する抑制作用によると考えられる．

（c）パラアミノ安息香酸はエステル型局所麻酔薬の代謝産物である．アナフィラキシーの原因物質とされているが，局所麻酔薬の全身毒性とは関係がない．なお，ベンゾカインはパラアミノ安息香酸にエチル基が付加した，アミノ安息香酸エチルの別名である．

（d）全身麻酔薬や鎮静薬はいずれも中毒症状の発現を抑制し，興奮・痙攣などの中枢神経症状は生じにくくなる．なお，人工呼吸下では，覚醒状態と比べて局所麻酔薬の薬物動態が大きく異なる．

（e）プロポフォール，セボフルランともにブピバカインによる痙攣，不整脈の誘発閾値を上昇させる[6]．

正解（b）（d）

問題 6 局所麻酔薬中毒について，正しいのはどれか．2つ選べ．

（a）妊娠時は非妊娠時に比べて局所麻酔薬中毒を生じやすい．

（b）全身麻酔中は局所麻酔薬中毒の症状は現れない．

（c）覚醒状態では，循環虚脱の前に必ず興奮や痙攣が認められる．

（d）脊髄くも膜下腔に多量の局所麻酔薬を投与すると，局所麻酔薬中毒を生ずる．

（e）中枢神経毒性を生ずるロピバカインの総血中濃度（タンパク結合・非結合分画の和）は，リドカインとほぼ等しい．

解説 局所麻酔薬中毒についての臨床

（a）タンパク結合率の低下による遊離分画の増加や，プロゲステロンによる心筋感受性の増加により，妊娠時は非妊娠時に比べて局所麻酔薬中毒を生じやすいとされる．ただし，これは動物実験の結果で，臨床例で実証されたものではない．

(b) 全身麻酔は中枢神経毒性・心毒性の発現を抑制する．興奮，痙攣などの中枢神経症状は顕在化しないが，徐脈や不整脈，心停止などの心毒性は生ずる．

(c) 急激に血中濃度の上昇が生じた場合は，興奮や痙攣を認めず心停止に至る場合がある．

(d) 局所麻酔薬中毒の発現には，血中濃度の上昇が必要である．局所麻酔薬は脳脊髄液から血液への移行が少ないため，脳脊髄液中に多量の局所麻酔薬を投与しても中毒症状は生じない．しかし麻酔効果による呼吸停止や意識の消失は生じうる．

(e) 中枢神経症状を生ずるリドカインの総血中濃度はほぼ2 µg/mlである．一方，同症状を生ずるロピバカインの総血中濃度も2.2 µg/mlとされ[4]，リドカインとほぼ等しい．ただしリドカインのタンパク結合率は64%であるから，この際のタンパク非結合分画は0.72 µg/mlであるのに対し，ロピバカインのタンパク結合率は94%であるから，タンパク非結合分画は0.13 µg/mlで，ロピバカインのタンパク非結合分画はリドカインに比べて毒性が数倍高いことが理解できる．

正解 (a)(e)

問題 7　局所麻酔薬中毒について，正しいのはどれか．1 つ選べ．

(a) 硬膜外麻酔の際に誤って硬膜を穿刺した場合は，硬膜外腔に投与した局所麻酔薬の血中濃度が上昇しやすい．

(b) 肝硬変を合併する症例では，肝臓の代謝酵素活性が低下した結果リドカインの血中濃度が上昇し，中毒を生じやすい．

(c) 硬膜外腔に投与するリドカインにアドレナリンを添加すると，添加しない場合に比べて血中濃度が低く保たれる．

(d) 新生児は年長児に比べてロピバカインの血中半減期が短い．

(e) 腰椎レベルの硬膜外腔に局所麻酔薬を投与した場合は，胸椎レベルで同量を投与した場合に比べて局所麻酔薬中毒が生じにくい．

解説　硬膜外腔に投与された局所麻酔薬の薬物動態

(a) 硬膜を穿刺すると，脳脊髄液が硬膜外腔に漏出するとともに，硬膜外腔に投与された局所麻酔薬がくも膜下腔に移行する可能性があるが，血中濃度が上昇しやすくなることは考えられない．

(b) リドカインの血中からの消失は，肝臓の代謝酵素活性よりも肝血流量に依存する．肝硬変の際には肝血流量が減少するためリドカインの血中濃度が上昇しやすくなる．

(c) リドカインにアドレナリンを添加すると，硬膜外腔から血管内への吸収が遅れ，血中濃度が上昇しにくくなる．

(d) ロピバカインの血中からの消失は，リドカインとは異なり，肝臓の代謝酵素活性に大きく依存している．ロピバカインのおもな代謝酵素であるCYP1A2は新生児期には活性が著しく低く，乳児期を過ぎてから成人のレベルに近づく．したがって新生児はロピバカインのクリアランスは低く，仙骨硬膜外ブロック後の半減期は約13時間とされる．1歳以上では約3時間である[7]．

（e）胸部と腰部の硬膜外腔に同量のリドカインを投与した場合，血中濃度の違いは見られない[8)]．したがって局所麻酔薬中毒の生じやすさも同じである．

正解（c）

問題 8 **下記の症状・所見の中で，局所麻酔薬の血中濃度の上昇が原因で生じたと思われるものはどれか．2つ選べ．**

（a）全身麻酔導入後，気管挿管前に気管内にリドカインの噴霧を行ったところ，高度の徐脈を生じた．

（b）全身麻酔導入前に留置した硬膜外カテーテルから1％リドカイン10 mlを投与したところ，著しい血圧低下とともに全身の発赤を生じた．

（c）脊髄くも膜下麻酔の際に，誤って0.5％ブピバカイン20 mlをくも膜下腔に投与したところ，意識消失を生じた．

（d）吸入麻酔薬を用いた全身麻酔での手術終了後に，0.375％ロピバカイン40 mlを用いて腹横筋膜面ブロックを行ったところ，呼気終末の吸入麻酔薬濃度は低下しているにもかかわらず，覚醒遅延を生じた．

（e）星状神経節ブロック目的で1％メピバカイン5 mlを投与したところ，数分後に呼吸停止を生じた．

解説 **局所麻酔薬中毒の症状・鑑別診断**

（a）気管内に投与された薬物の一部は左心房・左心室を経て全身に至るため，血中濃度が上昇しやすい．リドカインの血中濃度の上昇による徐脈と考えられる．

（b）局所麻酔薬中毒の際には血圧低下や徐脈・不整脈が生じうるが，発赤などの皮膚症状は生じない．これらを認める場合はまずアナフィラキシーやラテックスアレルギーを疑うべきである．

（c）くも膜下腔に多量の局所麻酔薬を投与すると，脳脊髄液を介して“脳が麻酔にかかった”状態になり，呼吸停止とともに意識消失を生ずる．ただし血中濃度の上昇を経て生ずる局所麻酔薬中毒とは異なり，興奮症状は生じない．

（d）局所麻酔薬中毒は，必ずしも痙攣や心停止となって現れないことに留意すべきである．特に全身麻酔中に多量の局所麻酔薬を投与すると，血中濃度の上昇に伴う鎮静作用により，術後の覚醒遅延が生ずる場合がある．

（e）椎骨動脈内に局所麻酔薬が直接注入された場合は，ただちに痙攣などの症状が生ずる．頸部から局所麻酔薬を投与後，しばらくしてから呼吸停止が生じた場合は，くも膜下腔への誤投与の可能性がもっとも高い．

正解（a）（d）

状況から局所麻酔薬中毒を疑い，呼吸不全に対して再挿管を施行し，人工呼吸管理を行いつつ，20%脂肪乳剤 100 ml を静脈内投与したところ，循環動態は改善，患者の症状も軽減し，事なきを得た．

問題 9 局所麻酔薬中毒による痙攣や不整脈，循環虚脱を生じた際に使用すべきでない薬物はどれか．1つ選べ．

(a) ミダゾラム
(b) プロポフォール
(c) リドカイン
(d) アドレナリン
(e) フェニレフリン

解説 **局所麻酔薬中毒の治療**

(a)，(b) 局所麻酔薬によって興奮，多弁，痙攣などの中枢神経症状を生じうるが，なかでも痙攣は必ず治療する必要があり，これにはミダゾラムやプロポフォールを用いることができる．プロポフォールは脂肪乳剤と同じダイズ油を含むうえ，ミダゾラムに比べて作用発現が早く効果の個体差も小さいが，心収縮力の抑制作用が強く，血圧低下や心停止を誘発しうることに注意すべきである．

(c) 局所麻酔薬中毒が原因で生じた不整脈の治療に局所麻酔薬を用いるのは不適切である．

(d) 米国区域麻酔学会による局所麻酔薬中毒治療のチェックリスト[9]（表 2）では，アドレナリンの使用を少量（1 回 1 μg/kg 未満）にとどめるべきであるとされるが，この点については論議が多く，その使用が禁忌とはいえない．

表 2 局所麻酔薬中毒治療のチェックリスト（米国区域麻酔学会）

□助けを呼ぶ
□最初に
　・気道確保，100%酸素での換気
　・痙攣の治療：ベンゾジアゼピンが望ましい．循環系が不安定な場合は，プロポフォールの使用を避けること
　・体外循環を行える部署に連絡
□不整脈の治療
　・BLS，ACLS に沿った治療を．長時間の蘇生努力が必要
　・バソプレシン，カルシウム拮抗薬，β 遮断薬，局所麻酔薬の使用を避ける
　・アドレナリンの投与は毎回 1 μg/kg 未満に
□脂肪乳剤（20%）の静注　（ ）内は体重 70 kg の場合
　・1.5 ml/kg（除脂肪体重）を 1 分以上かけて投与（～ 100 ml）
　・0.25 ml/kg/min で持続投与（～ 18 ml/min）（インフュージョンポンプを使用）
　・循環虚脱が続けば，さらに 1 ～ 2 回のボーラス投与
　・低血圧が持続する場合は，投与速度を 0.5 ml/kg/min に
　・循環が安定した後も，最低 10 分は投与を継続
　・最大投与量の目安は，最初の 30 分間で約 10 ml/kg

BLS：basic life support, ACLS：advanced cardiac life support

（Neal JM, Mulroy MF, Weinberg GL. American Society of Regional Anesthesia and Pain Medicine checklist for managing local anesthetic systemic toxicity：2012 version. Reg Anesth Pain Med 2012；37：16-8 より改変引用）

（e）循環虚脱に対しては，まず血圧・冠動脈血流を回復し，心筋への酸素供給とともに，心筋組織からの局所麻酔薬の除去を念頭に置くべきである．昇圧は正しい処置である．

正解（c）

問題 10 **脂肪乳剤について，正しいのはどれか．1つ選べ．**

（a）6歳未満の小児に対しては使用するべきでない．
（b）副作用を防止するため，自己心拍再開後はただちに投与を中止すべきである．
（c）初回の急速投与量は 1.5 ml/kg である．
（d）中枢神経症状には無効である．
（e）本邦で市販されている脂肪乳剤は，ほぼ同量の長鎖脂肪酸と中鎖脂肪酸からなる．

解説 **脂肪乳剤に関する基本事項 1**

（a）米国区域麻酔学会による局所麻酔薬中毒治療のチェックリスト[9]（表2）には記載されていないが，小児においても局所麻酔薬をはじめ抗不整脈，抗精神薬による中毒に対して，成人と比べ体重あたりほぼ同量で有効であることが報告されている[10]．
（b）同チェックリストに，循環の回復・安定後最低 10 分間は投与を続ける必要があることが記載されている．
（c）初回急速投与量は 1.5 ml/kg で，続けて 0.25 ml/kg で持続投与を行う．
（d）中枢神経症状に対しても有効である．これは後述する lipid sink 説の有力な根拠である．
（e）本邦で市販の脂肪乳剤（イントラリポス®）は長鎖脂肪酸のみからなる．

正解（c）

問題 11 **脂肪乳剤について，誤っているものはどれか．1つ選べ．**

（a）本邦で市販されている脂肪乳剤の主成分はダイズ油である．
（b）脂肪乳剤の局所麻酔薬中毒に対する作用機序として，局所麻酔薬の血中濃度の低下や，脂肪酸代謝の改善が考えられる．
（c）副作用として肺障害や膵炎が報告されている．
（d）中心静脈カテーテルからの投与は禁忌である．
（e）投与量の上限の目安は，10 ml/kg である．

解説 **脂肪乳剤の作用機序，投与法**

（a）主成分はダイズ油で，添加物として卵黄レシチン，グリセリン，水酸化ナトリウムを含む．
（b）以前から，局所麻酔薬の血中濃度の低下（lipid sink）および脂肪酸代謝の改善が脂肪乳剤による局所麻酔薬中毒治療のメカニズムとして示されてきた[11]．前者は特に，中枢神経毒性に対する効果を説明できる点で重要である．
（c）頻度は明らかでないが，肺障害や膵炎を生じた症例が報告されている[12)13]．

(d) 脂肪乳剤は，エネルギーや必須脂肪酸の補給目的で中心静脈カテーテルから投与される場合がある．また局所麻酔薬中毒に対する根本的な治療は，心筋や脳からの局所麻酔薬の除去であるため，中心静脈カテーテルからの投与は効果的であると考えられる．

(e) 米国区域麻酔学会による局所麻酔薬中毒治療のチェックリスト[9]において，投与量の上限は 10 ml/kg とされる．これは動物実験で得られた値と，症例報告における投与量に基づいて定められている．

正解 (d)

問題 12 **脂肪乳剤について，誤っているものはどれか．2 つ選べ．**

(a) 脂肪乳剤の投与直後は，脂肪乳剤を投与しない場合に比べて局所麻酔薬の血中濃度が上昇する場合がある．

(b) 脂肪乳剤は冷蔵保存する必要がある．

(c) 脂肪乳剤は，脂溶性が低い薬物よりも，脂溶性が高い薬物によって生じた中枢神経・心血管症状の治療に，より有効である．

(d) 脂肪乳剤は脳や心筋細胞中の局所麻酔薬の濃度を低下させる．

(e) 代謝性アシドーシスを伴う局所麻酔薬中毒の場合は，脂肪乳剤は無効である．

解説 **脂肪乳剤による，局所麻酔薬の薬物動態の変化**

(a) 脂肪乳剤の投与により，心筋や脳組織での局所麻酔薬の濃度が低下し，その結果血中濃度の上昇が生じうる．その後は肝臓での代謝により血中濃度が低下する[14]．

(b) 本邦で市販の脂肪乳剤(イントラリポス®)は室温保存である．

(c) 麻酔薬の脂肪への取り込みが，脂肪乳剤による局所麻酔薬中毒治療の重要なメカニズムと考えられている．したがって脂溶性が大きな局所麻酔薬や向精神薬，抗不整脈薬による中毒の際に，より大きな治療効果が期待される．

(d) 脂肪乳剤は局所麻酔薬の脳や心筋細胞への移行を低下させるとともに，これらの細胞から血中への移行を促進する．

(e) 脂肪乳剤による局所麻酔薬の取り込み(lipid sink)や脂肪酸代謝の改善などの作用機序から考えて，代謝性アシドーシスの状態でも治療効果を有する．

正解 (b)(e)

問題 13 **脂肪乳剤について，誤っているものはどれか．2 つ選べ．**

(a) 脂肪乳剤によりワルファリンの効果が減弱する可能性がある．

(b) 局所麻酔薬中毒によって循環虚脱が生じた際には，脂肪乳剤とアドレナリンの併用は禁忌である．

(c) 低酸素状態では，脂肪乳剤による局所麻酔薬中毒の治療効果が減弱する．

(d) 市販の 20%脂肪乳剤の浸透圧は血液に比べ高い．

(e) 市販の 20%脂肪乳剤の成分は電解質を含まない．

解説 **脂肪乳剤に関する基本事項 2**

脂肪乳剤の基本的事項に関する設問である．

（a）脂肪乳剤の主成分であるダイズ油はビタミン K を含むため，ワルファリンの作用が減弱する可能性がある（添付文書に記載）．

（b）米国区域麻酔学会による局所麻酔薬中毒治療のチェックリスト[9]（**表 2**）では，basic life support（BLS）や advanced cardiac life support（ACLS）に従った救命救急処置を推奨している．一方アドレナリンの使用は少量（1 回 1 μg/kg 未満）にとどめるべきであるとされるが，禁忌ではない．脂肪乳剤とアドレナリンの併用は，今後の研究課題である．

（c）低酸素状態で脂肪乳剤による治療効果が減弱することは，多くの基礎実験で確かめられている．

（d）グリセリンにより等張化されている．

（e）成分としては電解質を含まない．なお添加物に由来する微量の電解質は含まれる．

正解（b）（d）

問題 14 **次の中で正しいのはどれか．2 つ選べ．**

（a）QX-314 はナトリウムチャネルを神経細胞の外側から塞ぐ．

（b）テトロドトキシンは中枢神経毒性が強い．

（c）局所麻酔薬のリポソーム化により作用時間が延長する．

（d）QX-314 はブピバカインに比べて中枢神経毒性・心毒性が強い．

（e）QX-314 による鎮痛作用の発現には，TRPV1 受容体が関与している．

解説 **局所麻酔薬領域での最近の話題**

局所麻酔薬に関する最近の話題である．QX-314 や海洋生物の体内に存在する神経毒について，現在局所麻酔薬として臨床応用が進められている．これらは元来麻酔薬ではないため，その作用も特異的である．

（a），（e）局所麻酔薬は塩基型として細胞膜を通過した後に細胞内で陽イオン型になり，ナトリウムチャネルを遮断する．QX-314 はリドカインのアミノ末端にさらにエチル基を付加したもので，構造はリドカインに類似しているが常時陽イオン型として存在する．そのため通常は細胞膜を通過せず麻酔作用を有しないが，カプサイシンなどによる刺激で transient receptor potential cation channel subfamily V member 1（TRPV1）チャネルが開口すると，これを通じて細胞内に入り，局所麻酔薬同様ナトリウムチャネルを細胞内から塞ぎ，神経遮断作用を発現する．なお，ナトリウムチャネルを細胞外から塞ぐのは，テトロドトキシンなどの生物毒である．

（b）テトロドトキシンは呼吸筋を麻痺させる神経毒として有名であるが，血液脳関門の通過性や心筋細胞に対する親和性がいずれも低いため，ブピバカインなどの局所麻酔薬に比べて中枢神経・心毒性が低いとされる．同様の作用を有するものに，貝類に含まれるサキシトキシン，ネオサキシトキシンがあり，テトロドトキシンと併せて site 1 toxin と称される[15]．

（c）リポソーム化した長時間作用型ブピバカイン製剤が，エクスパレル® などの名称ですでに海外で市販されている．作用時間の延長に伴い毒性も増加することが予測されるため，その用途は局所浸潤麻酔などに限られる．

（d）QX-314 は通常は局所麻酔薬の作用を有しないため，それらの有する毒性もない．

正解（c）（e）

●参考文献

1）Auroy Y, Benhamou D, Bargues L, et al. Major complications of regional anesthesia in France：The SOS Regional Anesthesia Hotline Service. Anesthesiology 2002；97：1274–80.
2）Barrington MJ, Watts SA, Gledhill SR, et al. Preliminary results of the Australasian Regional Anaesthesia Collaboration：a prospective audit of more than 7000 peripheral nerve and plexus blocks for neurologic and other complications. Reg Anesth Pain Med 2009；34：534–41.
3）Rettig HC, Lerou JG, Gielen MJ, et al. The pharmacokinetics of ropivacaine after four different techniques of brachial plexus blockade. Anaesthesia 2007；62：1008–14.
4）Griffiths JD, Le NV, Grant S, et al. Symptomatic local anaesthetic toxicity and plasma ropivacaine concentrations after transversus abdominis plane block for Caesarean section. Br J Anaesth 2013；110：996–1000.
5）Rosenberg PH, Heavner JE. Acute cardiovascular and central nervous system toxicity of bupivacaine and desbutylbupivacaine in the rat. Acta Anaesthesiol Scand 1992；36：138–41.
6）Ohmura S, Ohta T, Yamamoto K, et al. A comparison of the effects of propofol and sevoflurane on the systemic toxicity of intravenous bupivacaine in rats. Anesth Analg 1999；88：155–9.
7）Aarons L, Sadler B, Pitsiu M, et al. Population pharmacokinetic analysis of ropivacaine and its metabolite 2′,6′-pipecoloxylidide from pooled data in neonates, infants, and children. Br J Anaesth 2011；107：409–24.
8）Yokoyama M, Mizobuchi S, Nagano O, et al. The effects of epidural insertion site and surgical procedure on plasma lidocaine concentration. Anesth Analg 2001；92：470–5.
9）Neal JM, Mulroy MF, Weinberg GL. American Society of Regional Anesthesia and Pain Medicine checklist for managing local anesthetic systemic toxicity：2012 version. Reg Anesth Pain Med 2012；37：16–8.
10）Presley JD, Chyka PA. Intravenous lipid emulsion to reverse acute drug toxicity in pediatric patients. Ann Pharmacother 2013；47：735–43.
11）Weinberg GL. Lipid emulsion infusion：resuscitation for local anesthetic and other drug overdose. Anesthesiology 2012；117：180–7.
12）Levine M, Brooks DE, Franken A, et al. Delayed-onset seizure and cardiac arrest after amitriptyline overdose, treated with intravenous lipid emulsion therapy. Pediatrics 2012；130：e432–8.
13）Sirianni AJ, Osterhoudt KC, Calello DP, et al. Use of lipid emulsion in the resuscitation of a patient with prolonged cardiovascular collapse after overdose of bupropion and lamotrigine. Ann Emerg Med 2008；51：412–5.
14）Shi K, Xia Y, Wang Q, et al. The effect of lipid emulsion on pharmacokinetics and tissue distribution of bupivacaine in rats. Anesth Analg 2013；116：804–9.
15）Rodriguez-Navarro AJ, Berde CB, Wiedmaier G, et al. Comparison of neosaxitoxin versus bupivacaine via port infiltration for postoperative analgesia following laparoscopic cholecystectomy：a randomized, double-blind trial. Reg Anesth Pain Med 2011；36：103–9.

（小田　裕）

Ⅵ．周術期心筋梗塞

SCENARIO

79歳の男性．肝細胞がんに対して腹腔鏡補助下肝亜区域切除術が予定された．高血圧，糖尿病，脳幹梗塞，狭心症の既往があり，$\alpha\beta$ 受容体拮抗薬，カルシウム拮抗薬，硝酸イソソルビド，スピロノラクトン，チクロピジンを内服していた．日常生活は自立している．患者は，術前診察時"犬の散歩は毎朝している．脳梗塞のせいか 100 m くらいで足がだるくなり休憩しながら続けている．胸が苦しくなったことはない"と述べた．術前診察とガイドラインに基づいて心機能精査が行われた．安静時 12 誘導心電図では，aV_L において異常 Q 波を認め，第Ⅲ誘導および aV_F において inverted T を認めたが，運動負荷による変化は認めなかった．胸壁心エコー検査では，軽度の僧帽弁逆流を認めたが，EF 78%，左心室壁運動異常を認めなかった．アデノシンによる負荷心筋シンチグラフィでは，有意な虚血性変化を認めず麻酔および手術は可能と判断した．硬膜外麻酔併用全身麻酔で麻酔管理を行った．肝臓切除中の出血量減少のため，術者の指示により中心静脈圧を 5 mmHg 未満で循環管理を行った．手術開始 3 時間が経過した頃，第Ⅱ誘導心電図において 1 mm の ST 低下を認めた．収縮期血圧は 100 mmHg，心拍数 90 回/分，ヘモグロビンは 9.5 g/dl と安定していたため経過観察した．手術開始から 4 時間後，閉創を開始した頃から収縮期血圧が 80 mmHg 台，心拍数が 100 回/分台（洞調律）が継続し，ヘモグロビンが 8.5 g/dl と低下したため，輸液負荷と輸血を開始した．緊急的に経食道心エコーによる心機能評価を行ったところ，心尖部前壁領域に壁運動低下を認めた．また，術直後の 12 誘導心電図において V_3 ～ V_6 の ST 低下を認めたため周術期心筋梗塞と診断した．血行動態は不安定な状況が継続したため，大動脈内バルーンパンピング（intraaortic balloon pumping：IABP）を挿入した．血行動態が安定したため，術後に冠動脈造影検査を行ったところ，左前下行枝に 90%狭窄を認め，薬剤溶出性ステント（DES）を留置し ICU 入室となった．術中行った採血の結果，トロポニンⅠ＞ 60 ng/ml であった．術翌日，呼吸・循環動態は安定していたため IABP を抜去，覚醒後に抜管し一般病棟退出となった．

はじめに

近年，手術患者の高齢化に伴い，虚血性心疾患などの心血管合併症を有する患者が増加している．非心臓手術のなかでも侵襲度の高い手術においては，周術期心筋梗塞の発生率は1～3%と報告されており[1]，周術期心筋梗塞を合併した患者の30日死亡率は10%を超える[2]．周術期心筋梗塞などの心血管合併症を軽減するためには，適切な術前診察と術前検査により患者の心血管合併症発生リスクを予測し，リスクが高い患者においては，心筋酸素需給バランスの適正化を指向した周術期管理が求められる．ここでは，周術期心筋虚血を生じた外科手術症例を通じて，以下の4点についてPBLD形式で論考する．

1. 心血管系合併症を有する患者の術前評価
2. 心血管系合併症を有する患者の麻酔管理
3. 周術期心筋梗塞の診断と対応
4. 冠動脈ステント留置後の患者における抗血小板薬の取り扱い

症例：79歳の男性．肝細胞がんに対して腹腔鏡補助下肝亜区域切除術が予定された．高血圧，糖尿病，脳幹梗塞，狭心症の既往があり，αβ受容体拮抗薬，カルシウム拮抗薬，硝酸イソソルビド，スピロノラクトン，チクロピジンを内服していた．日常生活は自立している．患者は，術前診察時“犬の散歩は毎朝している．脳梗塞のせいか100 mくらいで足がだるくなり休憩しながら続けている．胸が苦しくなったことはない”と述べた．

問題1　非心臓手術における術前心血管系評価の評価項目として，正しいのはどれか．すべて選べ．

（a）年齢
（b）米国麻酔科学会全身状態分類（ASA-PS）
（c）予定術式
（d）術前クレアチニン（Cr）値
（e）運動耐容能

解説　術前評価：非心臓手術における術前心血管系評価項目

2014年米国心臓病学会（ACC）/米国心臓協会（AHA）非心臓手術患者の周術期心臓血管評価ならびにマネージメントガイドラインが発表された[3]．本ガイドラインでは“Stepwise approach to perioperative cardiac assessment for CAD”が周術期虚血性心疾患，心停止のリスク評価に用いられている（図1）．2007年ガイドラインでは，非心臓手術における心血管系評価項目として，“手術の種類”，運動耐容能である“metabolic equivalents（METs）”，心血管系合併症によって規定される“臨床的危険因子”の3つをリスク評価に用いてきた．一方，2014年ガイドラインでは，Step 3において心血管合併症のリスクを計算式で算出し，1%未満のリスクであれば“low risk”，それ以外を“elevated risk”と分類する．“elevated risk”であった場合は運動耐容能を評価し，4 METs（休みなく階段を2階まで上れる，1分間に100 m歩くことができる，草むしりができる，など）をクリアできれば，それ以上の精査なしに手術可能としている．4 METsをクリアできない，またはよく分からない場合は薬理学的負荷試験を考慮する．負荷試験結果が治療方針に影響するのであれば試験を行い，負荷試験の結果が治療方針に影響を及ぼさないのであればガイドラインに沿った管理のもと手術を行うか代替となる治療を考慮する．リスク計算式であるAmerican College of Surgeons National Surgical Quality Improvement Program® （NSQIP）

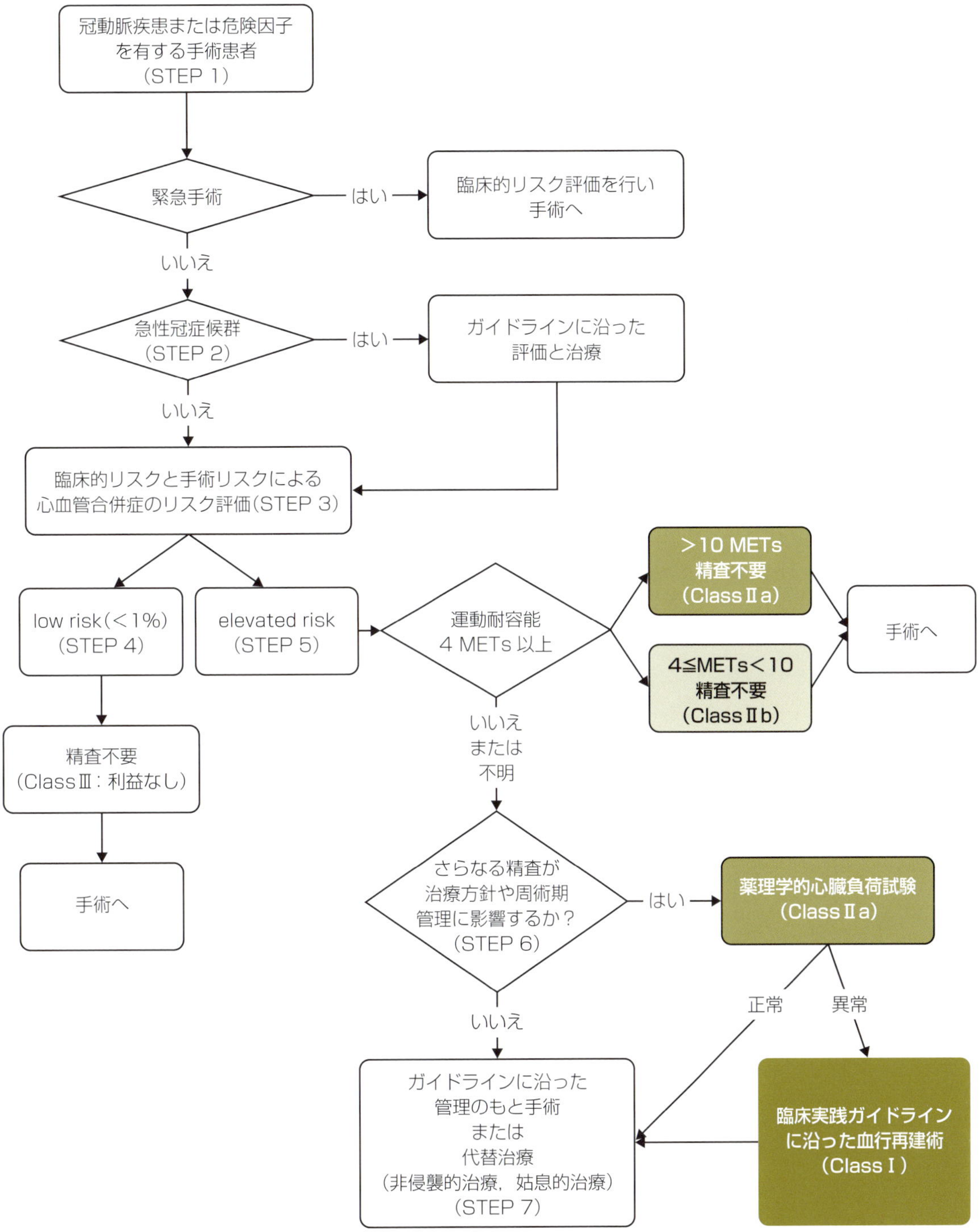

図 1　2014 年ガイドラインにおける“Stepwise approach to perioperative cardiac assessment for CAD”

（Fleisher LA, Fleischmann KE, Auerbach AD, et al. 2014 ACC/AHA guideline on perioperative cardiovascular evaluation and management of patients undergoing noncardiac surgery：a report of the American College of Cardiology/American Heart Association Task Force on practice guidelines. J Am Coll Cardiol 2014；64：e77-1373 より改変引用）

Risk Calculator (http://www.surgicalriskcalculator.com)では，年齢，ASA-PS，術前 Cr，術前の生活状況，予定術式が用いられる．本症例(79 歳，ASA-PS 3，Cr 1.1，ADL 自立，肝臓手術)では，周術期心血管イベントのリスクは 1.45%となり elevated risk と評価される．また，100 m の歩行が困難であることから 4 METs はクリアできないと考えられるため，薬理学的負荷試験を考慮する．

正解　すべて

問題 2　**本症例で術前に行うべき術前検査として，推奨される検査(Class Ⅰ またはⅡa)はどれか．すべて選べ．**

(a) 12 誘導心電図
(b) 経胸壁心エコー
(c) 運動負荷試験
(d) 負荷心筋シンチグラフィ
(e) 冠動脈造影

解説　**術前評価：非心臓手術における術前検査**

2014 年ガイドライン[3]では，本症例のように虚血性心疾患の既往を有する患者や不整脈，末梢血管病変，脳血管病変，器質的心疾患を有する患者においての術前安静時 12 誘導心電図を推奨している(ClassⅡa)．elevated risk 患者では，虚血性心疾患の既往がない場合でも 12 誘導心電図を考慮する(ClassⅡb)．一方，low risk かつ無症状の患者への 12 誘導心電図検査には意味がない(Class Ⅲ)．

術前の安静時左室収縮能において駆出率(ejection fraction：EF)が 35%を下回ることで周術期合併症が増加すると報告されており[4]，心機能障害が疑われる症例では，胸壁心エコーなどを用いた術前の左心機能評価は重要である．一方，術前の胸壁心エコー検査は周術期の予後を改善しないという報告もある[5]．ガイドラインでは，術前から原因不明の呼吸困難を有する患者，心不全の臨床所見のある患者での左室収縮能評価は推奨される(ClassⅡa)．虚血性心疾患の既往はあるが臨床的に安定している場合で 1 年以上検査がなされていない場合は再評価を考慮する(ClassⅡb)．本症例は 100 m の歩行で呼吸困難を訴えており，心不全の可能性もあるため術前胸壁心エコーによる収縮能評価を行う必要がある(ClassⅡa)．

運動負荷試験については，elevated risk 患者でも 10 METs を超える運動耐容能を有する患者であれば運動負荷試験は行わずに手術を行うことは妥当である(ClassⅡa)．一方，本症例のように運動耐容能が 4 METs を下回る，またはよく分からない場合には運動負荷試験を考慮する(ClassⅡb)．ガイドラインの stepwise approach では，薬理学的負荷試験についてのみ記載されている．elevated risk 患者での薬理学的負荷試験については，運動耐容能が低い場合にはドブタミン負荷心エコー，負荷心筋シンチグラフィを行うことは理にかなっている(ClassⅡa)．薬理学的負荷試験において治療が必要な虚血性心疾患が疑われた場合は，侵襲的な冠動脈造影検査と治療を行う(図 1)．

正解（a）（b）（d）

術前診察とガイドラインに基づいて心機能精査が行われた．安静時 12 誘導心電図では，aVL において異常 Q 波を認め，第Ⅲ誘導および aVF において inverted T を認めたが，運動負荷による変化は認めなかった．胸壁心エコー検査では，軽度の僧帽弁逆流を認めたが，EF 78%，左心室壁運動異常を認めなかった．アデノシンによる負荷心筋シンチグラフィでは，有意な虚血性変化を認めず麻酔および手術は可能と判断した．

問題 3 本症例における麻酔計画として，ガイドラインが推奨する（Class Ⅰまたは Ⅱa）周術期管理方法として，適切なものはどれか．すべて選べ．

（a）ニコランジル持続投与
（b）ニトログリセリン持続投与
（c）β 遮断薬持続投与
（d）吸入麻酔薬の使用
（e）体温維持

解説 **術前評価と麻酔管理戦略：elevated risk 患者における麻酔管理**

術前に elevated risk と考えられた症例，あるいは術前精査において麻酔および手術が可能と診断された場合であっても，全身麻酔による循環抑制作用，出血や侵襲に伴う周術期ストレス反応は周術期心血管合併症の要因となるため，適切な管理が求められる．周術期の心筋虚血が危惧される症例において，本邦ではニコランジルが広く使用されている．循環器内科領域においては，安定狭心症患者に対するニコランジル経口投与が急性冠症候群を減少させると報告されているが[6]，周術期において心血管合併症を軽減するという大規模研究はなく，ガイドラインにはニコランジルに関する記載はない．

ニトログリセリン製剤については，予防的投与は周術期心筋虚血減少に効果がないと明記されている（Class Ⅲ）．周術期のニトログリセリン製剤の使用は，麻酔や手術による前負荷の減少を助長させ血行動態を破綻させる可能性がある．

周術期の β 遮断薬については，以前のガイドラインでは，心筋虚血リスクが中等度以上の患者での使用が推奨されていたが（Class Ⅰ），徐脈や脳灌流低下による合併症が増加する可能性が指摘され[7]，新しいガイドラインでは Class Ⅱb となった．また，revised cardiac risk factor（糖尿病，心不全，冠動脈疾患，腎機能障害，脳血管障害など）[8]を 3 つ以上有する患者においては，術前からの β 遮断薬開始は Class Ⅱb として新たに記載された．

吸入麻酔薬による麻酔管理が，心臓手術において周術期の心血管合併症を軽減することは広く知られている[9]．そのため 2007 年のガイドラインでは，非心臓手術においても吸入麻酔薬の使用が推奨されていた（Class Ⅱa）．しかし，最近のいくつかの大規模研究において，非心臓手術では吸入麻酔薬を用いた場合と全静脈麻酔による麻酔管理を比較した場合に心筋虚血および心筋梗塞の発生率に有意差を見出せなかったことから，2014 年のガイドラインではどちらを用いてもよい（Class Ⅱa）と新たに示された[10]．

体温の低下は創感染，心血管合併症，死亡率，免疫機能低下，血液凝固障害による出血量，輸血量の増加と関連するため，2007年ガイドラインでは正常体温で維持することが推奨されてきた(Class I)．近年，頭部外傷・脳卒中・心停止後の患者においては低体温が中枢神経に保護的に作用することが明らかとなり，2014年ガイドラインでは状況によっては低体温を考慮することに言及し，正常体温での維持の推奨度が下がっている(Class II b).

正解 (d)

硬膜外麻酔併用全身麻酔で麻酔管理を行った．肝臓切除中の出血量減少のため，術者の指示により中心静脈圧を5mmHg未満で循環管理を行った．手術開始3時間が経過した頃，第II誘導心電図において1mmのST低下を認めた．収縮期血圧は100mmHg，心拍数90回/分，ヘモグロビンは9.5g/dlと安定していたため経過観察した．手術開始から4時間後，閉創を開始した頃から収縮期血圧が80mmHg台，心拍数が100回/分台(洞調律)が継続し，ヘモグロビンが8.5g/dlと低下したため，輸液負荷と輸血を開始した．

問題4 **本症例における血行動態変動時の初期対応として，適切なものはどれか．すべて選べ．**

(a) 術者に情報を提供し，止血を再確認してもらう．
(b) β遮断薬を投与する．
(c) 心筋梗塞を疑い経食道心エコーによる心機能評価を行う．
(d) 心筋梗塞を疑いCK-MBを測定する．
(e) 心筋梗塞を疑いトロポニン値を測定する．

解説 周術期心筋梗塞の診断

肝臓切除術では，術中出血軽減を目的として術中輸液負荷を制限されることがある．本症例では，血行動態変動の要因として制限輸液による循環血液量減少を最初に考慮しなければならない．ST低下は循環血液量減少による酸素需給バランスの破綻が要因となって生じることがあるため，輸液負荷と酸素化による臓器酸素需給バランスの適正化に努める．内科および救急領域における急性冠症候群では，その病態発生はプラークの破綻によることが多いが(Type I心筋梗塞)，周術期心筋梗塞の病態は，酸素需給バランスの破綻(Type

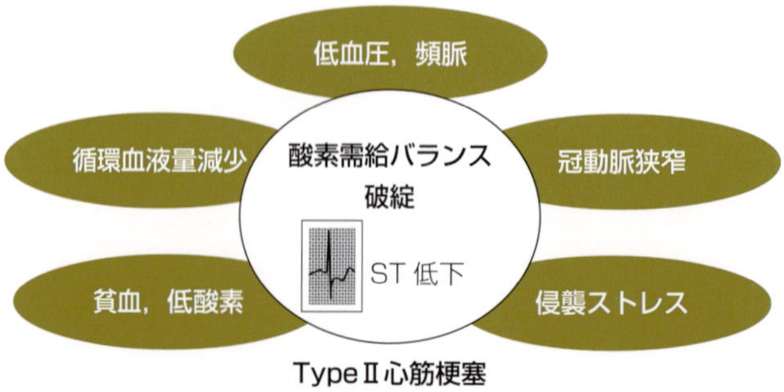

図2　本症例における周術期心筋梗塞の要因

II心筋梗塞)によることが多く，ST 低下が持続して見られる[11]（図 2）．洞調律の頻脈自体が心筋酸素需給バランスの破綻に寄与している可能性もあるため，β遮断薬によるレートコントロールは選択肢の一つではあるが，背景として循環血液量減少がもっとも高い可能性として考えられるため，輸液負荷および原因検索を行ったのちに考慮すべきである．輸液管理による循環の適正化を行う一方，周術期心筋梗塞が疑われた場合には迅速な診断が求められる．

経食道心エコーは心臓手術においてその有用性は広く認められている．非心臓手術において，日常的なモニタリングとしては推奨されないが(Class III)，適切な周術期管理を行っているにもかかわらず血行動態が不安定な場合に，診断方法として緊急的に用いるのが非常に有用であり[12]，ガイドラインで推奨されている(Class IIa)．経食道心エコーを用いることで，本症例の血行動態破綻と ST 低下の要因が循環血液量減少によるのか，壁運動異常によるのか，あるいは両者によるのかについて，迅速な診断が可能である．

臨床所見から周術期心筋虚血を疑った場合には，心筋虚血マーカーとしてトロポニン値を測定することが推奨されている(Class I)．大規模研究である Vascular Events in Noncardiac Surgery Patients Cohort Evaluation（VISION）trial ではトロポニンの上昇が，心血管系合併症発生率と相関することが示された[13]．CK-MB と比較すると迅速に診断できるため，周術期のみならず救急外来でも広く使用されているが，発症からの経過時間で感度，特異度とも上昇するため[14]，術中だけでなく術後も継続して測定することが肝要である．

正解（a）(c)(e)

緊急的に経食道心エコーによる心機能評価を行ったところ，心尖部前壁領域に壁運動低下を認めた．また，術直後の 12 誘導心電図において V_3～V_6 の ST 低下を認めたため周術期心筋梗塞と診断した．血行動態は不安定な状況が継続したため，大動脈内バルーンパンピング(intraaortic balloon pumping：IABP)を挿入した．血行動態が安定したため，術後に冠動脈造影検査を行ったところ，左前下行枝に 90%狭窄を認め，薬剤溶出性ステント(DES)を留置し ICU 入室となった．術中行った採血の結果，トロポニンI＞60 ng/ml であった．術翌日，呼吸・循環動態は安定していたため IABP を抜去，覚醒後に抜管し一般病棟退出となった．

問題 5 **本患者が肝臓手術を行った 1 カ月後に，肝腫瘍の肺転移が疑われ，胸腔鏡下肺部分切除術が予定された．患者はアスピリンとクロピドグレル(プラビックス®)の 2 剤を内服している．外科医は抗血小板薬内服継続での手術を了承している．2014 年ガイドラインに基づくと，周術期の対応として適切なものはどれか．1 つ選べ．**

(a) 2 剤継続のまま手術とする．
(b) 2 剤とも 1 週間前に中止し，ヘパリンによる抗凝固療法(手術日は中断)を周術期に行う．
(c) アスピリンは継続し，クロピドグレルは周術期中断する．

(d) アスピリンは周術期中断し，クロピドグレルは継続する．
(e) ステント留置後 1 年後まで手術を延期し，抗血小板薬を中断して手術を行う．

解説 ステント留置後の麻酔管理：ステント留置後手術患者における抗血小板薬

麻酔薬や周術期モニタリングの質の向上により，多くの合併症を有する患者においても安全に麻酔および手術が行えるようになった．近年，虚血性心疾患や脳梗塞の既往を有し，術前より抗血小板薬や抗凝固薬を内服している手術患者が増えている．冠動脈ステントが留置された患者では，ステント血栓症予防のためにアスピリンと P2Y12 受容体阻害薬の抗血小板薬 2 剤併用が行われる（図 3）．麻酔科医が留意しておくべきこととして，ベアメタルステント（bare metal stent：BMS），薬剤溶出性ステント（drug-eluting stent：DES）いずれにおいても，ステント留置後の 4 週間から 6 週間においてステント血栓症の発生リスクがもっとも高いということである[15]．この期間に緊急手術が行われる場合には，出血のリスクが血栓症のリスクよりも高くなければ，2 剤継続での手術が推奨されている（Class

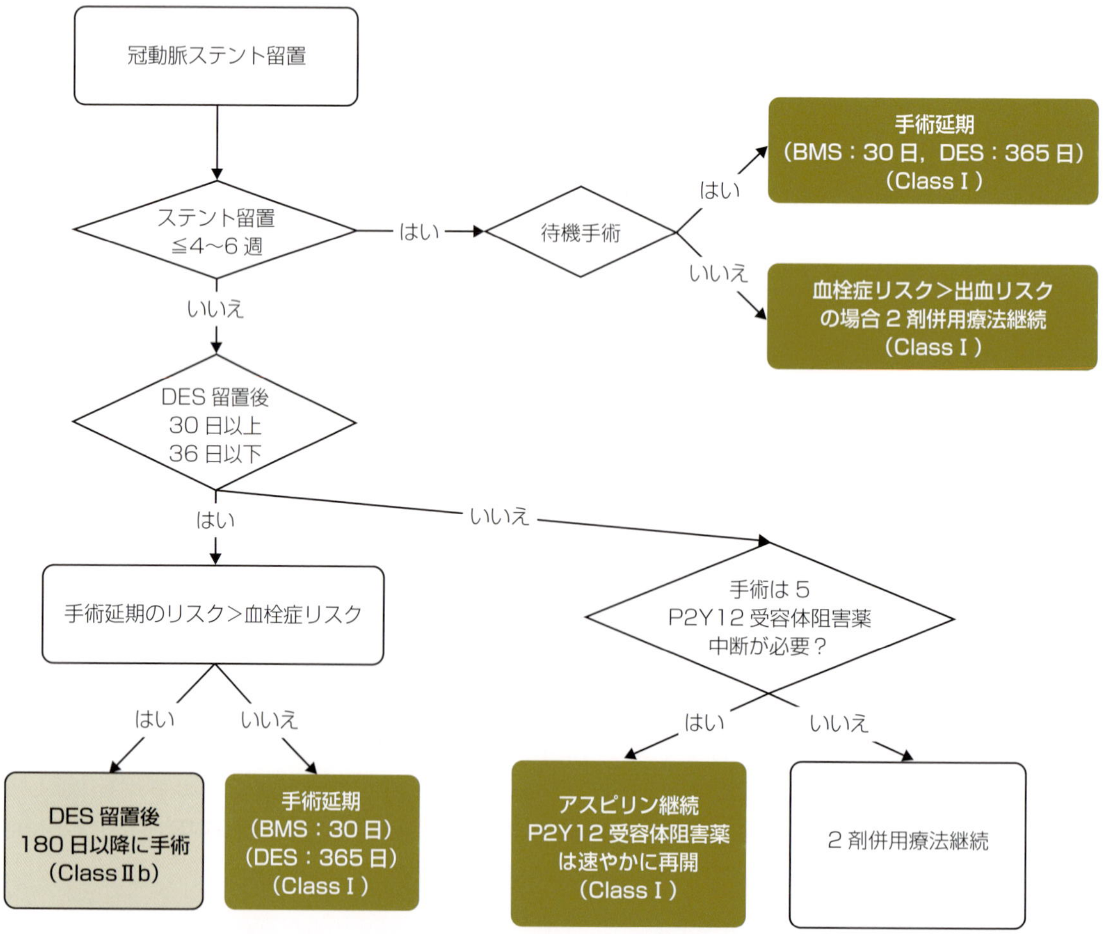

図 3　冠動脈ステント留置患者における非心臓手術時の抗血小板薬管理方針

(Fleisher LA, Fleischmann KE, Auerbach AD, et al. 2014 ACC/AHA guideline on perioperative cardiovascular evaluation and management of patients undergoing noncardiac surgery：a report of the American College of Cardiology/American Heart Association Task Force on practice guidelines. J Am Coll Cardiol 2014；64：e77-1373 より改変引用)

Ⅰ）．当然のことながら，出血のリスクと手術の必要性について，術者および患者と十分なコンセンサスを得て手術に臨む必要がある．DESが留置されている場合，予定手術では1年以上経過してから，BMSが留置されている場合では30日以上経過してから手術を行うことが望ましいとされる．DESの場合，留置後6週間以上経過すれば血栓症のリスクは時間経過とともに減少するが，周術期侵襲は容易に凝固機能を賦活するため，できるだけ2剤併用療法を継続する．2剤併用療法はアスピリン単独よりも出血のリスクを高める可能性があるが，出血リスクをどの程度上昇させるのかについてはよくわかっていない．したがって，2剤併用療法かアスピリン単独療法かについては，症例に応じて検討する．

ガイドラインでは，ステント留置後の患者においては2剤併用療法またはアスピリン単独による抗血小板療法を継続することを推奨しており（図3），どれだけ時間が経過した場合でも抗血小板療法の中断は推奨されていない．本邦では，抗血小板薬の中断後に半減期の短いシロスタゾール（プレタール®）内服やワルファリン内服，ヘパリン静注への置換が行われ，一時的な中断が周術期に行われることがあるが，このような継続療法がステント血栓症を減少させるという明確なエビデンスはない．動脈系血栓は血小板凝集が主体となる白色血栓であるのに対し，静脈系の血栓はフィブリン，血液凝固反応が主体となる赤色血栓であることを考慮すると，抗血小板療法を抗凝固療法で継続する方法は今後再検討する余地があると考えられる．

また，ステントが留置されていない虚血性心疾患や脳梗塞の既往を有する患者では，アスピリンを内服していることが多いが，アスピリン継続の効果についてはいまだ議論の分かれるところである．アスピリンを内服している患者が，周術期にアスピリンを中断すると血栓症による合併症が増加した[16]．一方，10,010名の血管合併症を有する非心臓手術患者を対象としたPOISE-2 trial[17]では，200 mgのアスピリン投与は周術期の心血管系合併症や死亡率に影響を与えなかったが，アスピリンの使用が出血のリスクを増大させたと報告している．本研究では，虚血性心疾患を指摘されていた患者は全体の23％であり，内頸動脈内膜手術患者は除外されている．また，BMS留置6週間以内の患者とDES留置1年以内の患者は除外されている．このことから，ガイドラインでは，冠動脈疾患や脳動脈狭窄のリスクのある患者に対するアスピリン継続を支持している．

正解（a）

●参考文献

1）Devereaux PJ, Goldman L, Yusuf S, et al. Surveillance and prevention of major perioperative ischemic cardiac events in patients undergoing noncardiac surgery：A review. CMAJ 2005；173：779–88.
2）Devereaux PJ, Xavier D, Pogue J, et al. Characteristics and short-term prognosis of perioperative myocardial infarction in patients undergoing noncardiac surgery：A cohort study. Ann Intern Med 2011；154：523–8.
3）Fleisher LA, Fleischmann KE, Auerbach AD, et al. 2014 ACC/AHA guideline on perioperative cardiovascular evaluation and management of patients undergoing noncardiac surgery：a report of the American College of Cardiology/American Heart Association Task Force on practice guidelines. J Am Coll Cardiol 2014；64：e77–1373.
4）Kazmers A, Cerqueira MD, Zierler RE. Perioperative and late outcome in patients with left ventricular ejection fraction of 35％ or less who require major vascular surgery. J Vasc Surg 1988；8：

307-15.
5) Wijeysundera DN, Beattie WS, Karkouti K, et al. Association of echocardiography before major elective non-cardiac surgery with postoperative survival and length of hospital stay : population based cohort study. BMJ 2011 ; 342 : d3695.
6) IONA Study Group. Effect of nicorandil on coronary events in patients with stable angina : the Impact Of Nicorandil in Angina (IONA) randomized trial. Lancet 2002 ; 359 : 1269-75.
7) POISE Trial Investigotors : Devereaux PJ, Yang H, Guyatt GH, et al. Rational, design, and organization of the PeriOperative Ischemic Evaluation (POISE) trial : a randomized controlled trial of metoprolol versus placebo in patients under noncardiac surgery. Am Heart J 2006 ; 152 : 223-30.
8) London MJ, Hur K, Schwartz GG, et al. Association of perioperative β-blockade with mortality and cardiovascular morbidity following major noncardiac surgery. JAMA 2013 ; 309 : 1704-13.
9) Guarracino F, Landoni G, Tritapepe L, et al. Myocardial damage prevented by volatile anesthetics : a multicenter randomized controlled study. J Cardiothorac Vasc Anesth 2006 ; 20 : 477-83.
10) Lurati Buse GA, Schmacher P, Seeberger E, et al. Randomized comparison of sevoflurane versus propofol to reduce perioperative myocardial ischemia in patients undergoing noncardiac surgery. Circulaiton 2012 ; 126 : 2696-704.
11) Landesberg G, Beattle WS, Mosseri M, et al. Perioperative myocardial infarction. Circulation 2009 ; 119 : 2936-44.
12) Shillcutt SK, Markin NW, Montzingo CR, et al. Use of rapid 'rescue' perioperative echocardiography to improve outcomes after hemodynamic instability in noncardiac surgical patients. J Cardiothorac Vasc Anesth 2012 ; 26 : 362-70.
13) Vascular Events in Noncardiac Surgery Patients Cohort Evaluation (VISION) Study Investigators. Association between postoperative troponin levels and 30-day mortality among patients undergoing noncardiac surgery. JAMA 2012 ; 307 : 2295-304.
14) Keller T, Zeller T, Peetz D, et al. Sensitive troponin I assay in early diagnosis of acute myocardial infarction. N Engl J Med 2009 ; 36 : 868-77.
15) Hawn MT, Graham LA, Richman JS, et al. Risk of major adverse cardiac events following noncardiac surgery in patients with coronary stents. JAMA 2013 ; 310 : 1462-72.
16) Burger W, Chemnitius JM, Kneissl GD, et al. Low-dose aspirin for secondary cardiovascular prevention—cardiovascular risks after its perioperative withdrawal versus bleeding risks with its continuation—review and meta-analysis. J Intern Med 2005 ; 257 : 399-414.
17) Devereaux PJ, Mrkobrada M, Sessler DI, et al. Aspirin in patients undergoing noncardiac surgery. N Engl J Med 2014 ; 370 : 1494-503.

（平田　直之）

D Dysfunction of Central Nervous System

中枢神経系の危機管理

I．術中覚醒記憶

SCENARIO

40 歳の男性．下顎腫瘍に対して腫瘍摘出術を予定した．麻酔は気管挿管下にプロポフォールによる全静脈麻酔で管理していた．麻酔導入時には問題を認めていなかったが，手術開始後しばらくしてから頻回な体動と頻脈，高血圧を認めた．調べてみたところ，静脈回路の途中で接続が緩んでおり，点滴が漏れていた．術中覚醒の可能性がある．bispectral index（BIS）などの脳波モニターは装着していなかった．

はじめに

術後回診のときに患者が“実は手術中意識があって，先生たちの話し声が聞こえました．体が動かせず，すごく怖かったです”と訴えてきたらどう対処するべきであろう．術中覚醒記憶は高率に精神的後遺症を残し，治療はなかなか難しい．したがって，予防が重要であるが，現時点で術中覚醒記憶を完全に予防するための薬剤やモニターは存在しない．麻酔科医としては，常に術中覚醒記憶の可能性を考え，不必要な浅麻酔を避ける努力をしていかなくてはならない．

問題 1　術中覚醒記憶の発生率として正しいのはどれか．1 つ選べ．

（a）0.005%
（b）0.01%
（c）0.1%
（d）0.2%
（e）0.5%

表 1　術中覚醒記憶の発生率

報告年	報告者	術中覚醒記憶症例	サンプル総数	発生率	調査方法	備　考
1961	Hutchison	8	656	1.2	Prospective	
1970	Brice	1	60	1.7	Prospective	
1975	Wilson	4	490	0.8	Prospective	
1977	Agarwal	0	138	0	Prospective	
1991	Liu	2	1,000	0.2	Prospective	
1993	Sandin	5	1,727	0.2	Prospective	TIVA
1997	Nordstrom	2	1,000	0.2	Prospective	TIVA
2000	Sandin	18	11,785	0.15	Prospective	
2004	Sebel	25	19,575	0.13	Prospective	Multicenter trial in USA
2004	Myles	13	2,463	0. 53	Prospective	B-aware trial (high-risk group)
2007	Pollard	6	87,361	0.0069	Retrospective	
2007	奈良県立医科大学	16	13,996	0.11	Retrospective	
2008	Errando	22	3,477	0.6	Prospective	Spain
2008	Avidan	4	1,941	0.21	Prospective	B-unaware trial (high-risk group)
2009	Xu	46	11,101	0.41	Prospective	China
2009	Mashour	10	44,006	0.023	Retrospective	
2010	Morimoto	20	89,516	0.02	Retrospective	Japan
2011	Avidan	9	5,713	0.15	Prospective	Bag-recall trial (high-risk group)

TIVA：total intravenous anesthesia

解説　術中覚醒記憶の発生率

術中覚醒記憶の発生率は，調査方法によって大きく異なっておりはっきりしていない(表1)．これまでに報告された大規模な研究のうち，術後に3回の回診を行い，定式化した質問により術中覚醒記憶を前向きに調べた研究では，その発生率は0.2%である．一方，医療記録などに基づいて後ろ向きに行った研究では，発生率はぐっと小さくなり0.005%程度となる．この差の原因としては，後ろ向き研究では見逃している可能性と，前向き研究では3回のインタビューにより記憶を形成してしまう可能性が考えられる．もし，これらを総合的に判断すると，術中覚醒記憶は0.2%の確率で発生しているが，ほとんどの患者は積極的に医療者側に伝えていないことがいえる．いずれにせよ，麻酔科医は全身麻酔をするにあたって，特殊な場合(たとえば脳腫瘍摘出術や脊椎手術における wake-up test など)以外は，手術中に意識がないことを保証している．患者の期待を裏切ることがないように努めなければならない．

正解　前向き研究なら（d），後ろ向き研究なら（a）

問題 2　**術中覚醒記憶の後遺症として正しいものはどれか．2つ選べ．**

(a) 統合失調症
(b) うつ病
(c) PTSD
(d) 認知症
(e) パーキンソン病

表 2　術中覚醒記憶から精神的後遺症および PTSD に発展した症例

発表年	発表者	術中覚醒記憶患者数	精神的後遺症	PTSD
1993	Moermann	26	18(69%)	ND
1998	Schwender	45	22(49%)	3(7%)
1998	Ranta	5	1(20%)	0(0%)
1999	Domino	61	51(84%)	6(10%)
2001	Osterman	16	ND	9(56%)
2002	Lennmarken	9	7(78%)	4(44%)
2007	Samuelsson	46	15(33%)	1(2%)
2010	Leslie	7	ND	5(71%)
合　計		215	59%	16%

ND：記載がないことを示している.

解説　術中覚醒記憶の精神的後遺症

術中覚醒記憶が精神的な後遺症を残すことは古くから知られていた．しかし，心的外傷後ストレス障害(post-traumatic stress disorder：PTSD)が，どの程度発生するかは明らかとなっていなかった．過去の報告をまとめてみると(表 2)，精神的後遺症の発生率は60%，PTSD への進展も平均で 16%に認められた．このような後遺症は社会生活の障害，うつ病の併発へとつながる可能性も高い．さらに，このような患者は，その後手術が必要な状況となっても拒否する場合があることから，予後にまで影響してくる．

正解 (b)(c)

問題 3　術中覚醒記憶を起こしやすい要件として正しいのはどれか．2 つ選べ.

(a) 男性
(b) 高齢者
(c) 吸入麻酔法
(d) 帝王切開
(e) 心臓手術

解説　術中覚醒記憶の危険因子

術中覚醒記憶の発生の要因についてはさまざまな検討がなされている．多くは後ろ向きの研究となっているが，以下の 3 項目に分けて考えられる．

1. 患者側要件

Ghoneim ら[1]は 271 の術中覚醒記憶症例に関して危険因子の検討を行い，女性であること，若年者であることは危険因子であるとしている．また，術中覚醒記憶の既往があることも危険因子となることが明らかにされている．

2. 手術内容

手術に関しては，心臓手術(発生率が 1.5 ～ 3%)，産科麻酔(0.4 ～ 2%)，急患の手術(11 ～ 43%)など“浅い麻酔”を必要とする麻酔管理で発生率が高くなる．これらは前述した術中覚醒記憶の発生率とされる 0.2%よりもはるかに高くなっている．

3. 麻酔管理

危険因子の一つとして，吸入麻酔薬を使わないこと（静脈麻酔を使うこと）が挙げられている．この理由としては，静脈麻酔薬のほうが吸入麻酔薬よりも薬物動態学的個体差が大きいこと（薬物濃度の個体差が大きい），静脈麻酔では点滴の維持や頻回の薬物シリンジ交換など吸入麻酔薬にはない要素が含まれることなどが考えられる．また，筋弛緩薬の使用も危険因子に数えられている．この理由としては術中覚醒の重要なサインである体動がマスクされてしまうこと，覚醒時に筋弛緩状態であると自分では全く動くことができず強い恐怖に襲われること，これが記憶を増強するためと考えられている．

正解 (d)(e)

問題 4 術中覚醒記憶の内容として多いものはどれか．2つ選べ．

(a) 無影灯の光
(b) 痛み
(c) 音
(d) 麻痺
(e) 匂い

解説 術中覚醒記憶の内容（表3）

手術中は，目は閉じられているので視覚の入力はほとんどない．そのため，音や痛み，触覚の記憶がほとんどとなる．これら3つの報告で痛みの記憶は意外に少ない．多いのは麻痺（筋弛緩状態）の記憶である．筋弛緩薬の使用が術中覚醒記憶の危険因子であることは先に述べた．したがって，術中覚醒記憶の予防の観点からは，不必要な筋弛緩薬は用いないことが望ましく，また使用する場合は十分な麻酔深度を維持しなければならない．

正解 (c)(d)

問題 5 術中覚醒記憶のもっとも多い時間帯として正しいのはどれか．1つ選べ．

(a) 導入時
(b) 開腹時

表3　術中覚醒記憶の内容

	報告者		
	Moerman (Anesthesiology, 1993)	Domino (Anesthesiology, 1999)	Sebel (Anesth Analg, 2004)
音	89%	29%	48%
触られている感じ（痛み以外）	19%	24%	8%
麻痺（筋弛緩状態）	85%	20%	48%
痛み	39%	21%	36%
挿管されている記憶	23%	15%	24%
ストレス，パニック	92%	11%	36%

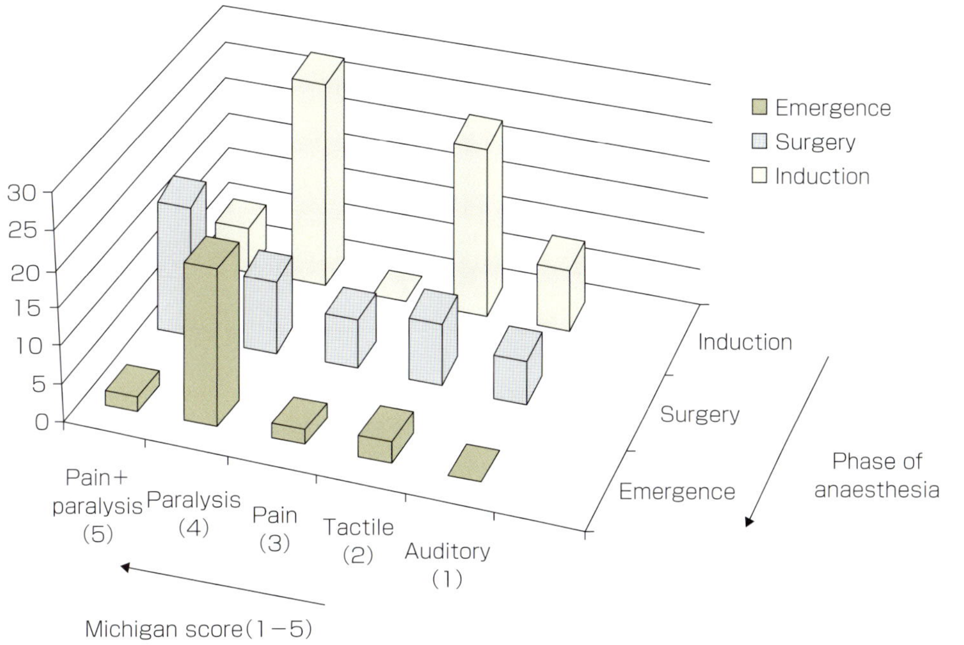

図 1　術中覚醒記憶の発生時期とその内容

〔Cook TM, Andrade J, Bogod DG, et al；Royal College of Anesthetists；Association of Anaesthetists of Great Britain and Ireland. 5th National Audit Project（NAP5）on accidental awareness during general anaesthesia：patient experiences, human factors, sedation, consent, and medicolegal issues. Br J Anaesth 2014；113：560-74 より引用〕

（c）手術中
（d）閉腹時
（e）覚醒時

解説　術中覚醒記憶の発生時期

NAP5(5th National Audit Project)のなかでは，術中覚醒記憶がどの時間帯に多いかが調べられている(図 1)．約 50％の術中覚醒記憶は導入時(麻酔導入から執刀までの時間)に発生していることが明らかとなった[2]．そのほか，30％が手術中，20％は覚醒時の記憶であった．導入時の術中覚醒記憶の中身としては，当然ながら痛みの記憶はほとんどなく，麻痺の記憶が多かった．導入時・覚醒時に筋弛緩薬による麻痺に注意することで術中覚醒記憶を減らすことができる．すなわち，導入時には挿管後執刀までの無刺激期には麻酔薬の濃度を減らすことはせず，体位，輸液，血管収縮薬で対処するようにする．抜管時には，麻酔薬の投与を停止してからスガマデクスを投与するのではなく，まずスガマデクスを投与して筋弛緩状態からの回復を確認した後(TOF＞100％)，麻酔薬を止めるようにすると，抜管時の術中覚醒記憶は防ぐことができる．

正解（a）

問題 6 手術中の術中覚醒記憶のモニタリングとして，もっとも信頼できないものはどれか．１つ選べ．

(a) 循環動態
(b) 呼気麻酔ガス濃度
(c) TCI ポンプに表示されるプロポフォールの効果部位濃度
(d) BIS
(e) 体動

解説 術中覚醒記憶のモニタリング

1. 循環動態

以前から血圧および心拍数を指標とした麻酔薬投与量の調節が行われてきた．近年のバランス麻酔の普及により，鎮痛が十分で循環動態には変動が現れないにもかかわらず，麻酔薬の投与量が不足してしまっている状況が起きやすくなってしまった．Ghoneim ら[1]の報告では，術中覚醒記憶を来した症例で頻脈や高血圧が観察されたのは 20%にすぎない．逆に心臓麻酔や急患など循環動態が不安定なために十分な麻酔薬を投与できないような麻酔は術中覚醒記憶の危険性が高くなっている．以上より，循環動態を指標に麻酔薬の投与量を減らすことは術中覚醒記憶のリスクを高くする．

2. 呼気麻酔ガス濃度モニター

呼気麻酔ガス濃度モニターは，広く普及している．吸入麻酔薬は薬物動態学的が静脈麻酔薬よりも小さいために術中覚醒記憶が生じにくいが，はたして呼気麻酔ガス濃度モニターは術中覚醒記憶の発生を軽減できるのであろうか．このモニターのあるなしで術中覚醒記憶の発生率を調べた研究はほとんどない．鎮痛が十分な場合の吸入麻酔薬投与量は 0.7 最小肺胞濃度（minimum alveolar concentration：MAC）（= 1.4%）以上を維持するようにしていることが多いが，これまでにもセボフルラン濃度 2.2%でも覚醒していた症例の報告などもある．薬力学的個体差を調べた研究は少ないが MAC は年齢やほかの身体条件でも変化するため，呼気麻酔ガス濃度がいくつだから安全という線は簡単には引けない．

3. TCI（target-controlled infusion）の表示濃度

静脈麻酔を用いる際に，シミュレーションにより得た薬物濃度を表示する機能も普及しつつある．プロポフォールの TCI 投与などもその中に含まれる．しかし，静脈麻酔薬の個体差は非常に大きい．Hoymork ら[3]はプロポフォールとレミフェンタニルで TCI の設定値と実測値の関係を調べた．プロポフォールでは，March の薬物動態モデルを採用して，TCI 設定 5 μg/ml のときに実測の濃度は 6.7 ～ 12.5 μg/ml と実測値のほうが高くなり，個体差が 2 倍程度あることを示している．ちなみにレミフェンタニルでは，7.5 ng/ml の設定に対して 2.0 ～ 14.0 ng/ml と，さらに大きな個体差を示している．TCI では患者が平均的な薬物動態パラメーターを持っているものと仮定して投与しているため，実際の薬物濃度は大きくばらついていることを認識する必要がある．実際の臨床ではさらに薬力学的個体差が加わる．意識消失時のプロポフォール濃度は 1.7 ～ 5.5 μg/ml であり，3 倍以上の個体差がある．したがってシミュレーションによる静脈麻酔薬濃度の表示は目安程度のものであり，濃度を過信してはいけない[4]．

4. BIS（bispectral index）などの脳波モニター

では，BISは有用であろうか．BISの有用性に関しては一連の大規模な前向き研究が実施されている．代表的なものにB-aware trialがある[5]．これはオーストラリアで術中覚醒記憶発生のhigh risk群（身体条件から十分な麻酔薬を投与できない患者，心臓手術患者，緊急手術など）を対象としてBISコントロール（n ＝ 1,225，BIS値を40 ～ 60に維持）と従来麻酔群（n ＝ 1,238，BIS以外のルーチンのモニター，呼気麻酔ガス濃度を含む）を設定して比較した研究である．麻酔方法は麻酔科医に一任されている．その結果，BISコントロール群での術中覚醒記憶の発生率は0.16％なのに対し，従来麻酔群では0.89％であり，有意にBIS群で低かった（P ＝ 0.022）．この研究では麻酔方法が統一されていなかったため，麻酔方法を吸入麻酔に統一し，BISコントロール群（BIS値を40 ～ 60）と呼気麻酔ガスモニター群（呼気麻酔ガス濃度を0.7 ～ 1.3 MAC）を設定して比較したB-unaware trialが実施された[6]．この研究では両群ともに2名の術中覚醒記憶が発生し，有意な差は認めなかった．この研究に関しては対象者が少なく検出力が十分でないと考えられたため，Bag-recall trialが実施された[7]．この研究では両群とも約2,800人のサンプル数であったが，結果的にBISコントロール群での術中覚醒記憶の発生率は0.24％なのに対し，呼気麻酔ガスモニター群では0.07％であり，有意差は認められず，逆に呼気麻酔ガスモニター群で発生率が低い傾向を示した．

一方で，Ekmanら[8]は，BIS導入による術中覚醒記憶が減少したか否かを後ろ向きに検討した．その結果BISモニター導入後の術中覚醒記憶の発生率は0.04％であるのに対して，BIS導入前では0.18％であった．このBIS導入後の術中覚醒記憶症例の麻酔記録からBIS値が60以上の時間が4分間以上あったことが分かった．しかし，対象者4,945人の19％で，そのような時間帯が記録されていて，感度は高いものの特異度が著しく低いことが示された．

BISの有用性に関する研究をまとめてみると，BISを使用することにより，何もモニターを使用しない場合と比べると術中覚醒記憶を減らす効果が認められるが，呼気麻酔ガス濃度モニターと比較したときの有用性は明らかではない．

5. 体　　動

筋弛緩薬による麻痺が術中覚醒記憶の危険因子となるのなら，体動は良いモニターになるだろうか．Russell[9]は多くのisolated forearm technique〔IFT（筋弛緩薬が分布しないように利き腕を駆血状態で麻酔し，術中に“もし聞こえるなら手を握るように”指示する検査方法）〕を実施していて，プロポフォールによる静脈麻酔でも吸入麻酔法でも30 ～ 70％の患者から反応があることを報告しているが，術後にそのことを覚えていた患者は1人もいなかったとしている．このことは意識的な体動があった場合でも記憶が抑制される可能性を示唆している．

正解（a）

問題 7　**術後に術中覚醒記憶を見つけるためには，どのような術後回診を行うべきか．1つ選べ．**

（a）手術直後に訪問して，Yes or Noで答えられる質問を実施する．

（b）手術翌日に訪問して，Yes or Noで答えられる質問を実施する．

表4 Briceの質問票

1. あなたが手術室で眠る前に覚えていることで，いちばん最後に覚えていることは何ですか
2. あなたが麻酔から覚めた後で，いちばん最初に覚えていることは何ですか
3. その2つの記憶の間に何か覚えていることがありますか
4. 麻酔中に夢を見ましたか
5. 手術と麻酔に関して，もっとも不快だったことは何ですか

(Brice DD, Hetherington RR, Utting JE. A simple study of awareness and dreaming during anaesthesia. Br J Anaesth 1970；42：535–42より引用)

(c) 手術直後に訪問してBriceの質問票を用いて行う．
(d) 手術翌日に訪問してBriceの質問票を用いて行う．
(e) 手術当日，翌日，1週間から1カ月後にBriceの質問票を用いて行う．

解説 術後回診のポイント

Briceの質問票を用いる(**表4**)[10]．このうち4項目目の夢は術中覚醒記憶とは関係がないとする研究が多い．Lennmarkenら[11]やLeslieら[12]の報告では，手術当日に術中覚醒記憶が明らかとなった患者は半数にすぎず，残りの患者は手術翌日から1週間ほどの間にしだいに明らかになってくる．そのため，術後の回診は3回(手術当日，翌日，1週間後)行う方法が採られている．この理由としては2つ考えられる．1つ目は，記憶の過程のうち想起(思い出すこと)が麻酔薬に非常に弱くて当日は抑制されているが，時間の経過とともに回復してくる可能性である．もう1つは重ねてインタビューすることにより記憶が形成される可能性である．複数回インタビューを実施するときは，ネガティブな印象を強めるようなインタビューは行ってはいけない．

正解 (e)

問題8 **術中覚醒記憶の内容を確認したところ，“強い痛みがあったが動けず声も出せず，たいへん辛かった”という訴えを聞いた．Michigan scoreにより評価せよ．**

(a) Class 3
(b) Class 4
(c) Class 4D
(d) Class 5
(e) Class 5D

解説 術中覚醒記憶の評価

近年，Michigan scoreを用いることが推奨されている(**表5**)[13]．このスコアが高いほど，術中覚醒記憶時に受けたストレスが強いことが示されている(**図2**)[2]．したがって，不必要な筋弛緩薬の使用は避けることと，十分な鎮痛を行うことが重要であると考えられる．

正解 (e)

表５　Michigan Awareness Classification Instrument

Class	訴えの内容
0	訴えなし
1	一時的な音の記憶
2	触覚の記憶
3	痛み
4	麻痺
5	痛みと麻痺

手術中に強いストレスを感じた場合はＤをつける．

（Mashour GA, Esaki RK, Tremper KK, et al. A novel classification instrument for intraoperative awareness events. Anesth Analg 2010；110：813–5 より引用）

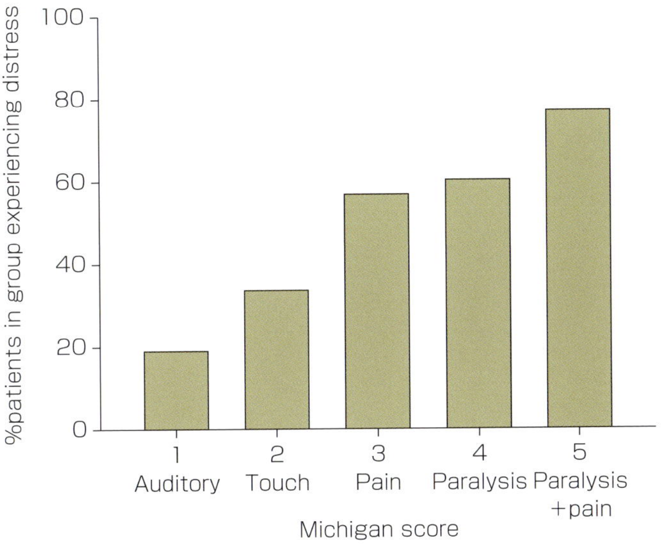

図２　Michigan score と苦痛の大きさ

〔Cook TM, Andrade J, Bogod DG, et al；Royal College of Anaesthetists；Association of Anaesthetists of Great Britain and Ireland. 5th National Audit Project（NAP5）on accidental awareness during general anaesthesia：patient experiences, human factors, sedation, consent, and medicolegal issues. Br J Anaesth 2014；113：560–74 より引用〕

問題９　**術中覚醒記憶を見つけた場合の対処方法として誤っているものはどれか．１つ選べ．**

（a）同情の気持ちを示す．

（b）陳謝はしない．

（c）何が起きたかを説明する．

（d）毎日訪問する．

（e）退院後も電話連絡をとる．

解説　術中覚醒記憶への対処

Ghoneim ら[14]がまとめた対処方法を個々に示す．

1. 詳しいインタビューを行う.
   ①患者の立場を確認する.
   ②同情の気持ちを表す.
   ③何が起きたかを説明する.
   ④二度と起きないことを保証する.
   ⑤陳謝する.
   ⑥心理学的，精神的サポートを考慮する.
2. インタビューは麻酔記録とともに保管する.
3. 外科医，看護師，病院の法律家に知らせる.
4. 患者が入院中は毎日訪問し，退院後も電話で連絡をとる.
5. 精神科医への紹介を躊躇しない.

正解（b）

問題 10 PTSD になってしまった場合の治療方法について，誤っているものはどれか．2 つ選べ．

(a) 抗うつ薬の投与
(b) 認知行動療法
(c) 自然軽快を待つ
(d) eye movement desensitization and reprocessing
(e) 電気痙攣療法

解説 PTSD の治療

Lennmarken ら[11]の報告では，18 人の術中覚醒記憶を発見したが，術後 30 日間の観察では特に精神的な後遺症を認めていない．ところが2年後には63%に精神的後遺症があり，その半数以上が PTSD と診断されている．Leslie ら[12]の報告では 7 人の術中覚醒記憶患者のうち 5 人が PTSD を発症し，その発症の時期は術後 7 ～ 243 日(中央値 14 日)であり，観察期間の 5 年間は治癒しなかった．このように PTSD への進展は，術後 1 週間以上経過してから起こっていて，通常の術後数日間のフォローアップでは検出できない．また，その症状は持続していて，継続的な観察が必要である．

一般に PTSD に進展してしまうとその治療は困難であり，専門家による治療が必要である．PTSD の治療は大きく 3 つに分けられる．

1. 薬物療法

PTSD の治療薬として seletcive serotonin reuptake inhibitor や serotonin and norepinephrine reuptake inhibitor などの抗うつ薬が用いられて，効果があることが報告されている．

2. 認知行動療法

行動的，情緒的，認知的な問題を学習理論をはじめとする行動科学の理論に基づき，不適応な反応を軽減させ，適応の反応を学習させる治療法である．Mashour ら[15]は麻酔科医も含めたチームで，認知行動療法により術中覚醒記憶から PTSD を発症した症例を治療し，次回の手術を問題なく受けさせることができた例を報告している．

3. 眼球運動減感作再処理法（eye movement desensitization and reprocessing）

外傷的なできごとを考えながら，治療者が目の前で指を一定の速度で動かし，それを目で追ってもらうという比較的単純な治療方法であるが，PTSD に対する有効性が報告されている[16)]．

このような PTSD の治療を熟知した精神科医は多くない．日頃から勤務先の病院，あるいは近隣の施設で術中覚醒記憶から PTSD に進展した場合にコンサルトすることが可能であるか確認しておくべきである．

正解 (c)(e)

●参考文献

1) Ghoneim MM, Block RI, Haffarnan M, et al. Awareness during anesthesia：risk factors, causes and sequelae：a review of reported cases in the literature. Anesth Analg 2009；108：527–35.
2) Cook TM, Andrade J, Bogod DG, et al；Royal College of Anesthetists；Association of Anaesthetists of Great Britain and Ireland. 5th National Audit Project（NAP5）on accidental awareness during general anaesthesia：patient experiences, human factors, sedation, consent, and medicolegal issues. Br J Anaesth 2014；113：560–74.
3) Hoymork SC, Raeder J, Grimsmo B, et al. Bispectral index, serum drug concentrations and emergence associated with individually adjusted target-controlled infusions of remifentanil and propofol for laparoscopic surgery. Br J Anaesth 2003；91：773–80.
4) Milne SE, Troy A, Irwin MG, et al. Relationship between bispectral index, auditory evoked potential index and effect-site EC50 for propofol at two clinical end-points. Br J Anaesth 2003；90：127–31.
5) Myles PS, Leslie K, McNeil J, et al. Bispectral index monitoring to prevent awareness during anaesthesia：the B-Aware randomised controlled trial. Lancet 2004；363：1757–63.
6) Avidan MS, Zhang L, Burnside BA, et al. Anesthesia awareness and the bispectral index. N Engl J Med 2008；358：1097–108.
7) Avidan MS, Jacobsohn E, Glick D, et al. Prevention of intraoperative awareness in a high-risk surgical population. N Engl J Med 2011；365：591–600.
8) Ekman A, Lindholm ML, Lennmarken C, et al. Reduction in the incidence of awareness using BIS monitoring. Acta Anaesthesiol Scand 2004；48：20–6.
9) Russell IF. The ability of bispectral index to detect intra-operative wakefulness during total intravenous anaesthesia compared with the isolated forearm technique. Anaesthesia 2013；68：502–11.
10) Brice DD, Hetherington RR, Utting JE. A simple study of awareness and dreaming during anaesthesia. Br J Anaesth 1970；42：535–42.
11) Lennmarken C, Bildfors K, Enlund G, et al. Victims of awareness. Acta Anaesthesiol Scand 2002；46：229–31.
12) Leslie K, Chan MT, Myles PS, et al. Posttraumatic stress disorder in aware patients from the B-aware trial. Anesth Analg 2010；110：823–8.
13) Mashour GA, Esaki RK, Tremper KK, et al. A novel classification instrument for intraoperative awareness events. Anesth Analg 2010；110：813–5.
14) Ghoneim MM. Awareness during anesthesia. Anesthesiology 2000；92：597–602.
15) Mashour GA, Wang LY, Esaki RK, et al. Operating room desensitization as a novel treatment for post-traumatic stress disorder after intraoperative awareness. Anesthesiology 2008；109：927–9.
16) Cloitre M. Effective psychotherapies for posttraumatic stress disorder：a review and critique. CNS Spectr 2009；14：32–43.

（坪川　恒久）

II. 覚醒遅延

SCENARIO

84 歳の男性，胃がんに対して腹腔鏡下胃全摘除術が施行された．既往として心房細動があり，予防薬を使用していたが，循環器内科にコンサルテーションして術前に中止していた．麻酔は硬膜外麻酔を併用し，気管挿管下に吸入麻酔を用いた全身麻酔で管理していた．術後，吸入麻酔薬は十分に排出されたが自発呼吸が出現せず，覚醒しない．筋弛緩薬の残存も考慮したが，術中から神経刺激装置で筋弛緩状態を確認しており，スガマデクス投与により四連反応比（train-of-four ratio：TOF 比）で 0.95 以上と十分な回復が認められていた．緊急 MRI を撮影したところ脳梗塞が認められたため脳外科にコンサルテーションし，気管挿管下に ICU に入室した．抗凝固療法を施行したところ，徐々に意識の回復が認められ，術後 2 日に人工呼吸器から離脱した．軽度の上肢の麻痺が認められているものの改善傾向にある．

はじめに

日本麻酔科学会教育委員会が策定した教育ガイドラインには“術後回復室”の項目が含まれる．要点は以下の 3 点であるが，本項はおもに 1．について解説する．

1．麻酔からの回復に及ぼす因子と退室基準を説明できる．
2．術後呼吸・循環器系合併症に対応できる．
3．術後の悪心・嘔吐や興奮，疼痛に対応できる．

症例：84 歳の男性，胃がんに対して腹腔鏡下胃全摘除術が施行された．既往として心房細動があり，予防薬を使用していたが，循環器内科にコンサルテーションして術前に中止していた．

問題 1 麻酔管理における加齢の影響について，誤っているものはどれか．1 つ選べ．

（a）吸入麻酔薬の最小肺胞濃度は減少する．
（b）プロポフォールに対する脳の感受性は高くなる．
（c）チオペンタールに対する脳の感受性は変化しない．

（d）フェンタニル対する脳の感受性は低くなる．
（e）ロクロニウムの血漿クリアランスは低下する．

解説 加齢変化と麻酔薬

最小肺胞濃度（minimum alveolar concentration：MAC）は，大部分の吸入麻酔薬で10年加齢するごとに約6％ずつ減少するが，この理由としては，イオンチャネル，シナプス活動および受容体感度の変化が考えられている[1)]．静脈麻酔薬の必要投与量も加齢とともに減少する．プロポフォールにおいては脳の感受性亢進とクリアランス低下の相加作用によるもので，高齢者の感受性は30～50％増加する．一方，チオペンタールにおいては，加齢に伴う脳の感受性は変化せず，初期分布容量の低下によるものである．また，加齢に伴い脳のフェンタニルへの感受性も増すため，1回投与量は若年者の約半分とすべきである．一般に加齢は筋弛緩薬の薬力学に影響を与えないとされているが，ロクロニウムは代謝と排泄を肝臓および腎臓に依存しているため，高齢者では血漿クリアランスが低下し，作用持続時間が延長する．高齢者の臓器変化は個体差が大きいところではあるが，加齢によりすべての機能が進行性に失われていくことを念頭に置き，慎重な麻酔管理が必要となる．

正解（d）

麻酔は硬膜外麻酔を併用し，気管挿管下に吸入麻酔を用いた全身麻酔で管理していた．術後，吸入麻酔薬は十分に排出されたが自発呼吸が出現せず，覚醒しない．

問題2 吸入麻酔薬からの覚醒に関わる因子として誤っているものはどれか．1つ選べ．

（a）換気量
（b）心拍出量
（c）吸入麻酔薬の血液への溶解度
（d）吸入麻酔薬の投与時間
（e）吸入麻酔薬の沸点

解説 吸入麻酔薬からの覚醒

吸入麻酔薬からの覚醒には，麻酔導入の速さに関与する多くの因子を適用することができる[2)]．換気量の増加と心拍出量の低下は吸入麻酔薬の体外への排出を促す．また，吸入麻酔薬の血液/ガス分配係数（血液への溶解度）は，麻酔の導入と回復の早さを決定する重要な因子である．血液/ガス分配係数が小さいほど麻酔からの覚醒は早く，デスフルランは0.45，セボフルランは0.65，イソフルランは1.4である．吸入麻酔薬は体内で，血管豊富群（vessel-rich group：VRG），筋肉群（muscle group：MG），脂肪群（fat group：FG）の3つの組織群に貯蔵される．長時間の麻酔では，より多くの麻酔薬がMGやFGに取り込まれることから，回復時間が延長される．

吸入麻酔薬の沸点それ自体が覚醒に関わるという報告はないが，デスフルランの沸点は室温に近いため，安定したガス供給には専用の気化器が必要となる．

正解（e）

問題 3 **意識レベルの評価について，誤っているものはどれか．1 つ選べ．**

（a）Japan coma scale（JCS）は 10 段階で評価する．
（b）除脳硬直は，JCS では 2 桁で表現される．
（c）Glasgow coma scale（GCS）は 13 段階で評価する．
（d）GCS での最良運動反応（M）は，左右差がある場合，点数の良い側の数値を採用する．
（e）GCS で，気管挿管患者の言語音声反応（V）は 1 点で計算する．

解説 JCS と GCS

本邦では，意識レベルの評価スケールとして JCS と GCS が普及している．JCS は国内でしか使用されておらず，“自発的に覚醒”“刺激すると覚醒”“刺激をしても覚醒しない”の 3 段階で表示され，さらにそれぞれが 3 つに区分されている（表 1）．意識清明は JCS 0 と表現するので計 10 段階での評価となり，それぞれ R（不穏状態：restlessness），I（失禁：incontinence），A（無動性無言症：akinetic mutism，先外套症候群：apallic state）を付記（例：100-I）する．JCS は簡便なスケールではあるが，1 桁と 2 桁部分は開眼のみの評価であるため，評価者により判定がばらつく傾向がある．また，3 桁部分も除皮質硬直や除脳硬直を表現できない欠点がある[3]．

GCS（表 2）は国際的に広く普及し，評価者による判定のばらつきが少ない．開眼（E），言語音声反応（V），最良運動反応（M）の 3 因子を個々に評価し，それぞれの刺激による最良反応を記載する[4]．意識清明は GCS スコア 15 点（E4V5M6），深昏睡は 3 点（E1V1M1）であり，13 段階評価となる．気管挿管患者における言語音声反応（V）は，便宜上 VT と記載し点数は 1 点で計算する．GCS は異なる 3 因子の合計点であるため，同一スコアでも

表 1 Japan coma scale（JCS）

Ⅰ．刺激しなくても覚醒している（1 桁で表現）	
1	だいたい意識清明だが，いまひとつはっきりしない
2	見当識障害がある（時，場所，または人物が分からない）
3	自分の名前，生年月日が分からない
Ⅱ．刺激すると覚醒する/刺激をやめると眠り込む（2 桁で表現）	
10	普通の呼びかけで容易に開眼する．開眼不可能な場合は，合目的的な運動をし，言葉も出るが間違いが多い
20	大声または体をゆさぶることにより開眼する．開眼不可能な場合は，簡単な命令に応じる
30	痛み刺激を加えつつ呼びかけを繰り返すとかろうじて開眼する
Ⅲ．刺激をしても覚醒しない（3 桁で表現）	
100	痛み刺激に対し，払いのけるような動作をする
200	痛み刺激に対し，手足を動かしたり，顔をしかめる
300	痛み刺激に対し，反応しない

R：restlessness（不穏状態），I：incontinence（失禁），A：akinetic mutism（無動性無言症），apallic state（失外套症候群）

〔黒田泰宏．脳神経系のモニタリング．日本集中治療医学会発行．集中治療専門医テキスト（第 1 版）．東京：総合医学社；2013．p.331 より改変引用〕

表2　Glasgow coma scale（GCS）

E．開眼		
	4	自発的に
	3	言葉により
	2	痛み刺激により
	1	開眼しない
V．言語音声反応		
	5	見当識あり
	4	混乱した会話
	3	不適切な単語
	2	無意味な発声
	1	発声がみられない
M．最良運動反応		
	6	指示に従う
	5	痛み刺激部位に手足を持ってくる
	4	痛みに手足を引っ込める（逃避屈曲）
	3	上肢を異常屈曲させる（除皮質硬直肢位）
	2	四肢を異常伸展させる（除脳硬直肢位）
	1	全く動かさない

各因子の最良スコアの合計で表す．

〔黒田泰宏．脳神経系のモニタリング．日本集中治療医学会発行．集中治療専門医テキスト（第1版）．東京：総合医学社；2013．p.333 より改変引用〕

緊急度や病態が異なる場合があることや，評価に時間を要するなどの欠点がある．

JCS や GCS は，他科へのコンサルテーションの際にも患者重症度を伝える共通言語となるため，双方の利点と欠点を理解したうえで使用に習熟する必要がある．

正解（b）

筋弛緩薬の残存も考慮したが，術中から神経刺激装置で筋弛緩状態を確認しており，スガマデクス投与により四連反応比（train-of-four ratio：TOF 比）で 0.95 以上と十分な回復が認められていた．

問題4　**非脱分極性筋弛緩薬からの回復について，誤っているものはどれか．1つ選べ．**

（a）横隔膜は母指内転筋より回復が早い．

（b）臨床的に安全なレベルの四連反応比（TOF 比）は 0.6 以上である．

（c）ポストテタニックカウント（posttetanic count：PTC）法は TOF 刺激に無反応な場合に有用である．

（d）ダブルバースト刺激（double burst stimulation：DBS）は TOF 刺激で減衰が見られない場合に有用である．

（e）ベクロニウムによる神経筋遮断効果も，スガマデクスで拮抗できる．

解説　**筋弛緩とモニタリング**

非脱分極性筋弛緩薬による筋弛緩作用は，末梢側にある母指内転筋より，中枢側にある神経筋単位（喉頭内転筋，横隔膜，咬筋）で持続が短く，回復も早いためモニタリング部位の選択は重要である[5].

筋弛緩作用のモニタリングに用いる刺激パターンはTOF刺激，PTC刺激，DBSなどである[6]．TOF刺激では0.5秒ごと(2 Hz)に4回連続した刺激に対応して収縮反応が誘発され，4回目の反応(T4)の強さを最初の反応(T1)の強さで割った値(T4/T1)が，TOF比である．臨床的に安全なレベルのTOF比は0.9以上であり，0.6～0.7では咽頭や上部食道の筋の機能が十分でなく逆流や誤嚥の危険性がある．大量の非脱分極性筋弛緩薬投与後にはTOF刺激に反応しない時期があり，PTC刺激はおもにこの時期の筋弛緩作用の評価に用いる．DBSは筋弛緩回復相で用い，触知評価法ではTOF刺激よりも鋭敏に残存筋弛緩のレベルを評価できる．

2010年に本邦でも使用可能となったスガマデクスは，ステロイド系筋弛緩薬と強固な複合体(ロクロニウム>ベクロニウム)を形成して神経筋遮断作用に拮抗する．ベクロニウムに対する投与量は，ロクロニウムによる浅い筋弛緩状態(2 mg/kg)，深い筋弛緩状態(4 mg/kg)のときと同様でよいが，回復が若干遅れる傾向がある[7].

正解（b）

問題5 **麻酔からの覚醒に影響を及ぼすものとして，正しいのはどれか．すべて選べ．**

（a）低体温
（b）低血糖
（c）高二酸化炭素血症
（d）甲状腺機能低下症
（e）硬膜外腔へのリドカインの過量投与

解説 麻酔からの意識回復障害

全身麻酔後の覚醒遅延の原因は，通常は全身麻酔薬，鎮痛薬，麻酔前投薬の残存であるが，強い神経筋遮断状態も考慮すべきである[8]．初期対応として，原因と考えられる薬物を標的にした拮抗薬を用いる．オピオイドはナロキソン，ベンゾジアゼピン系薬物はフルマゼニル，ステロイド系筋弛緩薬はスガマデクスで拮抗できる．さらに，フィゾスチグミンは血液脳関門を通過し，大脳皮質全体のコリン作動活性を増強することによって，プロポフォール，ケタミン，ハロタンなど，いくつかの全身麻酔薬の作用を拮抗するといわれいている[9][10].

薬理学的な要因を除外した後には，代謝性や潜在性の原因を探る必要がある．重度低体温(33℃以下)や血糖の著しい異常は深睡眠の原因になる．また，高二酸化炭素血症による中枢神経系症状は，軽微な人格変化から，明らかな錯乱，意識混濁ひいては昏睡に及ぶ．急性高二酸化炭素血症は，慢性よりも忍容性が低い[11]．公式な研究は少ないが，甲状腺機能低下症では薬物代謝が遅くなることが報告されており，麻酔からの覚醒に要する時間が遷延する[12]．また，まれではあるがリドカインなど局所麻酔薬の過剰投与も覚醒遅延を引き起こす．覚醒遅延の原因が不明な場合には，CTやMRI検査により脳出血や脳梗塞など中枢の基質的疾患の可能性を探る．

正解　すべて

緊急 MRI を撮影したところ脳梗塞が認められたため脳外科にコンサルテーションし，気管挿管下に ICU に入室した．抗凝固療法を施行したところ，徐々に意識の回復が認められ，術後 2 日に人工呼吸器から離脱した．軽度の上肢の麻痺が認められているものの改善傾向にある．

問題 6　**発症 3 時間以内の脳梗塞の診断にもっとも適した MRI 検査の撮影条件として，正しいのはどれか．1 つ選べ．**

(a) T1 強調画像
(b) T2 強調画像
(c) FLAIR 画像
(d) T2*（T2 star）強調画像
(e) 拡散強調画像（diffusion-weighted image：DWI）

解説　MRI 検査

MRI 検査と一口にいってもさまざまな撮像条件がある．コマンダーとして適切な指示を出すためには，それぞれの特徴を押さえておく必要がある．T1 強調画像では，水は黒く低信号で描出され，大脳皮質と白質などの解剖学的な構造がとらえやすいという特徴があるが，虚血性変化の分解能は高くなく，stroke MRI のプロトコールには含まれないことが多い．T2 強調画像では，水は白く高信号で描出され，多くの病巣も高信号で描出されるため，病変の描出に有用とされている．FLAIR 画像は，基本的には水の信号を抑制した T2 強調画像であり，脳室と隣接した病巣が明瞭に描出される．ラクナ梗塞に代表される慢性期脳梗塞部位確認に有用である．T2*強調画像は，出血性病変の検出力が高く（低信号で描出される），過去に発症した出血巣の確認や無症候性微小出血の検出に優れている．拡散強調画像は，水分子の拡散運動（自由運動度）を画像化したもので，拡散が低下した領域が高信号として描出される．脳虚血超急性期の組織障害（細胞性浮腫）をもっとも早期に検出する画像診断法である[13]．

本症例では，緊急 MRI，特に拡散強調画像により急性期の脳梗塞の存在診断を行った（図 1）．発症 3 時間以内の超急性期においては，拡散強調画像以外で信号異常を検出することは難しい．同時に非造影で撮影可能な磁気共鳴血管撮影法（magnetic resonance angiography：MRA）や灌流画像と比較することで，可逆的な虚血領域（penumbra）を推定することができ，発症時間・症状などによっては積極的な血栓溶解療法や外科的治療を考慮する可能性が広がる[14]．

正解（e）

問題 7　**脳梗塞について，誤っているものはどれか．1 つ選べ．**

(a) 前大脳動脈主幹部閉塞による脳梗塞では，対側下肢に強い運動障害・感覚障害を呈す

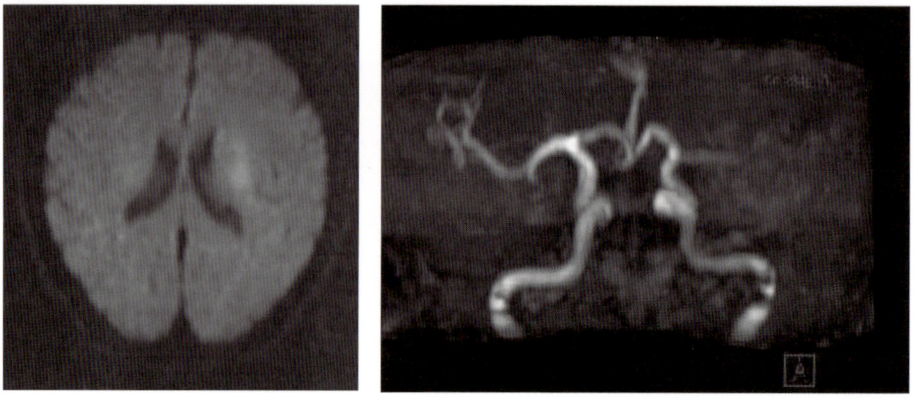

図 1　症状覚知後の緊急 MRI/MRA
A：拡散強調画像(DWI)：左放線冠に淡く高信号域
B：MRA：左中大脳動脈水平部(M1)閉塞

る．
(b) 中大脳動脈起始部閉塞による脳梗塞では，対側上肢に強い運動障害，共同偏視，失語症(優位半球の場合)などを呈する．
(c) 後大脳動脈閉塞による脳梗塞では，同名性半盲を呈する．
(d) 脳梗塞は，病型によってアテローム血栓性脳梗塞，心原性脳塞栓症，ラクナ梗塞に分類される．
(e) アテローム血栓性脳塞栓症では，自然再開通に伴い，出血性変化を呈することが多い．

解説 脳梗塞の巣症状と成因

脳梗塞は，虚血を起こした領域の巣症状により多彩な症状を呈する[15]．巣症状の観察と成因の考慮は，治療法の決定や機能的予後の類推に重要である．前大脳動脈閉塞症では，対側下肢に強い運動障害を認めるが，臨床的には前大脳動脈だけに虚血範囲が限局することはあまり多くない．中大脳動脈閉塞症では，対側の上肢・顔面に強い運動障害・感覚障害を来すのが特徴で，優位半球(多くの場合，左半球)の障害では言語野(下前頭回・上側頭回)の虚血により失語症を呈する．中大脳動脈近位部や内頸動脈の閉塞では，重篤な意識障害を来すことがある．後大脳動脈の閉塞では，視覚野(後頭葉皮質)の虚血により同名半盲(両目とも病変側の反対側半分の視野欠損)を呈する．

脳梗塞を病型別に分類すると，アテローム血栓性脳梗塞，心原性脳塞栓症，ラクナ(穿通枝)梗塞に分けられる[16]．アテローム血栓性脳梗塞は，動脈硬化によりアテローム斑が形成されて狭窄を生じ，潰瘍形成・血栓形成・閉塞を来す．狭窄は徐々に進行するため，側副血行路が発達し，主幹動脈が閉塞しても灌流領域すべてが脳梗塞に陥らないことも多い．狭窄血管で形成された血栓が末梢に飛散する塞栓症(A to A embolism)を来しうる．また，心原性脳塞栓症は，側副血行による閉塞領域への血流は期待できないことが多く，再開通が得られなければ短時間のうちに脳梗塞に陥る．塞栓子により主幹動脈が閉塞し，広範な脳梗塞になることも多い．閉塞血管は自然再開通することも少なくないが，それに伴い出血性変化を来し，重篤な出血性脳梗塞となることもある．

本症例は抗凝固薬中止に伴う心原性脳塞栓症を呈した症例であり，意識障害を呈していることから主幹動脈閉塞が疑われる．症状は軽快し，最終的に上肢優位の麻痺の残存を認めることから，中大脳動脈閉塞後に自然再開通し，中大脳動脈領域皮質の一部に脳梗塞が残存したと推察される．

正解（e）

問題 8　**脳梗塞の治療について，正しいのはどれか．1 つ選べ．**

（a）t-PA 静注療法は，発症 24 時間以内のすべての病型の脳梗塞に適応がある．
（b）発症 48 時間以内の脳梗塞にはヘパリン持続療法を積極的に行う．
（c）脳保護薬（エダラボン）の投与は，血栓症・塞栓症を問わず，脳梗塞患者の治療法として推奨される．
（d）慢性期の非心原性脳梗塞の再発予防には，抗凝固薬の投与が推奨される．
（e）弁膜症を伴わない心房細動のある脳梗塞患者の再発予防には，抗血小板薬の投与が推奨される．

解説　**脳梗塞の治療**

他科と連携しながら麻酔科医が中心となって脳梗塞治療にあたる場面も少なくないため，治療法についても知っておく必要がある．組織プラスミノゲン活性化因子（tissue plasminogen activator：t-PA）静注療法は，発症 4 ～ 5 時間以内のすべての病型の脳梗塞に適用されるが，出血性リスクも伴うため，除外項目・慎重投与項目が定められている[17]．近年では，t-PA 除外例，効果不十分例に対して血栓回収デバイスが認可され（脳血管内治療），前述の penumbra を有する症例の血流再開効果が期待されている．ヘパリン投与に関して，実臨床においては二次血栓予防の観点から持続投与を行うことも多いが，脳梗塞発症早期の抗凝固療法として十分な科学的な根拠はない．脳梗塞急性期には，脳保護作用が期待されるエダラボン投与が推奨されるが，重篤な腎機能障害を有する患者には禁忌となっていることに留意する[18]．実際には，Cr ＞ 1.5 の患者に対する投与は敬遠されることが多い．

脳梗塞慢性期には，急性期の点滴治療から引き続き，再発予防として内科的治療の継続が望まれる．非心原性脳梗塞の再発予防には，抗血小板薬の投与が推奨される．現段階で考慮される薬剤として，アスピリン，クロピドグレル，シロスタゾール，チクロピジンがある．弁膜症を伴わない心房細動のある脳梗塞患者の再発予防には，抗凝固薬の投与が推奨される．以前はワルファリンのみであったが，最近ではトロンビン阻害薬や Xa 因子阻害薬などの新規経口抗凝固薬が市販され，治療の幅が広がっている．

本症例は発症時間が不明であることなどから，点滴治療を中心に保存療法を行い，回復が見られた（図 2）．心原性脳梗塞の抗凝固療法は急性期に開始することも多いが，主幹動脈閉塞には特に出血性梗塞を呈する場合があり，開始と再開時期を慎重に考慮する必要がある．

正解（c）

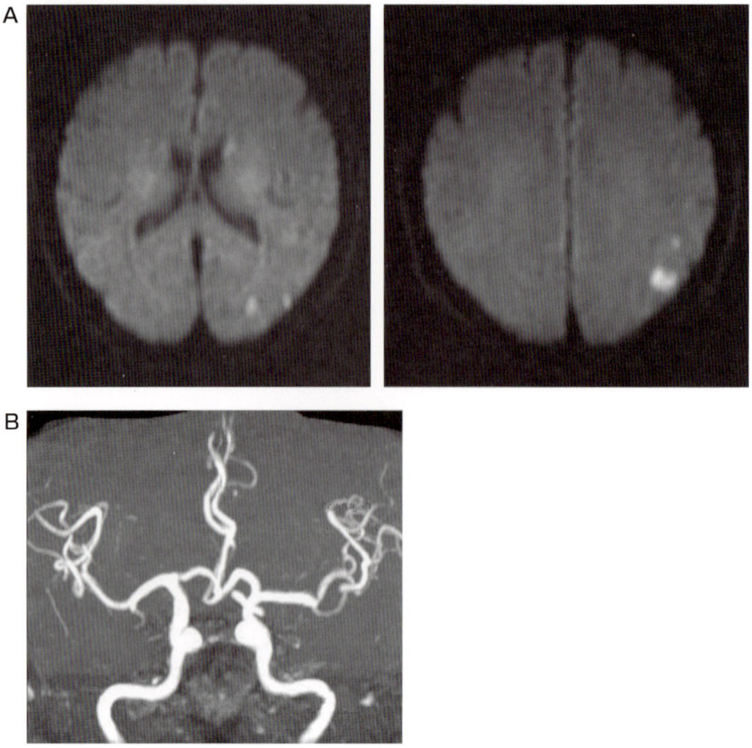

図２　発症数日後の MRI/MRA
A：拡散強調画像（DWI）：最終的に中大脳動脈末梢の散在性梗塞のみ
B：MRA：ほぼ完全再開通を得られた．

●参考文献

1）Sieber FE, Pauldine R. 高齢者麻酔．ロナルド D. ミラー編．武田純三監訳．ミラー麻酔科学（第１版）．東京：メディカル・サイエンス・インターナショナル；2007．p.1891-2.
2）Eger EI II. 取り込みと分布．ロナルド D. ミラー編．武田純三監訳．ミラー麻酔科学（第１版）．東京：メディカル・サイエンス・インターナショナル；2007．p.119-22.
3）黒田泰宏．脳神経系のモニタリング．日本集中治療医学会発行．集中治療専門医テキスト（第１版）．東京：総合医学社；2013．p.330-4.
4）Dutton RP, McCunn M. 外傷の麻酔．ロナルド D. ミラー編．武田純三監訳．ミラー麻酔科学（第１版）．東京：メディカル・サイエンス・インターナショナル；2007．p.1902.
5）Naguib M, Lien CA. 筋弛緩薬とその拮抗薬の薬理学．ロナルド D. ミラー編．武田純三監訳．ミラー麻酔科学（第１版）．東京：メディカル・サイエンス・インターナショナル；2007．p.385-416.
6）Viby-Mogensen J. 神経筋モニタリング．ロナルド D. ミラー編．武田純三監訳．ミラー麻酔科学（第１版）．東京：メディカル・サイエンス・インターナショナル；2007．p.1211-5.
7）Ⅵ 筋弛緩薬・拮抗薬．公益社団法人日本麻酔科学会．麻酔薬および麻酔関連薬使用ガイドライン 第３版．2010．p.142-3.
8）Feeley TW, Macario A. 麻酔回復室．ロナルド D. ミラー編．武田純三監訳．ミラー麻酔科学（第１版）．東京：メディカル・サイエンス・インターナショナル；2007．p.2096.
9）Meuret P, Backman SB, Bonhomme V, et al. Physostigmine reverses propofol-induced unconsciousness and attenuation of the auditory steady state response and bispectral index in human volunteers. Anesthesiology 2000；93：708-17.
10）Brown EN, Lydic R, Schiff ND. General anesthesia, sleep, and coma. N Engl J Med 2010；363：2638-50.
11）呼吸不全および機械的人工換気．日本語版メルクマニュアル．第 18 版．2005. http://merckmanual.jp/mmpej/print/sec06/ch065/ch065d.html

12）Roizen MF, Fleisher LA. 合併疾患に対する麻酔の影響．ロナルドD. ミラー編．武田純三監訳．ミラー麻酔科学（第1版）．東京：メディカル・サイエンス・インターナショナル；2007．p.817-8.
13）青木茂樹，相田典子，井田正博ほか．よくわかる脳MRI　第3版．東京：学研メディカル秀潤社；2012，p.240-79.
14）青木茂樹，阿部　修，増谷佳孝ほか．これでわかる拡散MRI　第3版．東京：学研メディカル秀潤社；2013．p.208-29.
15）後藤文男，天野隆弘．臨床のための神経機能解剖学．東京：中外医学社；1992．p.40-7，106-21.
16）太田富雄，川原信隆，西川　亮ほか．脳神経外科学　改訂11版．京都：金芳堂；2012，p.1094-149.
17）日本脳卒中学会 脳卒中ガイドライン委員会．脳卒中ガイドライン2015．東京：協和企画；2015．p53-136.
18）橋本信夫，清水宏明．脳神経外科診療プラクティス 脳血管障害の急性期マネジメント．東京：文光堂；2014．p.94-120.

（佐々木　英昭，鈴木　健吾）

Ⅲ．術後末梢神経障害

SCENARIO

52歳の男性，身長164 cm，体重85 kg．骨盤内肉腫に対して硬膜外麻酔を併用した全身麻酔下に骨盤内臓全摘術を施行した．体位は切石位，手術酔時間は8時間であった．術後，左下腿外側・足背領域の知覚障害と尖足を訴えた．硬膜外麻酔はL1～2から留置し，穿刺時には明らかな神経症状を認めなかった．持続硬膜外麻酔を中止したが，症状は改善しなかった．肺塞栓予防目的の抗凝固療法のために硬膜外カテーテルを抜去する必要があり，緊急でMRIを撮影したところ，硬膜外カテーテル留置部位に神経学的に問題となるような明らかな所見を認めず，カテーテルを抜去した．その後，神経内科を受診し，神経学的所見および末梢神経伝導速度検査の結果より，体位による末梢神経障害と診断された．回復が期待されると判断されたため，ビタミン剤投与，リハビリテーションによる治療を継続した．術後1カ月目に，患者は自力歩行で退院した．

はじめに

術後の神経障害は患者にとって身体的，精神的負担となり，入院期間の延長，社会復帰の遅延を招く．また，手術と直接関係のない部位の神経障害は，術前正常であった機能が損なわれることから，精神的苦痛が大きく精神面でのケアも必要となる．

症例：52歳の男性，身長164 cm，体重85 kg．骨盤内肉腫に対して硬膜外麻酔を併用した全身麻酔下に骨盤内臓全摘術を施行した．

問題 1 末梢神経障害の術前リスクとして正しいものはどれか．すべて選べ．

（a）糖尿病
（b）喫煙
（c）高血圧
（d）痩せ
（e）長時間の手術

解説 末梢神経障害の術前リスク

周術期末梢神経障害の原因としては伸展，圧迫，虚血，代謝障害，および針やカテーテルによる損傷，薬剤による神経毒性などが挙げられる[1)2)]．基礎疾患として，糖尿病などの代謝性疾患，動脈硬化，周術期の喫煙によりリスクは増大する[3)]．切石位での手術を対象とした大規模後ろ向き研究において，198,461 症例中 55 症例で 3 カ月以上の運動神経障害が発生し，長時間手術(4 時間以上)，極度の痩せ，あるいは肥満，および最近までの喫煙などがリスクと相関した[1)4)]．また，991 症例の切石位での手術における前向き研究では，15 症例の患者が神経障害を呈し，長時間の切石位(2 時間以上)，体型指数(body mass index：BMI)≦ 20 kg/m^2 が危険因子と報告された[3)]．さらには，大規模後ろ向き研究において 380,680 症例中 112 症例に周術期神経障害を認め，危険因子として高血圧，喫煙，糖尿病が，麻酔法として硬膜外麻酔と全身麻酔が，術式として神経外科手術，心臓外科手術，一般外科手術，整形外科手術が挙げられた[5)]．

正解　すべて

体位は切石位，手術酔時間は 8 時間であった．術後，左下腿外側・足背領域の知覚障害と尖足を訴えた．

問題 2 術中に損傷を受けたと考えられる末梢神経として正しいのはどれか．１つ選べ．

(a) 大腿神経
(b) 閉鎖神経
(c) 伏在神経
(d) 総腓骨神経
(e) 脛骨神経

解説 下肢における末梢神経障害(図 1，表 1)[3)6)〜10)]

(a) 大腿神経は後腹壁で腰神経叢(L2 〜 4)から起こり，大腿動脈の外側，鼠径靱帯の下で大腿に入る．恥骨筋，縫工筋，大腿四頭筋の運動を支配し，大腿中間皮神経，大腿内側皮神経，伏在神経により大腿前方と内側，膝および下肢の下部，足の内側面における広範囲な知覚を支配する．したがって，大腿神経麻痺では，膝の伸展や股関節の屈曲障害を示すとともに，大腿前面・膝内側や下腿内側の知覚低下を生じる．

(b) 閉鎖神経は後腹壁で腰神経叢(L2 〜 4)に始まり，骨盤側壁に沿って骨盤入口の上を通過した後，閉鎖管に入る．長内転筋，短内転筋，恥骨筋，薄筋，外閉鎖筋および大内転筋の運動を支配し，股関節，大腿と膝関節内側面の知覚を支配する．したがって，閉鎖神経麻痺では，大腿の内転障害と大腿内側の知覚低下を生じる．

(c) 伏在神経は大腿神経の枝で純粋な知覚神経であり，下腿内側から足の内側の知覚を支配している．大腿中央部では縫工筋の下を大腿動静脈と並走し，内転筋管(ハンター管)を貫いて縫工筋の裏側に出て，膝内側の皮下に向かう．内転筋管とは，長・大内転筋，縫工筋，内側広筋の筋膜で構成されたスペースで，その中を大腿動静脈，伏在神経が

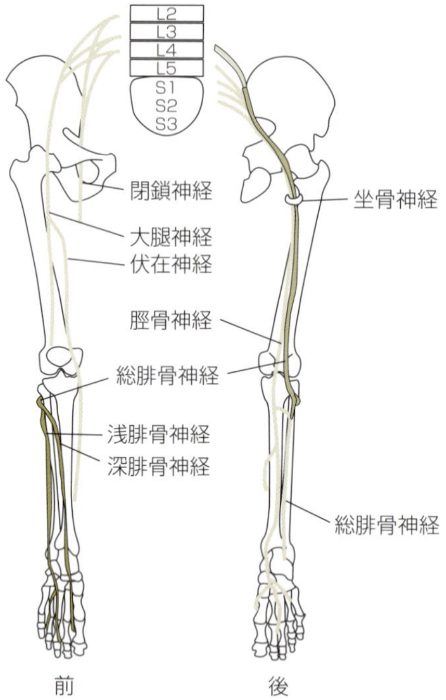

図 1　下肢神経の走行
（河内正治．下肢神経障害：予防することが最も重要．LiSA 2000；7：397 より引用）

表 1　下肢神経の支配

神経	術中のおもな原因	おもな症状	
		運動欠損	感覚欠損
閉鎖神経	腹壁開創器の圧迫，閉鎖孔での骨盤リンパ節郭清，股関節の過屈曲	長・短内転筋，薄筋，大内転筋，外閉鎖筋による大腿内転障害	大腿内側面障害
大腿神経	腹壁開創器の深部・外側の圧迫，股関節の過屈曲	大腿四頭筋・腸腰筋による下肢伸展障害	大腿・膝前面障害
外側大腿皮神経	股関節の過屈曲	—	大腿上部前面外側障害
坐骨神経	股関節の過屈曲，過伸展	大腿屈曲による膝屈曲機能，膝下部の運動機能障害	脛骨神経・総腓骨神経の障害
脛骨神経	下肢コンパートメント症候群，外傷	腓腹筋・ヒラメ筋による足底屈，後脛骨筋による足関節内反，足指屈曲障害	踵・足底屈障害
総腓骨神経	膝直下の腓骨頭での下肢保持器による外側からの圧迫	腓骨筋群，前脛骨筋による足首背屈・回外・内反障害（下垂足），足趾伸展障害	足背屈障害

通る．ハンター管症候群では，伏在神経の絞扼により膝内側，下腿内側の痛みやしびれ，圧痛を呈する．

（d）総腓骨神経は大腿下部 1/3 で坐骨神経（L4 ～ S3）から始まる．膝窩外側部を走行し，腓骨頸の外側を回り，外側腓腹皮神経を出した後，浅腓骨神経と深腓骨神経に分かれる．大腿後区画で大腿二頭筋短頭に枝を出してから，下腿前区画と外側区画に入り，その後，短趾伸筋，足底の第一・二背側骨間筋を支配する．したがって，総腓骨神経麻痺では，下垂足（足関節背屈不可），内反足，足趾の背屈障害を呈し，下腿外側と足・趾の背側部の知覚低下を生じる．

（e）脛骨神経は坐骨神経の終枝として大腿下部 1/3 に始まる．膝窩を通過し，半膜様筋と大腿二頭筋間の深部を下行し，内側足底神経と外側足底神経に分かれる．大腿を支配し，大腿二頭筋短頭以外の大腿後区画のすべての筋に枝を出し，腓腹神経（膝窩），内側踵骨神経（足）となる．したがって，脛骨神経麻痺では，足の内反や底屈が障害される[3)6)〜10)]．

正解（d）

硬膜外麻酔は L1 〜 2 から留置し，穿刺時には明らかな神経症状を認めなかった．持続硬膜外麻酔を中止したが，症状は改善しなかった．

問題 3　この時点で鑑別すべき感覚・運動障害に関する原因について，誤っているものはどれか．1 つ選べ．

（a）5％リドカインなどの高濃度局所麻酔薬により，馬尾症候群が起こりうる．

（b）持続硬膜外麻酔を中止したが，症状の改善を認めなかったため硬膜外膿瘍を疑い，MRI を撮影した．

（c）周術期血栓症のリスク管理における低分子ヘパリン投与として，投与直後の硬膜外穿刺はリスクとならない．

（d）術前に末梢神経障害が存在する場合，double crush 現象の観点からは症状増悪の危険性がある．

（e）脊髄血流障害による脊髄梗塞を疑った．

解説　脊髄くも膜下麻酔，硬膜外麻酔，神経ブロックと神経損傷

2004 年における本邦でのワーキンググループの発表では，不適切な硬膜外または脊髄くも膜下穿刺によって発生した脊髄損傷は 1/78,000 症例，末梢神経損傷は 1/25,000 症例と報告されている[11)]．本シナリオでは穿刺時に明らかな神経症状はなく，穿刺針による直接的な脊髄や神経根損傷は考えにくい．原因として脊髄レベルでは硬膜外血腫・膿瘍による脊髄圧迫，局所麻酔薬の神経毒性による神経障害，脊髄虚血などを，末梢神経レベルでは手術操作による機械的神経損傷，体位による神経圧迫を考慮する必要がある．

脊髄障害に伴う痛みは 70％程度に起こるとされる．障害部位に限局する at-level の痛みでは脊髄神経根，脊髄後角における神経の異常興奮が関与し，電撃痛，アロディニア，痛覚過敏を伴うことがある．障害部位より尾側に起こる below-level の痛みでは，上位中枢における調節機能の障害であり，障害時期に遅れて出現し，しびれや灼熱感など多彩な症状を伴うことがある[12)]．

（a）局所麻酔薬による神経障害について馬尾神経は局所麻酔薬に対する感受性が高く，高濃度の局所麻酔薬で生じることが報告されている[13)]．馬尾症候群（cauda equina syndrome：CNS）は 1991 年に Rigler ら[14)]が持続脊髄くも膜下麻酔後の CNS の 4 症例を報告したことに発する．フランスでの前向き研究によると脊髄くも膜下麻酔後の

CNSの発生頻度は約1万症例に1症例である[15)~17)]．また，Schneiderら[18)]が切石位で手術を受けた患者4人に脊髄くも膜下麻酔後の一過性神経徴候(transient neurologic symptoms：TNS)が見られたことを報告した．フランスでの2つの前向き研究では1,863人中118人にTNSが生じており，局所麻酔薬別ではリドカイン11.9%，ブピバカイン1.3%，テトラカイン1.6%であった[19)]．硬膜外カテーテル挿入時に問題はなくても，体動により硬膜外カテーテルの位置が動くことが報告されていることより，術後に硬膜外カテーテルがくも膜下に迷入する可能性も考えられる[20)]．

(b) 硬膜外穿刺による膿瘍形成はまれな合併症であり，その発生率は硬膜外麻酔450,000症例と脊髄くも膜下麻酔1260,000症例に対して13症例と報告されている．免疫抑制がある症例，カテーテル留置期間が長い症例ほどリスクが高まる．原因菌としては黄色ブドウ球菌がもっとも多くみられる[21)22)](硬膜外膿瘍に関してはD. 中枢神経系の危機管理—V. 硬膜外膿瘍で詳細確認).

(c) 硬膜外麻酔および脊髄くも膜下麻酔に伴う血腫形成の発生頻度は，Vandermeulenら[23)]の報告では硬膜外麻酔後で1/150,000症例，脊髄くも膜下麻酔後で1/220,000症例と推定されている．また，最近では抗凝固療法として低分子ヘパリンが投与されている患者における血腫の危険性が指摘されており，米国区域麻酔学会(American Society of Regional Anesthesia and Pain Medicine：ASRA)ガイドラインは，術前に通常量の低分子ヘパリンを投与されている患者では最終投与から穿刺まで10～12時間の猶予を設けるべきと提案している[24)]．中止が困難である場合は，ほかの術後鎮痛法を考慮すべきである(表2).

(d) UptonとMcComas[25)]は手根管症候群や肘部管症候群の患者で同側頸部に神経症状，電気生理学的異常を認め，軸索輸送の阻害が関連していると報告した．それぞれの損傷の程度が軽度であっても，同一神経の複数部位で発生すれば，結果として発生する障害の程度は大きなものになる可能性がある．無症状の患者であっても糖尿病などで潜在的な神経損傷のリスクがある場合は，新たな障害を発生させるリスクがあること

表2　低分子ヘパリン投与に伴う硬膜外血腫の危険因子

①患者因子
女性
高齢者
強直性脊椎炎もしくは脊柱管狭窄症
腎機能不全
②麻酔因子
穿刺・カテーテル留置に伴う損傷
硬膜外手技(脊髄くも膜下穿刺に比較して)
低分子ヘパリン投与中の硬膜外カテーテル留置
③低分子ヘパリン投与に伴う因子
低分子ヘパリン投与直後(または術中投与)
術後早期の低分子ヘパリン投与
抗血小板薬または抗凝固薬の併用
1日2回の低分子ヘパリン投与

〔Horlocker TT, Wedel DJ, Rowlingson JC, et al. Regional anesthesia in the patient receiving antithrombotic or thrombolytic therapy：American Society of Regional Anesthesia and Pain Medicine evidence-based guidelines (third edition). Reg Anesth Pain Med 2010；35：64-101より引用〕

を認識しなければならない[26)27)].

（e）脊髄血流障害による脊髄損傷についても可能性を考慮する必要がある．脊髄梗塞は下部胸髄〜腰髄に好発し，前脊髄動脈領域に多いとする報告があり，動脈梗塞により支配領域の索路錐体路の障害を呈する．解離性大動脈瘤などの合併症がある場合はそれに関連したものの可能性も考える必要がある．MRI 所見上の特徴として急性期では脊髄中央〜髄内頭尾側方向に広がる T2 高輝度変化，亜急性期では病変部輝度変化の不明瞭化，慢性期では境界明瞭な T2 高輝度変化の残存を認める[28)〜31)].

正解（c）

神経内科を受診し，神経学的所見および末梢神経伝導速度検査の結果より，体位による末梢神経障害と診断された．

問題 4 **末梢神経障害と軸索反応の組み合わせとして，もっとも適切なものはどれか．1 つ選べ．**

	Seddon 分類	Sunderland 分類	回復能
（a）	ニューラプラキシ（neurapraxia）	Ⅰ	完全回復
（b）	ニューラプラキシ（neurapraxia）	Ⅱ	不完全回復
（c）	軸索断裂（axonotmesis）	Ⅳ	完全回復
（d）	軸索断裂（axonotmesis）	Ⅴ	不完全回復
（e）	神経断裂（neurotmesis）	Ⅵ	完全回復

解説 末梢神経障害の分類（表 3，図 2）[32)〜35)]

末梢神経損傷を診断する場合，末梢神経がどの程度損傷されているのかを判断する必要がある．検査法として神経伝導速度検査や筋電図が重要であり，その神経損傷の程度を分

表 3　神経障害の分類

Seddon 分類	Sunderland 分類	神経損傷	感覚神経障害	回復能
ニューラプラキシ（neurapraxia）	Ⅰ	神経束内浮腫，伝導障害	神経炎，パレステジア	完全回復（1 日〜 1 週間）
		軽度の脱髄・髄鞘損傷	神経炎，パレステジア	完全回復（1 〜 2 カ月）
軸索断裂（axonotmesis）	Ⅱ	軸索切断	パレステジア，誘発性のジセステジア	完全回復（2 〜 4 カ月）
	Ⅲ	神経内膜断裂	パレステジア，ジセステジア	緩徐，不完全（12 カ月）
	Ⅳ	神経上膜は無傷	知覚鈍麻，ジセステジア，神経腫形成	神経腫形成（neuroma-in-cotinuity）
神経断裂（neurotmesis）	Ⅴ	連続性の消失	無感覚，難治性疼痛，神経腫形成	回復しない
	Ⅵ	上記の複合	上記の複合	予測不能

（Sunderland S. A classification of peripheral nerve injuries producing loss of function. Brain 1952：491–516 および Sunderland S, Walshe F. Nerves and nerve injuries. Philadelphia：Churchill Livingstone；1968/Seddon H. Three types of nerve injury. Brain 1943；66：237–88 より改変引用）

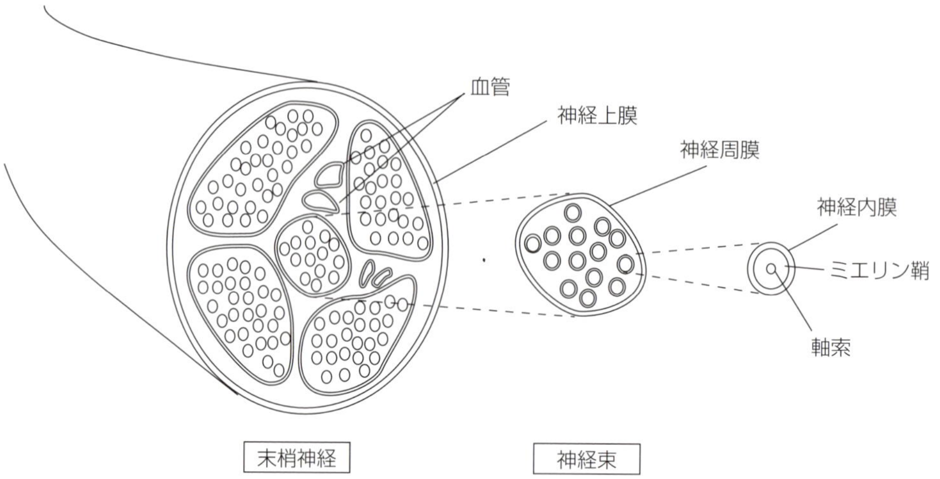

図 2　末梢神経解剖の模式図

(Grinsell D, Keating CP. Peripheral nerve reconstruction after injury : a review of clinical and experimental therapies. BioMed Res Int 2014 ; ID698256 : 1-13 より改変引用)

類するうえでSeddonの分類とSunderlandの分類がある[33)~36)]．臨床ではそれぞれの損傷程度が混在していることが多いが，神経損傷回復の予後を予測するうえで上記分類を確認することは重要である[1)33)34)36)~38)]．

正解（a）

回復が期待されると判断されたため，ビタミン剤投与，リハビリテーションによる治療を継続した．術後1カ月目に，患者は自力歩行で退院した．

問題 5　**術後3カ月以上経過した後も続く末梢神経障害による神経障害性疼痛を合併した場合，治療として以下の中で第一選択薬に含まれるものはどれか．2つ選べ．**

(a) アミトリプチリン
(b) カルバマゼピン
(c) セレコキシブ
(d) プレガバリン
(e) モルヒネ

解説　**神経障害性疼痛の薬物療法（図3）**[39)]

末梢神経の機械的損傷で起こる外傷後（術後含む）末梢神経損傷後痛では，受傷直後〜数日後に発生する．損傷は圧迫でも起こりうるが，痛みを残すことは鋭的損傷に比べて少ない．自律神経症状（皮膚温異常，発汗異常）や運動異常（関節可動域制限，筋力低下）を伴う場合は複合性局所痛み症候群（complex regional pain syndrome：CRPS）type Ⅱにも分類されうる．急性期は神経障害性疼痛と侵害受容性痛が混在しており，薬物療法とともに神経ブロック療法も考慮する．神経損傷後2〜3カ月経過した場合は慢性化することが多く，

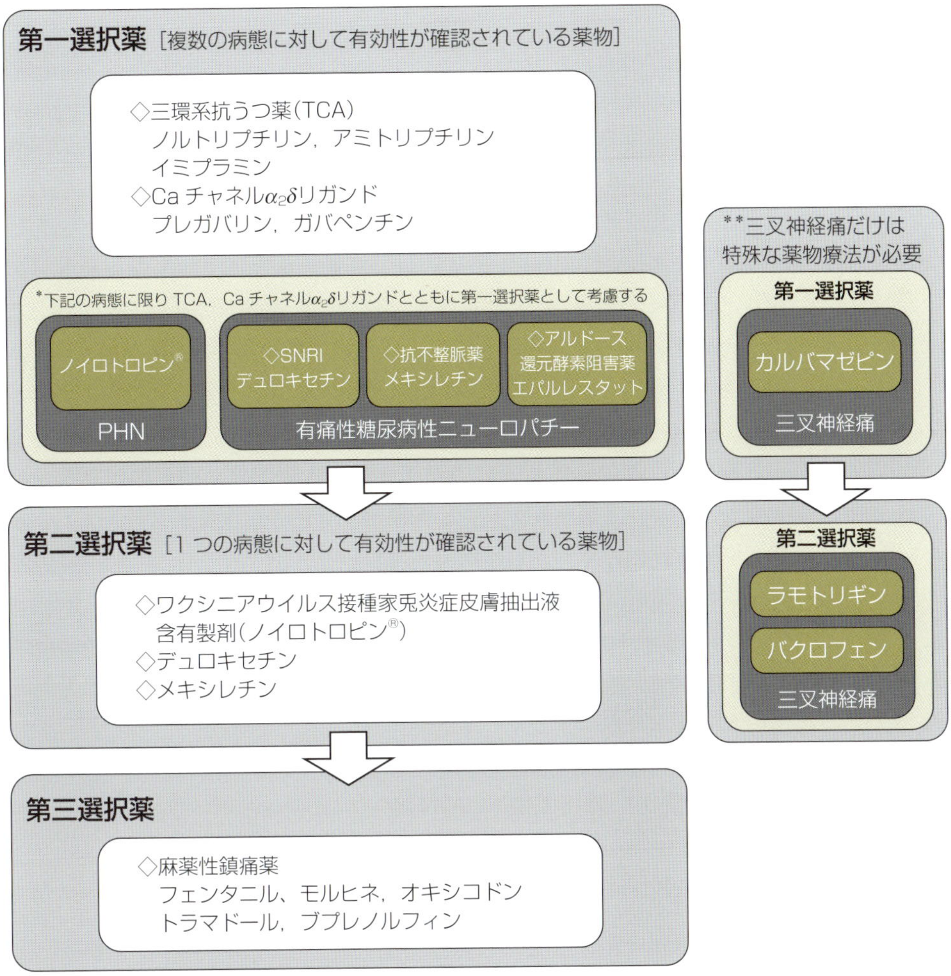

図3　神経障害性疼痛薬物療法アルゴリズム
PHN：帯状疱疹後神経痛，SNRI：セロトニン・ノルアドレナリン再取り込み阻害薬
(日本ペインクリニック学会神経障害性疼痛薬物療法ガイドライン作成ワーキンググループ編．神経障害性疼痛薬物療法ガイドライン．日本ペインクリニック学会治療指針．第4版．東京：真興交易医書出版部；2013より引用)

薬物療法を継続する．CRPSの場合は交感神経ブロックを考慮するが，その適用は専門医が慎重に判断する必要がある．神経刺激法(脊髄硬膜外電気刺激法，末梢神経電気刺激法)や神経再生術についても専門医の高度な判断を要する[12]．

2015年の成人における神経障害性疼痛の薬物療法についてのメタアナリシスでは，セロトニン・ノルアドレナリン再取り込み阻害薬(serotonin noradrenaline reuptake inhibitor：SNRI)が第一選択薬としてstrong recommendation，また，リドカインパッチについては，エビデンスの質は低いが耐性，安全性やコスト面の利点からも神経障害性疼痛の第二選択薬としてweak recommendationとなっており，適応のある症例では検討する価値があると考えられる[40]．

(a) アミトリプチリンは三環系抗うつ薬として多くの末梢/中枢神経障害性疼痛に対し，抗うつ作用とは別に有意な鎮痛効果が示されている．一般には，二級アミンであるノルトリプチリンやデシプラミンのほうが忍容性に優れている一方，鎮痛作用としての差異はない．

(b) 抗痙攣薬であるカルバマゼピンは三叉神経痛に対する確立された鎮痛効果はあるが，それ以外の神経障害性疼痛に対しては効果が確実ではなく，推奨度は低い[12)39)〜44)]．

(c) セレコキシブはシクロオキシゲナーゼ-2(cyclooxygenase-2：COX-2)選択性の高い非ステロイド性抗炎症薬であり，関節リウマチや変形性関節症，腰痛症，手術後，外傷後など炎症を伴う侵害受容性疼痛の消炎・鎮痛に用いられる．

(d) プレガバリンは，中枢神経系において電位依存性カルシウムチャネルの $\alpha_2\delta$ サブユニットと結合することにより，興奮性神経伝達物質の遊離を抑制する．ガバペンチンも類縁化合物だが，プレガバリンは線形の薬物動態を示し，$\alpha_2\delta$ サブユニットとの親和性がより高い．帯状疱疹後神経痛や糖尿病性ニューロパチー，神経根症，脊髄損傷後疼痛，脳卒中後疼痛などに鎮痛効果を示す．

(e) モルヒネは神経障害性疼痛の患者に対する複数の試験で鎮痛効果が確認されているが，副作用の発現頻度が高く，長期の安全性に対する懸念や，また，痛覚過敏をもたらす可能性があり，さらに乱用・嗜癖のリスクを伴うなどの観点から第二または第三選択薬に位置づけされる．

正解 (a)(d)

問題 6 **米国麻酔科学会(ASA) Closed Claims Study において周術期の末梢神経麻痺について正しいのはどれか．すべて選べ．**

(a) 頻度がもっとも高いのは尺骨神経麻痺である．
(b) 糖尿病の合併は外的圧迫による神経損傷の感受性に影響しない．
(c) 尺骨神経麻痺は男性より女性に多く見られる．
(d) 尺骨神経麻痺は，心臓手術における胸骨牽引を受けた患者にしばしば見られる．
(e) 切石位では脛骨神経麻痺よりも総腓骨神経麻痺が生じやすい．

解説 ASA Closed Claims Study

(a) ASA Closed Claims Study によれば，クレームの 15%は神経損傷によるもので，その 73%は，尺骨神経損傷(34%)，腕神経損傷(23%)，腰仙部神経根損傷(16%)の 3 つに大別されている．腕神経叢麻痺は尺骨神経麻痺に次いで多く，上腕の過剰な外転など，腕神経叢を伸展した体位を長時間とることにより，腕神経叢麻痺を起こす可能性がある．神経の虚血が 30 分以上持続すると，神経麻痺が生じうる[45)]．

(b) 尺骨神経損傷の機序は不明であるが，糖尿病やビタミン欠乏，尺骨神経の潜在的圧迫などが原因として示唆されている[1)]．

(c) 尺骨神経麻痺は男性に多く認められ(男性：女性＝5：1)，その原因としては，肘部管や神経可動性の解剖学的な差異が考えられている．尺骨神経は前腕に至る以前に肘部管浅層を通過するために外的圧迫を受けやすく，緩衝材と接触する可能性を高める(前腕を回外位に維持すれば，肘頭が下方に向くために危険が減少する)．また，肘の 90 度以上の屈曲は弓状靱帯の緊張を高め，肘部管容積を減少させうる．しかし，尺骨神経麻痺の発症は術後 3 日目以降に認められる場合が多く，これらの解剖学的特徴を考慮した体位保持が尺骨神経損傷の頻度を減少させるという明確なエビデンスはない[46]．

（d）心臓手術ではしばしば神経損傷を合併する．胸骨牽引，人工心肺中の低体温，循環動態変動が原因と考えられる[5)47]．

（e）切石位では，脛骨神経麻痺よりも総腓骨神経麻痺が生じやすい．体位と損傷されやすい神経との組み合わせとして，仰臥位における総腓骨神経，腹臥位における外側大腿皮神経，側臥位における総腸骨神経，坐骨神経，切石位における閉鎖神経，大腿神経，坐骨神経，総腓骨神経，脛骨神経，伏在神経などが挙げられる．いずれも直接的な神経圧迫によるものが大部分であるが，神経栄養血管の虚血や神経過伸展なども影響を及ぼす[1)3)5)7)45)48)49]．

正解（a）（d）（e）

●参考文献

1）Warner MA. Perioperative Neuropathies. Mayo Clin Proc 1998；73：567–74.
2）Dylewsky W, McAlpine FS. Peripheral nervous system. Positioning in anesthesia and surgery. 3rd ed. Philadelphia：WB Saunders；1997.
3）Warner MA, Warner DO, Harper CM, et al. Lower extremity neuropathies associated with lithotomy positions. Anesthesiology 2000；93：938–42.
4）Warner MAM, Schroeder JT, Offord DR, et al. Lower-extremity motor neuropathy associated with surgery performed on patients in a lithotomy position. Anesthesiology 1994；81：6–12.
5）Welch MB. Perioperative peripheral nerve injuries a retrospective study of 380,680 cases during a 10-year period at a single institution. Anesthesiology 2009；111：490–7.
6）森本康裕，柴田康之．超音波ガイド下末梢神経ブロック　実践24症例（LiSAコレクション）．東京：メディカル・サイエンス・インターナショナル；2013.
7）Rutkove SB. Overview of lower extremity peripheral nerve syndromes. UpToDate 2015.
8）Gray JE. Nerve injury associated with pelvic surgery. UpToDate 2015.
9）伊藤　隆，高野廣子．3. 下肢．解剖学講義．改訂3版．東京：南山堂；2012．p.143–220.
10）Standring S. Gray's anatomy：the anatomical basis of clinical practice. 39th ed. Philadelphia：Churchill Livingstone；2004.
11）入田和男，中塚秀輝，森田　潔ほか．硬膜外麻酔ならびに脊髄くも膜下麻酔に伴う神経損傷．麻酔 2007；56：469–80.
12）日本ペインクリニック学会治療指針検討委員会．神経障害性痛．日本ペインクリニック学会治療指針．第4版．東京：真興交易医書出版部；2013.
13）Kirihara Y, Saito Y, Sakura S, et al. Comparative neurotoxicity of intrathecal and epidural lidocaine in rats. Anesthesiology 2003；99：961–8.
14）Rigler ML, Drasner K, Krejcie TC, et al. Cauda equina syndrome after continuous spinal anesthesia. Anesth Analg 1991；72：275–81.
15）Hampl KF, Schneider MC, Ummenhofer W, et al. Transient neurologic symptoms after spinal anesthesia. Anesth Analg 1995；81：1148–53.
16）Auroy Y, Narchi P, Messiah A, et al. Serious complications related to regional anesthesia results of a prospective survey in France. Anesthesiology 1997；87：479–86.
17）Auroy Y, Benhamou D, Bargues L. Major complications of regional anesthesia in France. Anesthesiology 2002；97：1274–80.
18）Schneider M, Ettlin T, Kaufmann M, et al. Transient neurologic toxicity after hyperbaric subarachnoid anesthesia with 5% lidocaine. Anesth Analg 1993；76：1154–7.
19）Freedman JM, Li DK, Drasner K, et al. Transient neurologic symptoms after spinal anesthesia：an epidemiologic study of 1,863 patients. Anesthesiology 1998；3：633–41.
20）笹川智貴，長島道生，岩崎　寛ほか．肝臓手術後2日目に硬膜外カテーテルがくも膜下腔に迷入した

1症例．麻酔 2004；53：284-6.
21）Darouiche RO. Spinal Epidural Abscess. N Engl J Med 2006；355：2012-20.
22）Moen V, Dahlgren N, Irestedt L. Severe Neurological Complications after Central Neuraxial Blockades in Sweden 1990-1999. Anesthesiology 2004；101：950-9.
23）Vandermeulen EP, Van Aken H, Vermylen J. Anticoagulants and spinal-epidural anesthesia. Anesth Analg 1994；79：1165-77.
24）Horlocker TT, Wedel DJ, Rowlingson JC, et al. Regional anesthesia in the patient receiving antithrombotic or thrombolytic therapy：American Society of Regional Anesthesia and Pain Medicine evidence-based guidelines(third edition). Reg Anesth Pain Med 2010；35：64-101.
25）Upton AM, McComas A. The double crush in nerve-entrapment syndromes. Lancet 1973；2(7825)：359-62.
26）Nemoto K, Matsumoto N, Tazaki K, et al. An experimental study on the "double crush" hypothesis. J Hand Surg Am 1987；12：552-9.
27）Wilbourn AJ, Gilliatt RW. Double-crush syndrome：a critical analysis. Neurology 1997；49：21-9.
28）佐倉伸一．周術期の神経障害．東京：真興交易医書出版部；2006.
29）竹島靖浩，中瀬裕之．脊髄血管障害．医と薬学　2012；68：223-30.
30）赤石　敏，小圷知明，黒澤　伸ほか．脊髄くも膜下麻酔による脊髄栄養血管損傷—大根動脈損傷による対麻痺発生の危険性—．日臨麻会誌 2011；31：1008-19.
31）十時忠秀，平川奈緒美．脊髄障害．PAIN RES 2004；19：1-8.
32）Juodzbalys G, Wang HL, Sabalys G. Injury of the Inferior Alveolar Nerve during Implant Placement：a Literature Review. Oral Maxillofac Res 2011；2：e1.
33）Sunderland S. A classification of peripheral nerve injuries producing loss of function. Brain 1952：491-516.
34）Sunderland S, Walshe F. Nerves and nerve injuries. Philadelphia：Churchill Livingstone；1968.
35）Seddon H. Three types of nerve injury. Brain 1943；66：237-88.
36）Grinsell D, Keating CP. Peripheral nerve reconstruction after injury：a review of clinical and experimental therapies. BioMed Res Int 2014；ID698256：1-13.
37）Cuccurullo SJ, editor. Physical medicine and rehabilitation board review. New York：Demos Medical Publishing；2004.
38）Sunderland S. The anatomy and physiology of nerve injury. Muscle Nerve 1990；13：771-84.
39）日本ペインクリニック学会神経障害性疼痛薬物療法ガイドライン作成ワーキンググループ編．神経障害性疼痛薬物療法ガイドライン．日本ペインクリニック学会治療指針．第4版．東京：真興交易医書出版部；2013.
40）Finnerup NB, Attal N, Haroutounian S, et al. Pharmacotherapy for neuropathic pain in adults：a systematic review and meta-analysis. Lancet Neurol 2015；14：162-73.
41）van Seventer R, Bach FW, Toth CC, et al. Pregabalin in the treatment of post-traumatic peripheral neuropathic pain：a randomized double-blind trial. Eur J Neurol 2010；17：1082-9.
42）Gilron I, Watson CP, Cahill CM, et al. Neuropathic pain：a practical guide for the clinician. CMAJ 2006；175：265-75.
43）Loeser JD, Treede RD. The Kyoto protocol of IASP Basic Pain Terminology. Pain 2008；137：473-7.
44）Serpell MG；Neuropathic pain study group. Gabapentin in neuropathic pain syndromes a randomised, double-blind, placebo-controlled trial. Pain 2002；99：557-66.
45）Cheney FW, Domino KB, Caplan RA, et al. Nerve injury associated with anesthesia：a closed claims analysis. Anesthesiology 1999；90：1062-9.
46）Practice Advisory for the Prevention of Perioperative Peripheral Neuropathies An Updated Report by the American Society of Anesthesiologists Task Force on Prevention of Perioperative Peripheral Neuropathies. Anesthesiology 2011；114：741-54.
47）Casscells CD, Lindsey RW, Ebersole J, et al. Ulnar neuropathy after median sternotomy. Clin Orthop Relat Res 1993；291：259-65.
48）Coppieters MW, Van de Velde M, Stappaerts KH. Positioning in anesthesiology：toward a better understanding of stretch-induced perioperative neuropathies. Anesthesiology 2002；97：75-81.
49）Li R, Liu Z, Pan Y, et al. Peripheral nerve injuries treatment：a systematic review. Cell Biochem Biophys 2014；68：449-54.

（齋藤　貴幸，稲田　英一）

Ⅳ. 硬膜穿刺後頭痛

SCENARIO

34歳の女性, 身長155 cm, 体重42 kg. 卵巣腫瘍に対して開腹卵巣摘出術を予定した. 麻酔は硬膜外麻酔併用の全身麻酔を計画したが, 硬膜穿刺時に髄液の漏出を認めた. 1椎間上から硬膜外麻酔を再度施行し, 手術を施行した. 手術終了後, 覚醒および神経学的所見を認めなかった. 術後1日目に硬膜外カテーテルを抜去し, 術後肺塞栓予防に対してフォンダパリヌクスの使用を開始した. 術後2日目より座位で増悪する強い後頭部痛と嘔気を認め, 硬膜穿刺後頭痛と診断した. 抗凝固療法を施行していたために自己血パッチは施行せずに, 安息香酸ナトリウムカフェインを処方しつつ経過を観察した. 術後7日目から徐々に症状は改善し, 事なきを得た.

はじめに

日本麻酔科学会教育委員会が策定した教育ガイドラインにおいて"硬膜穿刺後頭痛(postdural puncture headache：PDPH)"は, 脊髄くも膜下麻酔および硬膜外麻酔にまたがる合併症であり, 行動目標に該当する項目は以下の5つである.

1. 脊髄くも膜下麻酔後頭痛の特徴について述べ, その診断ができる.
2. 脊髄くも膜下麻酔後頭痛の治療法を列挙できる.
3. 脊髄くも膜下麻酔後頭痛の治療ができる.
4. 硬膜穿刺後頭痛について説明できる.
5. 硬膜穿刺後頭痛に対する処置について説明できる.

症例：34歳の女性, 身長155 cm, 体重42 kg. 卵巣腫瘍に対して開腹卵巣摘出術を予定した. 麻酔は硬膜外麻酔併用の全身麻酔を計画したが, 硬膜穿刺時に髄液の漏出を認めた. 1椎間上から硬膜外麻酔を再度施行し, 手術を施行した. 手術終了後, 覚醒および神経学的所見を認めなかった.

問題1 **PDPHについて適切なものはどれか．2つ選べ．**

(a) 硬膜誤穿刺後の発症率は20％である．
(b) 若い女性に起こりやすい．
(c) 同じ太さのQuincke針とWhitacre針を比較するとQuincke針では発症率が低い．
(d) 肥満患者で起こりやすい．
(e) 妊婦に起こりやすい．

解説 **PDPHの疫学**

PDPHは1898年のドイツの外科医Karl August Bierによる報告[1)]が最初であり，脳脊髄液(cerebrospinal fluid：CSF)の過度な漏出により頭痛が起こると推察している．それから100年以上経った現在でも，PDPHについての機序や治療法に対する結論は出ておらず，議論は継続中である．PDPHは，脊髄くも膜下穿刺後や硬膜外麻酔時の硬膜誤穿刺だけでなく，診断・治療目的のための髄液検査後や外傷による硬膜損傷でも起こる．

麻酔に関わる手技が要因のPDPH発症率は，一般に用いられる25 GのQuincke針による脊髄くも膜下麻酔後では3～25％であるのに対して硬膜外麻酔の誤穿刺では50～70％と，穿刺針が太くなることで非常に発症率が高くなる(表1)[2)]．

脊髄くも膜下麻酔では針の太さや形状によりPDPHの発症率は変わるが，一般に針が細いほどPDPHの合併率は低くなり，針先がカットされたQuincke針よりも，カットされていないペンシルポイント針(Sprotte針，Whitacre針)のほうが発症しにくい．また，Quincke針では27 G以上で発症率は明らかに減少する．

針の形状によりPDPHの合併率が異なる理由については，Whitacre針とQuincke針の穿刺時の孔について電子顕微鏡で観察した研究がある．2つの針による穿刺孔の直径はほぼ同じであるが，Quincke針では辺縁がシャープな穿刺孔を開けるのに対して，Whitacre針は硬膜の線維に侵襲的な孔になる．この侵襲的であることが，炎症反応を起こしやすくはするものの，これにより硬膜が修復されやすくなるとともに周囲の浮腫により髄液の漏出が抑えられる要因となる[3)]．

PDPHの発症率が高くなる患者因子としては，20～40歳の若年者，体型指数(body mass index：BMI)が31.5 kg/m^{2}未満であること，女性，過去にPDPHの既往があることなどが挙げられる[4)5)]．また，妊婦もPDPHの危険因子として挙げられる．妊婦の場合，硬膜誤穿刺後の81％でPDPHを起こす[6)]．これはCSF比重が低いことと腹圧が高いことが誘因と考えられている．

正解 (b)(e)

問題2 **PDPHの発症機序について正しいのはどれか．1つ選べ．**

(a) 頭痛の原因は穿刺時に漏出した髄液である．
(b) 髄液の産生は3 ml/分である．
(c) PDPH症例では脳脊髄圧が低下していることはまれである．
(d) 脳内の血液量が増加することも原因の一つである．
(e) 脳血管が収縮することも原因の一つである．

表 1　穿刺針の先端形状と太さによる PDPH の発症率

先端形状	太さ(G)	発症率(%)
Quincke	22	36
	25	20.6
	26	0.3～20
	27	1.5～5.6
	29	0～2
	32	0.4
Atraucan	26	2.5～4
Whitacre	20	2～5
	22	0.63～4
	25	0～14.5
	27	0
Sprotte	24	0～9.6
Touhy	16	70
	18	52.5

（Baysinger CL. Accidental dural puncture and postdural puncture headache management. Int Anesthesiol Clin 2014；52：18-39 より改変引用）

解説　PDPH の発症機序

硬膜誤穿刺後は，ゆっくりと CSF が漏出しているため，脳脊髄圧が低下し，それによる頭蓋内組織の下垂により頭痛が起こる．PDPH 症例の脳脊髄圧は，通常成人が 5～10 cmH_2O であるのに対して 4 cmH_2O 以下になる．MRI を使用した研究においても低髄圧によって脳の下垂が起こることが確認されている[7]．

CSF の産生は 0.35 ml/分であるが，特に 25 G より太い針では漏出速度がそれを上回り PDPH を起こしやすい[1]．

頭痛の原因としては，立位になると頭蓋内構造物の下垂によって，疼痛に敏感な脳神経である三叉神経，舌咽神経，迷走神経が牽引されることが挙げられる．

Monro-Kellie 仮説[8]によれば，脳内の容量物質は脳実質，CSF，血液であり，いずれかが減少するといずれかが上昇する．このことから CSF が減少すると必然的に脳内の血液量が増加することにより脳血管拡張が起こる．経頭蓋超音波を使った研究によると中大脳動脈の収縮期の最大速度および平均速度は有意に増加を示した[9]．特に動脈拡張が疼痛の原因と考えられている[10]．

正解（d）

術後 1 日目に硬膜外カテーテルを抜去し，術後肺塞栓予防に対してフォンダパリヌクスの使用を開始した．術後 2 日目より座位で増悪する強い後頭部痛と嘔気を認め，硬膜穿刺後頭痛と診断した．

表2　硬膜(腰椎)穿刺後頭痛の診断基準

A	座位または立位をとると15分以内に増悪し，臥位をとると15分以内に軽快する頭痛で，以下のうち少なくとも1項目を有し，かつCおよびDを満たす 1. 項部硬直 2. 耳鳴 3. 聴力低下 4. 光過敏 5. 悪心
B	硬膜穿刺が施行された
C	頭痛は硬膜穿刺後，5日以内に発現
D	以下のいずれかにより頭痛が消失する(注1) 1. 1週間以内に自然消失する 2. 髄液漏出に対する適切な治療(通常は硬膜外血液パッチ)後，48時間以内に消失する

注1：95%の症例が該当する．頭痛が持続する場合，因果関係は疑わしい．

〔国際頭痛分類 第2版(ICHD-II)，硬膜(腰椎)穿刺後頭痛の診断基準より引用〕

問題3　PDPHについて正しいのはどれか．2つ選べ．

(a) 国際頭痛学会の診断基準によると，腰椎穿刺後2日以内に発症する頭痛をいう．
(b) 硬膜外自己血パッチなどの治療法で48時間以内に改善する頭痛である．
(c) 上肢や胸部痛を来すこともある．
(d) MRIでは所見がない．
(e) 自然消失には2週間程度かかる．

解説　PDPHの診断基準，MRI所見

国際頭痛分類 第2版(ICHD-II)[11]の硬膜(腰椎)穿刺後頭痛の診断基準によると，“座位または立位をとると15分以内に増悪し，臥位をとると15分以内に軽快する頭痛”と定義されている．また，随伴症状があることも特徴であり，項部硬直，耳鳴，聴力低下，光過敏，悪心などを伴うことがある．この頭痛は，硬膜穿刺後の5日以内に発現するとあるが一般には2日以内に発症することが多い．そして，頭痛の経過としては，1週間以内に自然消失または硬膜外血液パッチ後，48時間以内に消失するとされる(表2)[11]．

PDPHによる頭蓋内変化として，小脳扁桃は下垂して後頭蓋窩に落ち込み，大脳基底槽は閉塞し，下垂体は腫脹する[2]．MRIによる低髄圧の所見は，小脳扁桃が下垂して大後頭孔より下方に位置する．慢性の低髄圧症例のガドリニウム造影剤により硬膜陰影は全体的に増強されて写るが，これは硬膜血管の拡張によるものである[12]．

正解 (b)(c)

問題4　PDPHの臨床症状のうち誤っているものはどれか．1つ選べ．

(a) 90%は硬膜誤穿刺後12時間以内に発症する．
(b) 前頭部より後頭部を中心とする痛みであることが多い．
(c) 眼症状を伴うことがある．
(d) 聴覚低下を伴うことがある．
(e) 頭痛は咳嗽によって増強する．

表３　硬膜誤穿刺後の頭痛の鑑別診断

非特異性の頭痛
片頭痛，緊張性頭痛
髄膜炎
脳炎
副鼻腔炎に伴う頭痛
妊娠高血圧(子癇前症)
薬物性頭痛(カフェイン離脱性，コカイン，アンフェタミン)
気脳症による頭痛
脳静脈血栓症
硬膜外，くも膜下血腫
下垂体卒中
脳梗塞(虚血性，出血性)
脳腫瘍
乳汁分泌頭痛
後頭葉白質脳症

(Bezov D, Lipton RB, Ashina S. Post-dural puncture headache : part I diagnosis, epidemiology, etiology, and pathophysiology. Headache 2010 ; 50 : 1144-52 より改変引用)

解説　PDPH の臨床症状

発症時期は穿刺直後から１週間後に発症するものまでさまざまであるが，24 時間以内に 65％が発症し，48 時間では 92％とほぼ２日以内に発症する[13]．

頭痛は通常，後頭部を中心として，激しく，鈍く，拍動する場合もあり，座位や立位，咳嗽時に増悪する．また，首や額，目の奥に放散する．症状は頭痛にとどまらず，悪心・嘔吐，項部硬直，眼症状として光過敏，複視，かすみ目など，また，前庭，蝸牛症状として，聴覚低下・過敏，耳鳴，めまい，運動失調などが付随することもある(表２)[11]．

正解 (a)

問題５　PDPH の鑑別診断について誤っているものはどれか．２つ選べ．

(a) 髄膜炎様の症状を来すことがあるが，脳炎とは鑑別しない．
(b) 妊婦では妊娠高血圧症との鑑別が必要となることがある．
(c) 気脳症による頭痛は１～２日で改善する．
(d) 後頭葉白質脳症は不可逆性である．
(e) PDPH に硬膜外血腫を合併することがある．

解説　PDPH の鑑別診断

PDPH と鑑別が必要となる疾患は，表３[14]に示すとおりである．

気脳症による頭痛は，硬膜穿刺後１時間程度で発症するとされ，姿勢による変化はなく１～２日で寛解する[15]．

後頭葉白質脳症は可逆性であることが特徴であり，血圧の上昇によって血管の透過性が亢進して後頭葉に浮腫が起こることにより，頭痛や痙攣を来す疾患である．

正解 (a)(d)

抗凝固療法を施行していたために自己血パッチは施行せずに，安息香酸ナトリウムカフェインを処方しつつ経過を観察した．術後7日目から徐々に症状は改善し，事なきを得た．

問題6 硬膜誤穿刺後のPDPHの発症予防について正しいのはどれか．１つ選べ．

(a) 輸液を多く負荷する．
(b) ステロイドを投与する．
(c) 臥床による安静時間を長くする．
(d) 硬膜外自己血パッチの有効性は確立していない．
(e) 経口カフェインを投与する．

解説 PDPHの予防

非ランダム化比較試験において有意差が認められているPDPHの予防法はあるが，ランダム化比較試験において有意差が確立されてルーチン化される予防法はない．

硬膜誤穿刺後に経口水分摂取や輸液を投与することでPDPHを予防することはできない[16]．デキサメタゾンは無効であるばかりか頭痛を悪化させる可能性がある．硬膜誤穿刺後でもPDPHを予防できる方法として，モルヒネ硬膜外投与法，コシントロピン(副腎皮質刺激ホルモン)，アミノフィリンは期待できる予防法であるが報告が少ないため確立した方法ではない．

予防薬剤として，ステロイド，副腎皮質刺激ホルモン，オピオイドの各種投与経路，アミノフィリン，非ステロイド性抗炎症薬，セロトニン受容体作動薬であるスマトリプタンなど多くの研究がある．PDPHは症例数が少ないために，大規模な比較研究をすることが困難であることが，予防に有効な薬剤や投与法を見出せない原因である．最近は，メタアナリシスが徐々に増えてきてきたために予防効果の有無が明らかになってきた[17)～19)]．

臥床時間を長くすることはPDPHの予防に無効であるばかりか，深部静脈血栓症を惹起する因子となるためにできるかぎり避けるべきである[16]．

硬膜外自己血パッチに関するメタアナリシスによれば，非ランダム化比較試験の結果としては，オッズ比0.48(95%信頼区間0.23～0.99)とわずかに有効であったが，4つのランダム化比較試験においては，オッズ比0.32(95%信頼区間0.10～1.03)であり有効性は証明されていない[20]．

予防的な経口，筋注のカフェイン投与は効果がない．静脈投与のカフェインは有効との報告があるが追試が必要である[18]．PDPHの原因と考えられる脳血流増加を抑えることがカフェインの予防効果といわれているが，カフェインの脳血流への影響は一定でないため，作用は未知である．また，母体不整脈，中枢神経毒性，母乳への移行なども起こりうる．

正解 (d)

問題7 硬膜外自己血パッチについて正しいのはどれか．１つ選べ．

(a) 硬膜誤穿刺24時間以内に施行すると成功率が高い．

（b）自己血は動脈血を用いる．
（c）注入速度を速くしたほうが治療効果が高い．
（d）投与自己血量は 10 ml 未満とする．
（e）硬膜外腔の圧を上昇させることも硬膜外自己血パッチの作用機序である．

解説 問題 8 の解説“硬膜外自己血パッチ”を参照．

正解（e）

問題 8 **硬膜外自己血パッチについて正しいのはどれか．2 つ選べ．**
（a）硬膜外自己血パッチ施行中の腰背部の圧迫感は注入終了の目安である．
（b）血液は穿刺部位より下方に広がりやすい．
（c）注入速度が速いと頻脈になりやすい．
（d）注入後に症状が改善したらすぐに歩行させるとよい．
（e）自己血パッチ後，すぐに症状改善が見られる．

解説 **硬膜外自己血パッチ**

硬膜外自己血パッチは，硬膜誤穿刺後 24 時間以降に誤穿刺した部位と同じか 1 椎体下から穿刺する．これは穿刺部位より血液が上方に広がりやすいためである．静脈採血した血液を注入速度は 3 秒に 1 ml 程度で，比較的ゆっくり注入する．急激な CSF 圧の上昇は徐脈や硬膜外血腫の危険がある．注入は腰背部の圧迫感や下肢への放散痛を訴えるところで中止する．目標注入量は 10 ml 以上で最大 20 ml とする．注入後は 1 ～ 2 時間ベッド上で安静にする[21]．

硬膜外自己血パッチが効く機序として 2 つの理論が提唱されている[22]．1 つは“プラグ理論”である．これは一般的な考え方で，硬膜外に投与された血液が凝血塊を作ってタンポナーデ効果により硬膜の穴を塞ぐことで髄液の漏出を防ぐ．この理論ではパッチ後すぐに症状が改善することの説明ができない．もう 1 つは“プレッシャーパッチ理論”である．硬膜外腔に入れた血液が硬膜外腔の圧を上昇させ，くも膜下腔の圧は外からの圧迫によりすぐに上昇し，髄液は頭蓋内に移動して，量と圧を上昇させることにより頭痛が軽減される．Coombs と Hooper によれば，15 ml の血液注入により CSF 圧は 3 倍に上昇し，血液 7 ～ 10 ml と CSF 圧が 50 mmH_2O 以上になることによって症状はすぐに消失した．また，血液注入 15 分後でもピーク圧の 70％以上の圧を保っていた[23]．

正解（a）（e）

問題 9 **PDPH の治療として正しいのはどれか．1 つ選べ．**
（a）ベッド上安静が PDPH の治療経過を改善する．
（b）経口水分摂取，輸液負荷を積極的に行う．
（c）アセトアミノフェン，非ステロイド性抗炎症薬は症状の改善に有効である．
（d）ステロイドは禁忌である．

（e）スマトリプタンや副腎皮質刺激ホルモン（adrenocorticotropic hormone：ACTH）が症状の改善に有効である．

解説 PDPHの治療

ベッド上安静，水分摂取や輸液負荷は，PDPHの予防効果も治療効果もない[2)16)]．

カフェインは症状改善に対する効果が高く，鎮痛補助薬の使用量を減らす．これは血管収縮作用によると考えられている．また，ガバペンチン，テオフィリン，ヒドロコルチゾンは頭痛の重症度を下げる．しかし，スマトリプタンとACTHは治療効果が認められない[24)]．

アセトアミノフェン，非ステロイド性抗炎症薬，オピオイド，制吐剤は症状を軽快させるが完全消失はしない[1)]．

正解（c）

●参考文献

1）Turnbull DK, Shepherd DB. Post-dural puncture headache：pathogenesis, prevention and treatment. Br J Anaesth 2003；91：718–29.
2）Baysinger CL. Accidental dural puncture and postdural puncture headache management. Int Anesthesiol Clin 2014；52：18–39.
3）Reina MA, de Leon-Casasola OA, Lopez A, et al. An *in vitro* study of dural lesions produced by 25-gauge Quincke and Whitacre needles evaluated by scanning electron microscopy. Reg Anesth Pain Med 2000；25：393–402.
4）Peralta F, Higgins N, Lange E, et al. The relationship of body mass index with the incidence of postdural puncture headache in parturients. Anesth Analg 2015；121：451–6.
5）Wu CL, Rowlingson AJ, Cohen SR, et al. Gender and post-dural puncture headache. Anesthesiology 2006；105：613–8.
6）Banks S, Paech M, Gorrin L. An audit of epidural blood patch after accidental dural puncture with a Tuohy needle in obstetric patients. Int J Obstet Anesth 2001；10：172–6.
7）Pannullo SC, Reich JB, Krol G, et al. MRI changes in intracranial hypotension. Neurology 1993；43：919–26.
8）Mokri B. The Monro–Kellie hypothesis：applications in CSF volume depletion. Neurology 2001；56：1746–8.
9）Ghatge S, Uppugonduri S, Kamarzaman Z. Cerebral venous sinus thrombosis following accidental dural puncture and epidural blood patch. Int J Obstet Anesth 2008；17：267–70.
10）Nowaczewska M, Ksiazkiewicz B. Cerebral blood flow characteristics in patients with post-lumbar puncture headache. J Neurol 2012；259：665–9.
11）Headache Classification Subcommittee of the International Headache Society. The International Classification of Headache Disorders：2nd edition. Cephalalgia 2004；24 suppl 1：9–160.
12）Mokri B, Parisi JE, Scheithauer BW, et al. Meningeal biopsy in intracranial hypotension：meningeal enhancement on MRI. Neurology 1995；45：1801–7.
13）Lybecker H, Djernes M, Schmidt JF. Postdural puncture headache（PDPH）：onset, duration, severity, and associated symptoms. An analysis of 75 consecutive patients with PDPH. Acta Anaesthesiol Scand 1995；39：605–12.
14）Bezov D, Lipton RB, Ashina S. Post-dural puncture headache：part I diagnosis, epidemiology, etiology, and pathophysiology. Headache 2010；50：1144–52.
15）Aida S, Taga K, Yamakura T, et al. Headache after attempted epidural block：the role of intrathecal air. Anesthesiology 1998；88：76–81.
16）Arevalo-Rodriguez I, Ciapponi A, Munoz L, et al. Posture and fluids for preventing post-dural puncture headache. Cochrane Database Syst Rev 2013；7：CD009199.

17) Bradbury CL, Singh SI, Badder SR, et al. Prevention of post-dural puncture headache in parturients：a systematic review and meta-analysis. Acta Anaesthesiol Scand 2013；57：417–30.
18) Bezov D, Ashina S, Lipton R. Post-dural puncture headache：Part II—prevention, management, and prognosis. Headache 2010；50：1482–98.
19) Basurto Ona X, Uriona Tuma SM, Martinez Garcia L, et al. Drug therapy for preventing post-dural puncture headache. Cochrane Database Syst Rev 2013；2：CD001792.
20) Apfel CC, Saxena A, Cakmakkaya OS, et al. Prevention of postdural puncture headache after accidental dural puncture：a quantitative systematic review. Br J Anaesth 2010；105：255–63.
21) Ahmed SV, Jayawarna C, Jude E. Post lumbar puncture headache：diagnosis and management. Postgrad Med J 2006；82：713–6.
22) Shaparin N, Gritsenko K, Shapiro D, et al. Timing of neuraxial pain interventions following blood patch for post dural puncture headache. Pain Physician 2014；17：119–25.
23) Coombs DW, Hooper D. Subarachnoid pressure with epidural blood patch. Reg Anesth Pain Med 1979；4：3–6.
24) Basurto Ona X, Martinez Garcia L, Sola I, et al. Drug therapy for treating post-dural puncture headache. Cochrane Database Syst Rev 2011；8：CD007887.

（高木　俊一）

V. 硬膜外膿瘍

SCENARIO

18歳の男性，身長182 cm，体重58 kg．生来健康であるが，1年前に左気胸に対して肺縫縮術の既往がある．今回，右気胸に対して肺縫縮術を予定した．前回の術後痛が強かったとのことで，胸部硬膜外麻酔併用の気管挿管下全身麻酔で手術を施行した．術中の麻酔管理に問題はなかった．術後の創部痛の訴えが強く，硬膜外ブロックを引き続き使用していたが，術後5日目になって発熱と背部痛を認めた．麻痺などの明らかな神経学的所見はなかったが，緊急でMRIを撮影したところ，穿刺部近位の硬膜外腔に膿瘍と思われる所見を認め，硬膜外膿瘍と診断した．硬膜外カテーテルを抜去し，整形外科を受診し，抗生物質投与を開始した．幸い炎症所見は徐々に改善し，術後1カ月で退院し，事なきを得た．

はじめに

硬膜外膿瘍に関しては，2010年に米国麻酔科学会より硬膜外および脊髄くも膜下ブロックによる感染対策の勧告[1]が発表されている．今回，本勧告を含めいくつかの文献をもとに硬膜外膿瘍の診断，治療そして予防についての話を進めていきたい．

問題1 **硬膜外膿瘍の頻度としてもっとも近いものはどれか．1つ選べ．**

(a) 0～4/10,000症例
(b) 0～8/10,000症例
(c) 2～10/10,000症例
(d) 2～15/10,000症例
(e) 4～20/10,000症例

解説 **硬膜外膿瘍の頻度**

2006年に掲載されたBritish Journal of Anaesthesiaのreview[2]によれば，硬膜外膿瘍は，10,000症例に0.2～1.2症例と非常にまれな病態であることがわかる．しかしながら，近年ではさまざまな報告により，100,000症例に0.2～83症例[3]といわれている．麻酔計画の段階で硬膜外膿瘍が生じる可能性を念頭に置いて，適応を決める必要がある．

正解（b）

問題 2 **硬膜外膿瘍のおもな原因として誤っているものはどれか．1 つ選べ．**

（a）脊椎手術の既往
（b）クローン病
（c）肺塞栓症
（d）敗血症
（e）血管内カテーテル留置

解説 **硬膜外膿瘍の原因**

硬膜外膿瘍の全身性の原因として，糖尿病，アルコール中毒，全身性エリテマトーデス（systemic lupus erythematosus：SLE）やクローン病，悪性腫瘍，肝硬変など[2)~4)]（Category B2 evidence）がある．また，脊椎性の原因として，脊椎外傷や脊椎手術の既往，脊椎症，腰椎穿刺がある．さらに，局所感染[5)]（尿路，肺や軟部組織，咽頭，椎間板など），敗血症，血管カテーテル，薬物中毒[2)]など（Category B3 evidence）の潜在的感染源にも注意が必要である．表 1 に硬膜外膿瘍の原因となりうる病態を示す．

正解（c）

表 1　硬膜外膿瘍の原因

1．全身状態
糖尿病
アルコール中毒
肝硬変
悪性腫瘍
免疫不全症候群
2．脊椎要因
脊椎症
脊椎外傷の既往
脊椎手術の既往
腰椎穿刺
3．潜在的感染源
皮膚・軟部組織・咽頭・尿路感染
敗血症
HIV 感染症
薬物中毒
血管内カテーテル留置

（Grewal S, Hocking G, Wildsmith JA. Epidural abscess. Br J Anaesth 2006；96：292–302 および Bremer AA, Darouiche RO. Spinal epidural abscess presenting as intra-abdominal pathology：a case report and literature review. J Emerg Med 2004；26：51–6 より改変引用）

問題3 硬膜外膿瘍の発生が増加する硬膜外カテーテルの留置期間として，正しいものはどれか．1 つ選べ．

(a) 2 日間
(b) 3 日間
(c) 4 日間
(d) 5 日間
(e) 6 日間

解説 硬膜外カテーテル留置期間

2000 ～ 2009 年の 10 年間にフィンランドで施行された硬膜外麻酔および脊髄くも膜下麻酔に関連する合併症の報告[6]によれば，3 日を超える期間の留置は膿瘍の危険性が高い[7]．ちなみに肺動脈カテーテルでは，5 日後に菌の繁殖を認めたとの報告[8]や，心室内デバイスは 3 日以内では感染は見られなかったものの 5 日間を過ぎると 85％に感染が認められたとの報告がある[9]．これらを総合すると，本症例における 5 日間の留置期間は，不適切であった可能性がある．

正解（c）

問題4 硬膜外膿瘍の症状として誤っているものはどれか．1 つ選べ．

(a) 発熱
(b) 背部痛
(c) 嘔気・嘔吐
(d) 膀胱障害
(e) 倦怠感

解説 硬膜外膿瘍の症状（表 2）

硬膜外膿瘍の症状は，Heusner の分類[10]によりⅠ～Ⅳ期の 4 段階に分けられる．それによると，Ⅰ期：発熱，背部痛や局所圧痛，Ⅱ期：頭痛や神経根症状，Ⅲ期：筋力低下，知覚鈍麻や膀胱直腸障害，Ⅳ期：対麻痺と進行する．最近の報告[2]によれば，発熱が背部痛に先行し，その後に神経症状が出現するという．一方で，特有な症状がない場合もあり[11]，主治医が“硬膜外膿瘍”と疑わないかぎり，診断を遅らせる危険性がある．本症例に

表 2　硬膜外膿瘍の症状

必発な症状	頻発する症状	まれな症状
発熱 頭痛 神経根痛 倦怠感 感覚消失	頸部痛 頸部硬直 膀胱障害 不全対麻痺 麻痺	頭痛 腸管機能不全 腹痛

(Bremer AA, Darouiche RO. Spinal epidural abscess presenting as intra-abdominal pathology：a case report and literature review. J Emerg Med 2004；26：51-6 より改変引用)

おいては，硬膜外カテーテルが留置されている状況で発熱と背部痛が起こったため，硬膜外膿瘍を疑うことができた．

正解（c）

問題 5 **症状が曖昧であるため，硬膜外膿瘍の診断は非常に困難であるが，鑑別診断を行ううえで必要な検査のうち，行う意義がもっとも低いものはどれか．1つ選べ．**

（a）髄液検査
（b）血液検査
（c）MRI
（d）CT
（e）脳槽シンチグラフィ

解説 硬膜外膿瘍の診断

血液検査は感染を疑ううえで有用[12]である（Category A2 evidence）．髄液検査を施行することは，医療者としてはさらなる穿刺を行うため，躊躇するかもしれない．しかし，髄膜炎を強く疑う場合には必要[13]といえる（Category B2–B3 evidence）．画像検査に関して言及すると，CT検査は診断だけでなく経皮的ドレナージガイドとしても有用とする報告[14]がある．また，MRIはミエログラフィと同程度の有効性[15]がある．しかし，脳槽シンチグラフィは，脳脊髄液の漏出を検査するものであり，感染を調べる検査ではないため，本症例には適当とはいえない．

正解（e）

問題 6 **硬膜外膿瘍の原因媒体としてもっとも可能性の高いものはどれか．1つ選べ．**

（a）グラム陰性菌
（b）連鎖球菌
（c）黄色ブドウ球菌
（d）真菌
（e）結核菌

解説 硬膜外膿瘍の原因媒体

報告によれば，黄色ブドウ球菌[16]，連鎖球菌およびグラム陰性菌[17]が多いが，そのなかでも黄色ブドウ球菌が最多である．ほかに結核菌[18]や真菌[19]も報告されている．

正解（c）

問題 7 **菌による硬膜外膿瘍を防ぐために，硬膜外穿刺および脊髄くも膜下穿刺時に注意すべきこととして，次のうち誤っているものはどれか．2つ選べ．**

（a）マスクとガウンを着用することが推奨されている．

(b) 消毒薬としては，0.5%クロルヘキシジン 80%エタノール，10%ポビドンヨード，0.2%ベンザルコニウム 80%エタノールのうち，0.5%クロルヘキシジン 80%エタノールがもっとも滅菌効果が高い．
(c) 医療者の手指は菌の大きな媒体となるため，消毒時には穿刺部位だけでなく，医療者の手指も消毒してから施行するのが望ましい．
(d) 医療者の手指を消毒する際，腕時計や指輪は外さなくてもよい．
(e) 硬膜外カテーテル留置時のフィルタ使用については，カテーテル留置期間が 24 時間以内であれば使用しなくてもよい．

解説 硬膜外穿刺および脊髄くも膜下穿刺時のポイント

原賀ら[20]の報告によれば，ミエログラフィを施行した際，マスク不装着例に限り，髄膜炎が起きたという．つまり，穿刺時のマスク着用は必須であることは間違いない．しかし，中心静脈カテーテル留置とは異なり，ガウンの着用までは，現時点において必要ない[21]．

また，手袋は穿刺部の消毒をする前に着用しているが，医療者の手指は菌の大きな媒体となる．腕時計や指輪には菌が残存する可能性が高いため[22]外したほうがよい[20]．まずは，腕に装着しているものを外した後に手指を消毒し，手袋を着用することを徹底すべきである．

消毒薬に関しては，すでに多くの病院で採用されている 0.5%クロルヘキシジン 80%エタノール[23]が現時点では最良と考えられる(Category A2 evidence)．

では，消毒薬で皮膚を消毒した際，どのくらい待てばよいのだろうか．Kampf ら[24]は興味のある研究結果を示しており，85%エタノール消毒で 2.5 分待てば十分であり，それ以上待ってもさらなる効果はないと報告している．0.5%クロルヘキシジン 80%エタノールを使用する際，少なくとも消毒した皮膚が乾くのを待ってから処置をすべきである．

硬膜外カテーテルを留置した後のフィルタ装着については，留置期間が 24 時間以内の場合のフィルタ使用は，推奨されていない[25]．一方で，数日間の留置が考慮されるのであれば使用が推奨されているが，使用しても感染を防ぐことはできない[26][27]とも報告されている(Category B2 evidence)．

正解 (a)(d)

問題 8 **硬膜外カテーテルを留置した後の管理に関する記載として，<u>もっとも適切なもの</u>はどれか．1 つ選べ．**

(a) カテーテル留置部を，閉鎖式ドレープで覆うことで感染は防げる．
(b) カテーテル留置期間に膿瘍に至らなかったということは，カテーテルの培養検査をしても無菌であったということを示す．
(c) カテーテルを留置する場合，予防的抗生物質投与が硬膜外膿瘍を防ぐために推奨されている．
(d) 菌が皮膚に培地をつくることを防ぐためには，クロルヘキシジンが染み込んだバイオパッチを使用することが有効である．
(e) カテーテルにフィルタがついていれば，患者の痛みに応じてコネクトを外して局所麻酔薬の1回投与をしても感染率を増加させない．

解説 **カテーテル留置時の管理**

カテーテル留置部を閉鎖式ドレープで覆うことが感染率を下げるとする報告は見あたらない[2)](Category D evidence)．しかし，可能なかぎり感染が起こらないように予防することは重要である．そのためには，皮膚における菌の繁殖を少なくする必要がある．文献によれば，ポビドンヨードやクロルヘキシジンが染み込んだバイオパッチを貼ることは皮膚の菌繁殖を防ぐ意味では有効である[28)]．しかし，上述したとおりバイオパッチを貼ることで膿瘍を予防できるわけではない．外科手術時において予防的抗生物質が感染率を下げることは周知の事実である．一方，硬膜外膿瘍に関してエビデンスの高い研究はない．ペニシリンあるいはエリスロマイシンの予防的投与によって，長期硬膜外カテーテル留置による感染は，0.4％から0.11％に減少したという報告はある[29)]が，統計学的な有意差には至っていない．つまり，抗生物質を投与することが推奨されているわけではない．

また，カテーテルをいったん持続用ポンプに装着した場合，コネクターを外す行為は感染率を増やす可能性があるため，慎むべき[2)]である．

正解（d）

問題9 **硬膜外膿瘍と診断された後の治療として，適切なものはどれか．1つ選べ．**

(a) 膿瘍と診断された時点で，外科的手術を緊急に施行すべきである．
(b) 小児においては，特に抗生物質治療よりも外科手術を第一選択とすべきである．
(c) 抗生物質治療を行う場合，菌の培養結果が確定される前に，黄色ブドウ球菌の可能性を考え高用量ペニシリンや第一世代セフェム系のセファロスポリンを使用すべきである．
(d) アミノグリコシド系は適用がないだけでなく，膿瘍には効果がない．
(e) ステロイド投与は禁忌である．

解説 **硬膜外膿瘍の治療**

硬膜外膿瘍の予防ではなく治療においては，抗生物質投与が非常に効果的な治療[1)]である(Category B3 evidence)．一般的には，3～4週間にわたって静脈内投与を行い，必要時に6～8週間まで，経口投与は6週間まで行う．

一方，外科治療は第一選択というのはいいすぎであり[30)]，内科的治療によっても症状の改善が見込めないときに選択すべきである[2)]．外科的処置といっても，経皮的ドレナージと手術のどちらがより神経学的予後を良好にするかについての多施設共同ランダム化試験は，なされていないのが現状である．

小児に関しては，脊椎手術を第1に施行する利点はなく，外科的処置が必要な場合には，まず経皮的ドレナージを行うべきである[31)]．

選択すべき抗生物質治療は，黄色ブドウ球菌が原因菌としてもっとも可能性が高いため，ペニシリン大量投与[2)]が適当である．しかし，アレルギーなどで選択できない代替として第一世代セフェム系のセファロスポリン[2)]が適切である．アミノグリコシド系薬剤は，これらの薬剤に相乗的に作用するため適切である[32].

ステロイド治療は，理論的に免疫抑制作用があるため，感染には不適切と考えられる．しかし，実際には有効なこともあり[2]，明確なエビデンスはない．

正解（c）

●参考文献

1）American Society of Anesthesiologists Task Force on infectious complications associated with neuraxial techniques. Practice advisory for the prevention, diagnosis, and management of infectious complications associated with neuraxial techniques：a report by the American Society of Anesthesiologists Task Force on infectious complications associated with neuraxial techniques. Anesthesiology 2010；112：530–45.
2）Grewal S, Hocking G, Wildsmith JA. Epidural abscess. Br J Anaesth 2006；96：292–302.
3）Schulz-Stübner S, Pottinger JM, Coffin SA, et al. Nosocomial infections and infection control in regional anesthesia. Acta Anaesthesiol Scand 2008；52：1144–57.
4）Jakobsen KB, Christensen MK, Carlsson PS. Extradural anaesthesia for repeated surgical treatment in the presence of infection. Br J Anaesth 1995；75：536–40.
5）Bremer AA, Darouiche RO. Spinal epidural abscess presenting as intra-abdominal pathology：a case report and literature review. J Emerg Med 2004；26：51–6.
6）Pitkänen MT, Aromaa U, Cozanitis DA, et al. Serious complications associated with spinal and epidural anaesthesia in Finland from 2000 to 2009. Acta Anaesthesiol Scand 2013；57：553–64.
7）Wang LP, Hauerberg J, Schmidt JF. Incidence of spinal epidural abscess after epidural analgesia：a national 1-year survey. Anesthesiology 1999；91：1928–36.
8）Rello J, Coll P, Net A, et al. Infection of pulmonary artery catheters. Epidemiologic characteristics and multivariate analysis of risk factors. Chest 1993；103：132–6.
9）Narayan RK, Kishore PR, Becker DP, et al. Intracranial pressure：to monitor or not to monitor? A review of our experience with severe head injury. J Neurosurg 1982；56：650–9.
10）Heusner AP. Nontuberculous spinal epidural infections. N Engl J Med 1948；239：845–54.
11）Bremer AA, Darouiche RO. Spinal epidural abscess presenting as intra-abdominal pathology：a case report and literature review. J Emerg Med 2004；26：51–6.
12）Bengtsson M, Nettelblad H, Sjoberg F. Extradural catheter-related infections in patients with infected cutaneous wounds. Br J Anaesth 1997；79：668–70.
13）Videira RL, Ruiz-Neto PP, Brandao Neto M. Post spinal meningitis and asepsis. Acta Anaesthesiol Scand 2002；46：639–46.
14）Lyu RK, Chen CJ, Tang LM, et al. Spinal epidural abscess successfully treated with percutaneous, computed tomography-guided, needle aspiration and parenteral antibiotic therapy：case report and review of the literature. Neurosurgery 2002；51：509–12.
15）Hlavin ML, Kaminski HJ, Ross JS, et al. Spinal epidural abscess：a ten-year perspective. Neurosurgery 1990；27：177–84.
16）Schulz-Stübner S, Pottinger JM, Coffin SA, et al. Nosocomial infections and infection control in regional anesthesia. Acta Anaesthesiol Scand 2008；52：1144–57.
17）Khanna RK, Malik GM, Rock JP. Spinal epidural abscess：evaluation of factors influencing outcome. Neurosurgery 1996；39：958–64.
18）Jain AK, Sreenivasan R, Saini NS. Magnetic resonance evaluation of tubercular lesion in spine. Int Orthop 2012；36：261–9.
19）Derkinderen P, Bruneel F, Bouchaud O, et al. Spondylodiscitis and epidural abscess due to Candida albicans. Eur Spine J 2000；9：72–4.
20）原賀勇壮，生野慎二郎，安部伸太郎ほか．麻酔のための硬膜外カテーテル挿入時の清潔度．麻酔 2010；59：585–8.
21）Ryenolds F. Neurological infections after neuraxial anesthesia. Anesthesiol Clin 2008；26：23–52.
22）Salisbury DM, Hutfilz P, Treen LM, et al. The effect of rings on microbial load of health care workers' hands. Am J Infect Control 1997；25：24–7.

23）Hebl JR. The importance and implications of aseptic techniques during regional anesthesia. Reg Anesth Pain Med 2006；31：311–23.
24）Kampf G, Pitten FA, Heeg P, et al. Efficacy of two ethanol-based skin antiseptics on the forehead at shorter application times. BMC Microbiol 2007；7：85.
25）Abouleish E, Amortegui AJ, Taylor FH. Are bacterial filters needed in continuous epidural analgesia for obstetrics? Anesthesiology 1977；46：351–4.
26）Bevacqua BK, Slucky AV, Cleary WF. Is postoperative intrathecal catheter use associated with central nervous system infection? Anesthesiology 1994；80：1234–40.
27）Seth N, Macqueen S, Howard RF. Clinical signs of infection during continuous postoperative epidural analgesia in children：the value of catheter tip culture. Paediatr Anaesth 2004；14：996–1000.
28）Mann TJ, Orlikowski CE, Gurrin LC, et al. The effect of the biopatch, a chlorhexidine impregnated dressing, on bacterial colonization of epidural catheter exit sites. Anaeth Intensive Care 2001；29：600–3.
29）Reihsaus E, Waldbauer H, Seeling W. Spinal epidural abscess：a meta-analysis of 915 patients. Neurosurg Rev 2000；23：175–204.
30）Wheeler D, Keiser P, Rigamonti D, et al. Medical management of spinal epidural abscesses：case report and review. Clin Infect Dis 1992；15：22–7.
31）Fisher EG, Greene CS, Winston KR. Spinal epidural abscess in children. Neurosurgery 1981；9：257–60.
32）Sapico FL. Microbiology and antimicrobial therapy of spinal infections. Orthop Clin North Am 1996；27：9–13.

（枝長　充隆）

E Emergency and Environmental Control

特殊な緊急対応と手術室危機管理

Ⅰ. ロクロニウムに対するアナフィラキシー

Ⅱ. 悪性高熱症

Ⅲ. 輸血拒否患者の緊急手術

Ⅳ. 臓器移植麻酔

Ⅴ. DNR：do not resuscitate

Ⅵ. 麻酔器のトラブル

Ⅶ. 手術中の災害

I．ロクロニウムに対するアナフィラキシー

SCENARIO

40 歳の女性，身長 156 cm，体重 50 kg．過去に手術歴はない．卵巣腫瘍に対して腹腔鏡下卵巣摘出術を予定した．麻酔はプロポフォールで導入し，ロクロニウムで筋弛緩を得た後，気管挿管を施行し，酸素–空気–プロポフォール–レミフェンタニルで維持した．気管挿管から 5 分後に血圧低下(56/30 mmHg)，全身に発赤および膨疹を認めた．アナフィラキシーショックと判断して，100％酸素の投与，輸液負荷，アドレナリン投与を行い，状態は改善した．手術は延期し，気管挿管のまま ICU で管理した．翌日，抜管し，一般病棟に帰室した．後日行った皮膚試験で原因物質としてロクロニウムがもっとも疑われた．主治医より再度，手術を依頼された．後日，術式を開腹に変更し，硬膜外麻酔併用脊椎くも膜下麻酔を施行し，術中，筋弛緩薬を使用することなく安全に管理できた．

はじめに

アナフィラキシーは，迅速な診断と治療が患者転帰に直結する致死的合併症である．特に，多くの薬剤を静脈内投与する周術期には重篤なアナフィラキシーが生じる可能性が高い．日本麻酔科学会の教育ガイドラインでも，アナフィラキシーに対して適切に対応できることが求められている．

症例：40 歳の女性，身長 156 cm，体重 50 kg．過去に手術歴はない．卵巣腫瘍に対して腹腔鏡下卵巣摘出術を予定した．麻酔はプロポフォールで導入し，ロクロニウムで筋弛緩を得た後，気管挿管を施行し，酸素–空気–プロポフォール–レミフェンタニルで維持した．

問題 1 アナフィラキシーの発生機序について，正しいのはどれか．1 つ選べ．

(a) 免疫学的機序を介さずに発症する場合がある．
(b) 造影剤によるものの多くは IgE 依存性である．
(c) 筋弛緩薬によるものの多くは IgE 非依存性である．

(d) 筋弛緩薬のステロイド骨格は抗原決定基になることが多い.
(e) 好酸球が活性化され，ヒスタミンが放出されることがおもな機序である.

解説 アナフィラキシーの機序

アナフィラキシーは，特定の物質により惹起される急性で重篤な全身性アレルギー反応と定義される．原因物質と反応した免疫細胞(肥満細胞および好塩基球)から過剰に放出されるケミカルメディエーター(ヒスタミン，トリプターゼ，ブラジキニンなど)により発症する.

アナフィラキシーの発症機序は，免疫細胞の活性化様式により免疫性と非免疫性に大別される．さらに，免疫性機序には，特定抗原に感作されたIgE抗体が関与する場合(IgE依存性)とIgE抗体が関与しない場合(IgE非依存性)がある．IgE依存性アナフィラキシーでは，免疫細胞上に存在するIgE抗体と原因物質が抗原抗体反応を起こすことにより免疫細胞を活性化する．一方，IgE非依存性アナフィラキシーは，原因物質がC3a，C5aなどの補体系の活性化を介して免疫細胞を活性化する．非免疫性アナフィラキシーは，原因物質が直接的に免疫細胞を活性化する．したがって，IgE非依存性および非免疫性アナフィラキシーでは，原因物質による感作(IgE抗体の産生)を必要とせず，原因物質の初回曝露時でもアナフィラキシーを発症する(Column).

周術期に生じるアナフィラキシーの原因物質として頻度の高い，筋弛緩薬，抗生物質，ラテックスなどは特異的IgE抗体の存在が報告されており，IgE依存性機序で発症すると考えられている．IgE非依存性アナフィラキシーの原因として，血液製剤やガンマグロブリン製剤が知られている．また，非免疫性アナフィラキシーの代表的なものとして，モルヒネ，アスピリン〔非ステロイド性抗炎症薬(nonsteroidal anti-inflammatory drugs：NSAIDs)〕，バンコマイシンなどが挙げられる．造影剤によるアナフィラキシーは，IgE非依存性または非免疫学機序による発症が考えられている.

正解 (a)

Column アナフィラキシーの定義

以前は，IgE依存性機序で発症したものを“狭義のアナフィラキシー”とし，それ以外(IgE非依存性，非免疫性)の機序で発症したものは“アナフィラキシー様反応”と呼ばれていた．しかし，特異的IgE抗体が確認されることはまれであること，発症後の症状および治療に違いがないこと，疫学調査を煩雑にすることなどから，機序による分類は行わず，すべての反応をアナフィラキシーと統一し，アナフィラキシー様反応という名称は使われなくなった.

問題 2 周術期のアナフィラキシーについて，正しいのはどれか．1つ選べ.

(a) 男性に多い.
(b) 死亡率は約0.1%である.
(c) 頻度は約1/1,000例程度である.
(d) 原因としては抗生物質がもっとも多い.

(e) 筋弛緩薬によるアナフィラキシーは初回投与時でも発生する．

解説 周術期アナフィラキシーの原因

ヨーロッパで行われた疫学調査では，周術期アナフィラキシーの発症率は約 1 ～ 2 万例に 1 例で，その死亡率は 3 ～ 10％と報告されている[1)2)]．周術期では，原因薬物が静脈内投与されることから一般的なアナフィラキシー(経口，接触)と比較して，発症してから心肺停止に至るまでの時間が短く，死亡率が高い．男女別で比較すると男性が 100 万例中 55.4 例であるのに対して，女性は 100 万例中 154.9 例であり，女性が男性と比較して約 3 倍頻度が高い[3)] (表 1)．

周術期アナフィラキシーの原因物質としては，筋弛緩薬が 58.1％と最多であり，次いでラテックス(19.7％)，抗生物質(12.9％)，人工膠質液(3.4％)，鎮静薬(2.3％)，オピオイド(1.7％)と報告されている．筋弛緩薬の内訳は，スキサメトニウムによる発症が多く(33.4％)，ロクロニウム(29.3％)，アトラクリウム(19.3％)，ベクロニウム(10.2％)の順となっている[3)] (表 2)．筋弛緩薬の抗原決定基は，その分子構造に含まれる第四級アンモニウム基と考えられており，多くの症例で特異的 IgE 抗体が証明されている．第四級アンモニウム基はすべての筋弛緩薬に共通して含まれており，筋弛緩薬どうしでの交差免疫性が 70％と高い．また，第四級アンモニウム基は，化粧品，染毛剤など日常品にも多く含まれており，日常生活の中で交差反応が生じることがある．このため，筋弛緩薬によるアナフィラキシーは，IgE 依存性機序であっても初回投与時から発症する可能性があり，注意が必要である．ロクロニウムによるアナフィラキシーの 17％は全身麻酔の既往がなかったと報告されている．そのほか，交差反応が生じるものとして，ラテックスと果物(バナナ，アボカド，キウイなど)が知られている．これらの果物の摂取で，口腔内違和感が生じる患者では，ラテックスに対してアナフィラキシーを呈することがあり(ラテックス・フルーツ症候群)，ラテックス・フリーで対応すべきである．

正解 (e)

表 1　フランスでの術中アナフィラキシー(IgE 依存性)発症率

原因物質	発症数/年〔中央値(5 ～ 95%)〕	年間発症率(対 100 万人)〔中央値(5 ～ 95%)〕		
		全体	男性	女性
総計	780 (555 ～ 1,005)	100.6 (76.2 ～ 125.3)	55.4 (42.0 ～ 69.0)	154.9 (117.2 ～ 193.1)
筋弛緩薬	458 (326 ～ 590)	184.0 (139.3 ～ 229.7)	105.5 (79.7 ～ 132.0)	250.9 (189.8 ～ 312.9)
ラテックス	155 (110 ～ 200)	59.1 (44.8 ～ 73.6)	32.6 (24.7 ～ 40.5)	91.0 (68.9 ～ 113.4)
抗生物質	101 (72 ～ 131)	—	—	—
そのほか	80 (57 ～ 103)	—	—	—

(Mertes PM, Alla F, Tréchot P, et al ; Groupe d'Etudes des Réactions Anaphylactoïdes Peranesthésiques. Anaphylaxis during anesthesia in France : an 8-year national survey. J Allergy Clin Immunol 2011 ; 128 : 366–73 より改変引用)

表 2　麻酔中のアナフィラキシー(IgE 依存性)原因物質

原因物質	割合(%)
筋弛緩薬	**58.08**
スキサメトニウム	33.4
ロクロニウム	29.3
アトラクリウム	19.3
ベクロニウム	10.2
パンクロニウム	3.6
ラテックス	**19.65**
抗生物質	**12.85**
ペニシリン	49
セファロスポリン	37
そのほか	14
膠質液	**3.43**
鎮静薬	**2.34**
オピオイド	**1.69**
局所麻酔薬	**0.33**

細字：内訳を示す．

(Mertes PM, Alla F, Tréchot P, et al；Groupe d'Etudes des Réactions Anaphylactoïdes Peranesthésiques. Anaphylaxis during anesthesia in France：an 8-year national survey. J Allergy Clin Immunol 2011；128：366-73 より改変引用)

気管挿管から 5 分後に血圧低下(56/30 mmHg)，全身に発赤および膨疹を認めた．

問題 3　**アナフィラキシーの臨床症状に関して，誤っているものはどれか．1 つ選べ．**

(a) 徐脈を伴うことがある．
(b) 皮膚症状は 70％以上の頻度で生じる．
(c) 気管支攣縮は循環器症状よりも頻度が高い．
(d) アナフィラキシー症状が二相性に繰り返すことがある．
(e) 筋弛緩薬によるアナフィラキシーでは症状が重篤であることが多い．

解説　**アナフィラキシーの症状**

アナフィラキシーによる死亡例のほとんどは診断と治療の遅れである．特に，周術期のアナフィラキシーは重症例が多く，急速(秒・分単位)に進行する．初期症状を見逃さず，いかに迅速に診断するかが治療成功の鍵となる．

アナフィラキシーの主要な症状は，皮膚粘膜症状(蕁麻疹，紅斑，粘膜浮腫)，循環器症状(血圧低下，頻脈あるいは徐脈)，および呼吸器症状(上気道浮腫，気管支攣縮)である．皮膚症状の発生頻度は 70 ～ 95％ともっとも多く，アナフィラキシーの診断においてきわめて重要な所見となる．循環器症状は皮膚症状に次いで多く，特に IgE 依存性アナフィラキシーに多い．免疫細胞から大量に放出されたケミカルメディエーターにより，容量血管の拡張(前負荷の低下)と血管透過性の亢進により急速に循環血液量減少性ショックに至る．呼吸器症状の発症頻度は比較的少ない(約 40％)が，死因となることがあり注意が必

表３　術中アナフィラキシーの症状とその頻度

症状	頻度(%)	
	IgE 依存性	IgE 非依存性
皮膚粘膜症状	**70.24**	**95.34**
紅斑	47.27	68.41
蕁麻疹	20.31	25.62
血管性浮腫	11.08	8.30
循環器症状	**84.04**	**36.39**
低血圧	21.86	20.14
循環虚脱	54.90	10.57
心停止	5.34	0.29
気管支攣縮	**41.35**	**19.29**

細字：内訳を示す．

(Mertes PM, Alla F, Tréchot P, et al；Groupe d'Etudes des Réactions Anaphylactoïdes Peranesthésiques. Anaphylaxis during anesthesia in France：an 8-year national survey. J Allergy Clin Immunol 2011；128：366-73 より改変引用)

表４　アナフィラキシーの臨床所見による重症度グレード分類：Ring & Messmer の分類

グレード	臨床徴候
1	皮膚粘膜徴候(紅斑，蕁麻疹)のみ
2	中等度の多臓器症状：皮膚粘膜徴候±低血圧±頻脈±呼吸困難±消化器系徴候
3	重篤な単一あるいは多臓器症状：循環虚脱，頻脈(あるいは徐脈)±不整脈±気管支攣縮±皮膚粘膜徴候±消化器系徴候
4	心停止

(Dewachter P, Mouton-Faivre C, Emala CW. Anaphylaxis and anesthesia：controversies and new insights. Anesthesiology 2009；111：1141-50 より改変引用)

要である[3)](**表３**)．

アナフィラキシーの発症時は，血管内容量減少の代償機構として頻脈を呈することが多いが，時に徐脈で発症することがあり，診断が遅れることがある．徐脈の発症機序としては，心臓下後壁の知覚受容体が急速な血管内容量減少に反応して生じる Bezold-Jarisch 反射(一過性徐脈反射)によると考えられている[4)]．

皮膚所見はアナフィラキシーの診断に大きな手がかりとなるため，術中に説明のつかない循環虚脱がある場合は，覆布をめくって皮膚所見を確かめることが重要である．一方，皮膚症状を欠いてほかの症状が独立に認められることもあるので，"皮膚所見なし＝アナフィラキシーではない"と安易に考えるのは危険である．疑わしい症例では，アナフィラキシーの可能性も考えながら，麻酔薬の影響(過量投与)，喘息発作，不整脈，狭心症，および肺塞栓などとの鑑別を行っていく必要がある．

アナフィラキシー症状の重症度は，4 段階スケールで分類される(Ring & Messmer の分類[1)]，**表４**)．筋弛緩薬によるアナフィラキシーは，グレード 3 の割合が高く，ラテックスや抗生物質に起因するアナフィラキシーよりも重症となる傾向にある(**図**)[5)]．

アナフィラキシーは，初期症状の治療に成功した後，再度症状が出現することがあり，二相性アナフィラキシーと呼ばれる．二相性アナフィラキシーの発生頻度は 1 ～ 20％，初発症状から 2 回目までの平均間隔は 8 時間とされている[6)]．したがって，重度のアナフィ

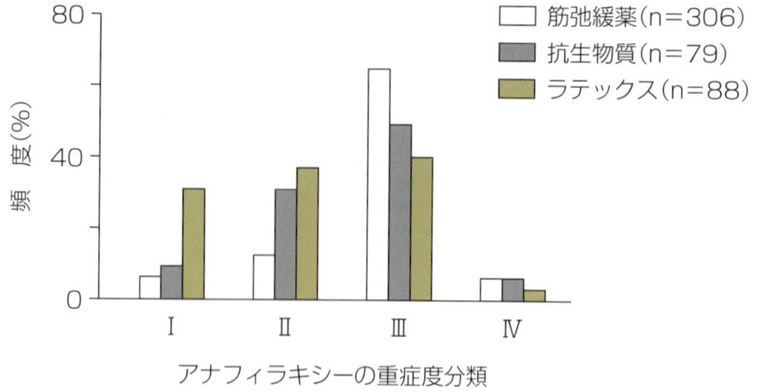

図　原因物質別のアナフィラキシー重症度(フランス 1999.1.1～2000.12.31 の調査)

(Mertes PM, Laxenaire MC, Alla F ; Groupe d'Etudes des Réactions Anaphylactoïdes Peranesthésiques. Anaphylactic and anaphylactoid reactions occurring during anesthesia in France in 1999-2000. Anesthesiology 2003 ; 99 : 536-45 より引用)

ラキシー症例では，初期治療に成功した後も半日～1 日は ICU などでの厳格な経過観察が必要である．

正解（c）

問題 4　**アナフィラキシーに対する治療に関して，正しいのはどれか．1 つ選べ．**

(a) アドレナリン α 作用により脱顆粒が抑制される．
(b) アドレナリン投与の遅れは死亡率の増加と関連する．
(c) アドレナリン不応性の場合，ステロイド投与が第一選択である．
(d) β 遮断薬長期服用者ではアドレナリンに対する反応が亢進する．
(e) アドレナリンの皮下注射は筋肉内注射よりも有効である．

解説　**アナフィラキシーの治療**

アナフィラキシーの初期治療は救急蘇生に準じた治療，すなわち気道確保および酸素投与，アドレナリンと十分な補液が基本となる．アドレナリンは α_1 作用による血圧上昇作用と β_2 作用による気管支拡張作用によりアナフィラキシーの治療に適している．また β_2 作用には脱顆粒抑制作用があるためアナフィラキシーの進行を抑制する効果が期待される．周術期であれば末梢ラインが確保されている場合が多いが，アドレナリンの筋肉内注射(0.01 mg/kg，最大量：成人 0.5 mg，小児 0.3 mg)が望ましい．筋肉内注射の部位としては，大腿前外側が多く用いられる．皮下注射は筋肉内注射と比べて血中濃度の上昇が遅く，有効性が低いので，皮下注射を避けるため大腿骨に当てる感覚で深く注射針を刺入する．静脈内への至適投与量は確立されていないが，循環虚脱の程度に応じて 10～30 μg の単回静注を行い，効果がなければ反復投与する．アドレナリン投与の遅れ，およびアドレナリン投与量の不足は，アナフィラキシーによる死亡率と相関すると考えられている．一方，アドレナリンの過剰投与に関連した異常高血圧，不整脈，肺水腫が生じる可能性もあるため，適切なモニタリング下での投与が望ましい．

β遮断薬やアンギオテンシン変換酵素(angiotensin converting enzyme：ACE)阻害薬などの長期服用者はアドレナリンに対する反応が得られにくい．その場合，グルカゴンの投与が有効であったとする報告がある．グルカゴンは陽性心筋変力作用と陽性心筋変時作用があり，β受容体を介することなく作用する．初期投与量として1～5 mgを投与し(小児では20～30 μg/kg，最大1 mg)，その後5～10分ごとに1 mg投与し，次いで5～15 μg/分で持続投与する．抗免疫療法(抗ヒスタミン薬，ステロイド)は理論的にはアナフィラキシーに有効と考えられるが，現時点においてそれを支持するエビデンスはなく，緊急治療薬としての効果は期待できない．そのほか，バソプレシンやメチレンブルーの有効性を示す報告が散見されるが，十分なエビデンスはまだない．

正解（b）

問題5　検査について，正しいのはどれか．1つ選べ．

(a) 発症2時間後の血中ヒスタミン濃度は診断的意義がある．
(b) 総トリプターゼはアナフィラキシーの重症度と相関しない．
(c) βトリプターゼ測定には発症5分以内の採血が必要である．
(d) βトリプターゼは肥満細胞の脱顆粒の指標として重要である．
(e) βトリプターゼの上昇がなければアナフィラキシーは否定できる．

解説　アナフィラキシーの検査所見

ケミカルメディエーターの血液中濃度測定は，ある程度の時間が必要なためアナフィラキシーの治療目的の診断には利用できない．しかし，アナフィラキシーの診断(ほかのショックなどの病態との鑑別)と発症機序を明らかにするためには有用である．アナフィラキシーの発症に重要な役割を果たし診断的意義のあるケミカルメディエーターとして，ヒスタミンとトリプターゼが挙げられる．

ヒスタミンは，肥満細胞および好塩基球から放出され，アナフィラキシー症状の病態機序にもっとも関連する物質である．したがって，血中ヒスタミン濃度はアナフィラキシーの重症度とよく相関する．しかし，ヒスタミンは，血液内ではヒスタミントランスフェラーゼにより速やかに代謝され，その半減期は15～20分と非常に短い．したがって，血中ヒスタミン濃度のピーク値を測定するためには，アナフィラキシー症状が出現している最中に採血する必要があり，通常は治療を優先するために測定できない．アナフィラキシーの診断には，重症度グレード1～2の場合は発症から30分以内，グレード3～4では2時間以内が推奨される．しかし，アナフィラキシーにおける血中ヒスタミン濃度の特異度は51％と低い[5]．

トリプターゼは，肥満細胞で産生，貯蔵され，刺激によりヒスタミンとともに脱顆粒により放出される．血中トリプターゼ濃度もアナフィラキシーの重症度と相関する．ヒスタミンと異なり，トリプターゼの半減期は1.5～2.5時間と長く，アナフィラキシーへの治療効果があり，症状が落ち着いた後で採血してもよいところが利点である．

トリプターゼは，αトリプターゼとβトリプターゼからなる．αトリプターゼは肥満細胞から機能的に分泌されているが，βトリプターゼは脱顆粒時のみに分泌される．したがって，典型的なアナフィラキシーショック時にはβトリプターゼ値は上昇するが，αトリプターゼ値は変化しない．アナフィラキシー反応が生じた後，βトリプターゼは15分後より上昇し始め，1時間後に最高値を示す．一方，肥満細胞が破壊されるような病態では，αトリプターゼ値とβトリプターゼ値の両方が上昇する．しかし，トリプターゼ値の上昇は，IgE依存性に発症したアナフィラキシーでは約60%に認められるのに対して，IgE非依存性あるいは非免疫性に発症したアナフィラキシーでは約10%程度にしか認められないという報告もある[5]．IgE依存性アナフィラキシーは抗原抗体反応を介して肥満細胞と好塩基球の両者の活性を引き起こすのに対して，IgE非依存性あるいは非免疫性アナフィラキシーでは好塩基球を特異的に活性化させるためと推測されている．したがって，アナフィラキシーの診断におけるトリプターゼの特異度は89.3%と高い[5]が，陰性であるからといってアナフィラキシーを否定することはできない．

正解（d）

アナフィラキシーショックと判断して，100%酸素の投与，輸液負荷，アドレナリン投与を行い，状態は改善した．手術は延期し，気管挿管のままICUで管理した．翌日，抜管し，一般病棟に帰室した．

問題6 **原因物質の確定診断について，誤っているものはどれか．1つ選べ．**

(a) 皮膚試験では同時に複数の被疑薬を判定できる．
(b) 皮内試験は少量投与で判定できるため安全である．
(c) 皮膚試験は発症後4～6週間以降に行うのが望ましい．
(d) *in vitro*の検査として特異的IgE抗体測定やヒスタミン遊離試験がある．
(e) ロクロニウムによるアナフィラキシーに対する皮内試験の感度は95%以上である．

解説 アナフィラキシーの原因診断

アナフィラキシーの原因物質を特定することは，アナフィラキシーの病態機序を解明するとともに，原因薬物に代わるほかの安全な薬物の探索も同時に行うことで，以後の患者治療における重要な情報となる．アナフィラキシーを発症した患者では，次回手術以降の原因物質の再投与を回避するためにも原因物質の特定に努めるべきである．

確定診断のための検査として，*in vitro*検査と*in vivo*検査がある．*in vitro*検査としては，特異的IgE抗体の測定，ヒスタミン遊離試験，ロイコトリエン遊離試験などがあるが，いずれも一般的ではなく，通常の臨床で実施される機会は少ない．現時点では*in vivo*検査が標準的で，皮膚試験がもっとも信頼できる検査となる．しかし，アナフィラキシー発症直後は細胞内のヒスタミン貯蔵量が減少しているために偽陰性となる場合があり，発症後4～6週間後に行わなければならない．

皮膚試験には，一般的にプリックテストと皮内試験が用いられる．プリックテストは，皮膚表面に試薬を滴下し，その部位の皮膚表面を針で刺し，アレルゲンを皮膚内に吸収させて反応をみる方法である．穿刺より約15分後に，膨疹の大きさを陽性コントロール(塩酸ヒスタミン1%溶液)，および陰性コントロール(生理食塩液)と比較して判定する．皮内試験は，試薬を0.02～0.05 ml皮内注射し，一定時間後に膨疹径が8 mm以上となった場合，陽性と判断する．陰性の場合，一定の時間間隔で試薬濃度を10倍ずつ濃くして繰り返し，陽性になるか，あるいは決められた最高濃度に達した時点で試験を終了とする．体内に入る薬液の量はプリック試験と比較して皮内試験のほうが多いため全身のアレルギー反応が起きてしまう可能性がある．そのため，皮内試験はプリックテスト陰性であったときに行うことが推奨されている．皮内試験はプリックテストよりも感度は高いが，特異度は低い．一方，使用する試薬の希釈濃度あるいは最高濃度について規定した国際的な基準がないため，皮膚試験自体の精度には施行する施設間でばらつきがあり，結果の解釈には注意を要する．しかし，ロクロニウムを含む筋弛緩薬は，皮内試験に反応性が高く，その感度は95%以上であるとされている[1]．したがって，ロクロニウムによるアナフィラキシーが疑われた症例では，その確定診断に皮内試験は有用と考えられる．

正解（b）

後日行った皮膚試験で原因物質としてロクロニウムがもっとも疑われた．主治医より再度，手術を依頼された．後日，術式を開腹に変更し，硬膜外麻酔併用脊椎くも膜下麻酔を施行し，術中，筋弛緩薬を使用することなく安全に管理できた．

問題7 **再手術に対する麻酔管理について，正しいのはどれか．1つ選べ．**

(a) 全身麻酔は絶対的禁忌である．
(b) 区域麻酔による麻酔管理を検討する．
(c) ステロイドの予防的投与が有効である．
(d) ベクロニウムは安全に使用できる可能性が高い．
(e) スキサメトニウムは安全に使用できる可能性が高い．

解説 **アナフィラキシーの既往がある患者の麻酔計画**

アナフィラキシーを発症した既往のある患者が，再び全身麻酔下に手術を受けることになれば，まずは原因物質を使用しないことが鉄則となる．今回の症例では，ロクロニウムが原因物質であったことが確定されていることから，同薬剤を使用しない麻酔を検討する必要があり，主治医をはじめ医療スタッフとの慎重な打ち合わせが重要である．具体的には区域麻酔主体で管理し，筋弛緩薬の投与を避ける，もしくは全身麻酔が必要であれば吸入麻酔薬主体で管理し，気道確保もラリンジアルマスクなどを使用して筋弛緩薬の投与を避けることなどが考えられる．

しかし，やむをえず筋弛緩薬が必要になる場面も想定する必要がある．ロクロニウムが原因であった場合，第四級アンモニウム基が抗原決定基となる可能性があり，これはすべての筋弛緩薬に共通して存在する官能基である．実際，筋弛緩薬でアレルギー反応を生じた患者の2/3は他種の筋弛緩薬にも交差反応性があるとの報告があり[7]，注意が必要である．術前にロクロニウム以外の筋弛緩薬に対して交差反応性がないかどうかを皮膚試験で確認し，陰性であった筋弛緩薬を使用することも可能かもしれない．しかし，偽陰性の可能性もあり，確実に安全に使用できるとの判断はできない．また，実際使用する場合は，アナフィラキシーが起きたときのことを想定して，人手や治療の準備をしておくことが重要である．予防的ステロイド投与の有効性については今のところエビデンスがない[8]．

正解（b）

●参考文献

1）Dewachter P, Mouton-Faivre C, Emala CW. Anaphylaxis and anesthesia：controversies and new insights. Anesthesiology 2009；111：1141–50.
2）Schummer C, Wirsing M, Schummer W. The pivotal role of vasopressin in refractory anaphylactic shock. Anesth Analg 2008；107：620–4.
3）Mertes PM, Alla F, Tréchot P, et al；Groupe d'Etudes des Réactions Anaphylactoïdes Peranesthésiques. Anaphylaxis during anesthesia in France：an 8-year national survey. J Allergy Clin Immunol 2011；128：366–73.
4）Lieberman P, Nicklas RA, Oppenheimer J, et al. The diagnosis and management of anaphylaxis practice parameter：2010 update. J Allergy Clin Immunol 2010；126：477–80.
5）Mertes PM, Laxenaire MC, Alla F；Groupe d'Etudes des Réactions Anaphylactoïdes Peranesthésiques. Anaphylactic and anaphylactoid reactions occurring during anesthesia in France in 1999–2000. Anesthesiology 2003；99：536–45.
6）Smit DV, Cameron PA, Rainer TH. Anaphylaxis presentation to an emergency department in Hong Kong：incidence and predictors of biphasic reactions. J Emerg Med 2005；28：381–8.
7）Laxenaire MC, Gastin I, Monert-Vautrin DA, et al. Cross-reactivity rocuronium with other neuromuscular blocking agents. Eur J Anaesth 1995；12：55–64.
8）Mertes PM, Malinovsky JM, Jouffroy L. Reducing the risk of anaphylaxis during anesthesia：2011 updated guidelines for clinical practice. J Investig Allergol Clin Immunol 2011；21：442–53.

（立岩　浩規，河野　　崇）

Ⅱ．悪性高熱症

SCENARIO

22 歳の男性．下顎骨骨折に対して全身麻酔下に接合術を予定した．既往は特にない．麻酔はプロポフォールで導入，ロクロニウムで筋弛緩を得た後，気管挿管を施行し，酸素−空気−セボフルラン−レミフェンタニルで維持した．手術開始 15 分後より頻脈，高血圧，呼気二酸化炭素濃度の上昇を認めた．当初，浅麻酔と考え，麻酔薬の増量，呼吸器設定の変更，さらに体温上昇にはクーリングで対応していたが，体温が 39℃を超え，尿の性状が赤黒く変色してきたため悪性高熱症を疑った．ただちにセボフルランを中止，プロポフォールを用いた全静脈麻酔に切り替えて，純酸素による過換気を行い，ダントロレン投与を開始した．動脈血ガス分析を施行したところ代謝性アシドーシスおよび高カリウム血症を認め，不整脈が散発した．アシドーシスの補正と腎保護目的のウォッシュアウト療法を開始し，手術の早期終了を依頼した．手術終了後は気管挿管のまま集中治療室で管理した．ダントロレンを追加投与していくうちに全身状態は徐々に安定し，当日に抜管した．翌朝にはクレアチンキナーゼのピークアウトを認めたため一般病棟に転棟し，事なきを得た．後日，筋生検を行ったところ，本人と父親が陽性であり，父方の親族に全身麻酔中に死亡という家族歴があった．

はじめに

悪性高熱症はあまりにも有名な麻酔関連疾患である．発症することはきわめてまれだが，迅速な診断と適切な治療が行われなければ死に至る．現在，悪性高熱症の病態はある程度解明されており，発症を直接的に抑制する薬剤であるダントロレンを用いた治療法も確立している．しかし，“悪性高熱症”と“ダントロレン”を結びつけることはできても，どのように使用すべきか，また，劇的に進行する全身症状に対してどのように治療すべきかを理解しているだろうか．そして，いざ危機的状況に直面したとき，正しく対処できるだろうか．

日本麻酔科学会教育委員会が策定した教育ガイドラインにおける“悪性高熱症”の学習目標は以下の 3 点である．

1. 悪性高熱症患者の麻酔管理の注意点を説明できる．
2. 悪性高熱症を発症したときの治療について説明できる．
3. 筋生検およびその標本を用いた検査の概要を説明できる．

本項では，悪性高熱症の概要，診断と治療，素因の確定診断法，さらに術前に悪性高熱症の素因が把握できている患者の麻酔管理について解説する．

症例：22 歳の男性．下顎骨骨折に対して全身麻酔下に骨接合術を予定した．既往は特にない．

問題 1　悪性高熱症について正しいのはどれか．1 つ選べ．

（a）骨格筋の代謝異常によりさまざまな症状を呈する．
（b）手術侵襲のストレスを契機に発症することが多い．
（c）発症頻度は女性で高い．
（d）高齢者ほど重症化しやすい．
（e）現在の死亡率は約 50％である．

解説　悪性高熱症の疫学

悪性高熱症は骨格筋の細胞内カルシウム調節機能が障害され，代謝が異常亢進することによって，急激な体温上昇，筋硬直，呼気二酸化炭素の増加，代謝性アシドーシス，交感神経緊張などを来す筋疾患である[1)]．通常は潜在性であるが，揮発性吸入麻酔薬や脱分極性筋弛緩薬によって惹起される．麻酔薬以外のストレスで発症することはヒトではほとんどない．1966 年に初めて報告され[2)]，発症頻度は 1/50,000 ～ 150,000 例と非常にまれではあるが，適切な処置が行われなければ死に至る[3)]．男性に多く，若年者で重症化しやすい．死亡率は当初 70％であったが，早期の診断，直接的治療薬であるダントロレンの普及，脱分極性筋弛緩薬の使用頻度の減少などで現在は 10％未満とされている[3)]．しかしながら依然として注意が必要な麻酔関連疾患である．

正解（a）

問題 2　悪性高熱症の発症機序について，正しいのはどれか．すべて選べ．

（a）骨格筋の筋小胞体におけるカルシウム代謝異常が原因である．
（b）リアノジン受容体はカルシウムを放出する．
（c）リアノジン受容体はカルシウムにより活性化される．
（d）リアノジン受容体の 3 つの異性体の中の RYR1 の遺伝子変異に由来している．
（e）ミトコンドリアは悪性高熱症に関与している．

解説　悪性高熱症の発症機序と遺伝形成

1．発症機序

悪性高熱症の発症機序には筋小胞体における電位依存性カルシウム放出チャネルであるリアノジン受容体（ryanodine receptor：RYR）が関与している．特に 3 つある RYR の異性体（骨格筋型：RYR1，心筋型：RYR2，脳型：RYR3）の中の RYR1 の遺伝子変異による機能異常が原因とされている．RYR には少量のカルシウム刺激により，大量のカルシウムを放出する作用(calcium-induced calcium release：CICR)があるが，悪性高熱症の原因となる変異型 RYR1 は CICR 作用におけるカルシウム感受性が異常に亢進しており，揮発性吸入麻酔薬や脱分極性筋弛緩薬に刺激されることで，通常よりも低濃度のカルシウムで活性化し，大量のカルシウムを細胞内に放出する．また，ミトコンドリアでは好気性および解糖系代謝が劇的に亢進してアデノシン三リン酸(adenosine triphosphate：ATP)をより多く産生することで，さらに代謝が亢進するという悪循環が発生する．それらの結果，骨格筋におけるカルシウム濃度の調節が不能となり，全身の骨格筋組織が強直することで熱を産生し，また，酸素消費量および乳酸が増加することで代謝性アシドーシスや高カリウム血症を来す．骨格筋は全体重の 40％を占めており，そこでの代謝の異常亢進は全身状態を著しく変化させる(図)．

2. 家族歴と遺伝形式

悪性高熱症は常染色体優性遺伝であるが，その本態は RYR1 の遺伝子変異によるものとされている．近年，遺伝子解析が進み，悪性高熱症の原因とされる 30 以上の RYR1 遺伝子の変異型が明らかにされ，より正確な診断が可能となってきている．RYR1 変異の発生頻度には地域差があるとされているが，近年，日本人の RYR1 の変異点も明らかとなった[4)]．

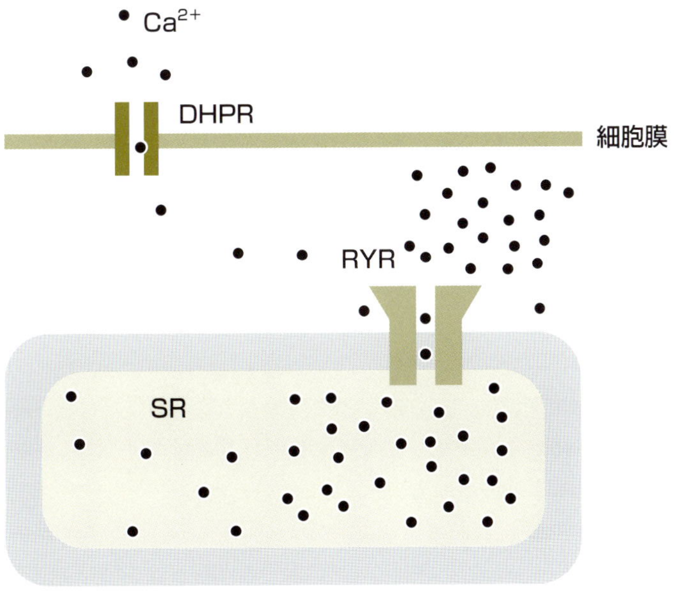

変異型 RYR1 における Ca 感受性の異常亢進により大量の Ca^{2+} を放出
↓
ミトコンドリアにおける ATP 産生増加によるさらなる代謝の亢進
↓
骨格筋における Ca 濃度調節が不能
↓
全身の骨格筋組織が強直して熱を産生

図　悪性高熱症の発症機序
DHPR：電位依存性 Ca^{2+} チャネル，RYR：リアノジン受容体，SR：小胞体

正解　すべて

麻酔はプロポフォールで導入，ロクロニウムで筋弛緩を得た後，気管挿管を施行し，酸素–空気–セボフルラン–レミフェンタニルで維持した．

問題 3　悪性高熱症を誘発する可能性のある薬剤はどれか．2 つ選べ．

（a）揮発性吸入麻酔薬
（b）静脈麻酔薬
（c）局所麻酔薬
（d）脱分極性筋弛緩薬
（e）非脱分極性筋弛緩薬

解説　**悪性高熱症の誘因となる薬剤**

運動を契機として悪性高熱症を発症した報告もある[5)]が，誘因となるのはそのほとんどが麻酔関連薬剤の曝露である．代表的な麻酔関連薬剤と悪性高熱症との関係について以下に記す．

1. 誘因となりうる麻酔関連薬剤

①揮発性吸入麻酔薬：すべての揮発性吸入麻酔薬は悪性高熱症を来しうる．ただし，デスフルランおよびセボフルランは誘発しにくい．

②脱分極性筋弛緩薬：脱分極性筋弛緩薬は悪性高熱症を来しやすい．また，揮発性吸入麻酔薬による悪性高熱症の誘発を増強させる．

2. 誘因とならない麻酔関連薬剤

①亜酸化窒素：吸入麻酔薬であるが，安全に使用できる．

②静脈麻酔薬：すべての静脈麻酔薬は悪性高熱症を来さない．プロポフォールは骨格筋の細胞膜を安定化させるため推奨される．デクスメデトミジンも問題なく使用できる．

③オピオイド

④局所麻酔薬

⑤非脱分極性筋弛緩薬：非脱分極性筋弛緩薬は悪性高熱症を来さない．むしろ揮発性吸入麻酔薬の誘発効果を減弱させる．

正解（a）（d）

手術開始 15 分後より頻脈，高血圧，呼気二酸化炭素濃度の上昇を認めた．

問題 4　悪性高熱症を疑うべき臨床症状について，誤っているものはどれか．1 つ選べ．

（a）15 分間で 0.5℃以上の体温上昇
（b）呼吸性アシドーシス

表 1　clinical grading scale

A．臨床上の指標

項目	指　標	得点
Ⅰ．筋強直	全身性筋固縮	15
	スキサメトニウム投与後の咬筋硬直	15
Ⅱ．筋崩壊	CK ＞ 20,000 IU　(スキサメトニウムを使用した場合)	15
	CK ＞ 10,000 IU　(スキサメトニウムを使用しなかった場合)	15
	術中のポートワイン尿	10
	尿中ミオグロビン＞ 60 μg/*l*	5
	血中ミオグロビン＞ 170 μg/*l*	5
	血中カリウム値＞ 6 mEq/*l*　(腎不全患者を除く)	3
Ⅲ．呼吸性アシドーシス	適切な換気が行われているにもかかわらず 呼気二酸化炭素濃度＞ 55 mmHg	15
	適切な換気が行われているにもかかわらず 動脈血二酸化炭素分圧＞ 60 mmHg	15
	自発呼吸下で呼気二酸化炭素濃度＞ 55 mmHg	15
	自発呼吸下で動脈血二酸化炭素分圧＞ 65 mmHg	15
	麻酔科医の判断による高二酸化炭素血症	15
	頻呼吸	10
Ⅳ．体温上昇	麻酔科医の判断による不自然な体温上昇	15
	周術期の不自然な 38.8℃以上の体温上昇	10
Ⅴ．心機能亢進	洞性頻脈	3
	心室頻拍または心室細動	3
Ⅵ．家族歴	一親等に悪性高熱症の素因あり	15
	一親等に悪性高熱症の素因なし	5
ほかの要因	動脈血 BE ＜－ 8 mEq/*l*	10
	動脈血 pH ＜ 7.25	10
	ダントロレン投与による症状回復またはアシドーシスの改善	5
	悪性高熱症の家族歴あり　または　麻酔中の悪性高熱症の既往	10
	安静時の CK 高値(悪性高熱症の家族歴あり)	10

CK：creatine kinase, BE：base excess

B．重症度判定

総得点	重症度	悪性高熱症の可能性
0	1	否定的
3～9	2	きわめて低い
10～19	3	低い
20～34	4	可能性あり
35～49	5	高い
50 以上	6	ほぼ確実

同一の項目内では最高点のみ，“ほかの要因”の項目はすべて加算可

(Larach MG, Localio AR, Allen GC, et al. A clinical grading scale to predict malignant hyperthermia susceptibility. Anesthesiology 1994；80：771-9 より改変引用)

(c) ポートワイン尿(ミオグロビン尿)
(d) 血清カルシウム値の上昇
(e) 異常な発汗

解説 悪性高熱症の症状と診断

悪性高熱症は骨格筋における代謝の異常亢進に伴い，さまざまな臨床症状を呈する[6]．早期の症状は軽微であり，ほかの疾患との鑑別が必要であるが，明らかに悪性高熱症と診断できるだけの臨床症状を呈するときには，すでに代謝が異常亢進した病態であることが多く，迅速に対処する必要がある．また，発症の早期に呼吸器設定の変更やクーリングなどにより一時的に症状が緩和されると悪性高熱症の診断，治療が遅れる場合がある．常に悪性高熱症の可能性を選択肢として考えておくことが重要である．

米国では臨床診断基準として clinical grading scale(**表 1**)[7]が提唱されている．本邦では盛生らの診断基準(**表 2**)[8]が用いられることが多く，体温とそのほかの臨床症状から劇症型と亜型に分類される．一般的には以下のような症状が認められる．

①体温の上昇
②筋硬直
③呼気二酸化炭素の増加
④頻呼吸
⑤頻脈などの不整脈
⑥不安定な血圧
⑦代謝性アシドーシス
⑧高カリウム血症
⑨発汗
⑩チアノーゼ

電解質としてはカリウム値が診断基準となっており，カルシウム値は加味されていない．

表 2　悪性高熱症の診断基準

1．体温基準	A．麻酔中に体温が 40℃以上となる B．麻酔中 15 分間に 0.5℃以上体温が上昇し，38℃以上となる
2．そのほかの臨床症状	1）原因不明の頻脈，不整脈，血圧変動 2）呼吸性および代謝性アシドーシス 3）筋強直(咬筋強直) 4）ポートワイン尿(ミオグロビン尿) 5）血液の暗赤色化，Pa_{O_2} 低下 6）血清 K，CK，AST，ALT，LDH の上昇 7）異常な発汗 8）異常な出血傾向
劇症型：A か B を満たし，そのほかの臨床症状を認める	
亜　型：体温基準を満たさないが，そのほかの臨床症状を認める	

Pa_{O_2}：partial pressure of oxygen in arterial blood，K：potassium，CK：creatine kinase，AST：alanine aminotransferase，ALT：aspartate aminotransferase，LDH：lactate dehydrogenase

(盛生倫夫，菊地博達，弓削孟文ほか．悪性高熱症診断基準の見直し．麻酔と蘇生 1988；80：104-10 より改変引用)

正解（d）

当初，浅麻酔と考え，麻酔薬の増量，呼吸器設定の変更，さらに体温上昇にはクーリングで対応していたが，体温が39℃を超え，尿の性状が赤黒く変色してきたため悪性高熱症を疑った．

問題5 ただちに行うべき治療・対応として適切でないものはどれか．2つ選べ．

(a) 誘発薬剤の中止
(b) 純酸素での過換気
(c) ダントロレン投与
(d) 麻酔回路，ソーダライムの交換
(e) 手術の中止

解説 **悪性高熱症の治療**

悪性高熱症に対する治療としてただちに行うべきことは，誘発剤の投与中止とダントロレンの投与，および全身管理である．全身管理の詳細を以下に示す．

1. 純酸素での過換気

揮発性麻酔薬の洗い出し，代謝異常に対する二酸化炭素の排出および酸素供給を目的として10 l/分の純酸素で過換気にする．

2. 炭酸水素塩の投与

代謝性アシドーシスに対してbase excessなどの値を参考にしながら2～4 mEq/kg投与するが，新たに二酸化炭素を発生させることになるため，より過換気にすることが必要となる場合がある．

3. クーリング

表面および体腔の冷却，冷却した補液の負荷などで積極的に体温を下げる．ただし，過度な低体温は避ける．目標体温は38～39℃である．

4. 腎保護

ミオグロビンによって腎尿細管がダメージを受け，急性腎不全に至るため，補液，利尿薬投与などの積極的な腎保護対策を行う．

5. 高カリウム血症対策

悪性高熱症においてカリウム値を低下させるもっとも有効な方法はダントロレン投与により悪性高熱症から回復させることであるが，グルコース･インスリン療法も有効である．カルシウム投与はカルシウムに関連した不整脈および心機能低下の際に適用がある．

6. 不整脈対策

悪性高熱症における頻脈，高血圧は代謝亢進のβ刺激による二次的なもので心筋への直接的作用ではない．治療法としてはβ遮断薬やアミオダロンが使用される．カルシウム拮抗薬はダントロレンとの併用で高カリウム血症を来し，心停止する可能性があり，使用すべきでない．マグネシウムには治療効果はほとんどない．

麻酔回路やソーダライムの交換は必要なことではあるが，ただちに行うことではなく，ほかの治療を優先させるべきである．また，手術は可能であれば中止すべきであるが，進行状況を確認したうえでの対応が望ましく，まずは全身状態を安定させるべきである．術者とのコミュニケーション，その後の集中治療室のコーディネートなど，麻酔科医の役割は重要である．悪性高熱症の死亡原因は致死性不整脈，肺水腫，播種性血管内凝固，腎不全，中枢神経障害である．悪性高熱症は約50％で6.5時間以内に再燃する可能性があるため，いったん症状が落ち着いても呼吸・循環動態および体温など十分なモニタリング下の集中治療が必要である．

正解 (d)(e)

ただちにセボフルランを中止，プロポフォールを用いた全静脈麻酔に切り替えて，純酸素による過換気を行い，ダントロレン投与を開始した．

問題 6 **ダントロレンについて，正しいのはどれか．1つ選べ．**

(a) RYR1に直接作用して，カルシウム放出を抑制させる．
(b) 筋力低下により呼吸が抑制されることがある．
(c) 生理食塩液で溶解する．
(d) 初回投与量は0.1 mg/kgである．
(e) 半減期は10～15時間である．

解説 ダントロレン

ダントロレンは筋小胞体からのカルシウム放出を減少させることで骨格筋の代謝亢進を抑制することができる，悪性高熱症の唯一の直接的治療薬である．しかしながら，RYR1への直接作用などを含め，詳細な機序は明らかにされていない．

中等度の筋力の低下が認められることがあるが，呼吸には影響しない．ダントリウム静注用®の添付文書によると1バイアル(20 mg)あたり60 mlの蒸留水で希釈する[9]と記載されている．初回投与量として1 mg/kgを静脈内投与し，症状の改善が認められない場合は1 mg/kgずつ追加投与する．症状により適宜増減させるが，総投与量は7 mg/kgとする．半減期は約10～15時間であるため，症状を確認しながら追加投与する．9,479円/バイアルと比較的高価な薬剤であるが，手術室には常備して緊急の場合に備え，使用法をあらかじめ理解しておくことが必要である．

正解 (e)

動脈血ガス分析を施行したところ代謝性アシドーシスおよび高カリウム血症を認め，不整脈が散発した．アシドーシスの補正と腎保護目的のウォッシュアウト療法を開始し，手術の早期終了を依頼した．手術終了後は気管挿管のまま集中治療室で管理した．ダントロレンを追加投与していくうちに全身状態は徐々に安定し，当日に抜管した．翌朝にはクレアチニンキナーゼのピークアウトを認めたため一般病棟に転棟し，事なきを得た．後日，筋生検を行ったところ，本人と父親が陽性であり，父方の親族に全身麻酔中の死亡という家族歴があった．

問題７ **悪性高熱症の診断確定のための検査法について，正しいのはどれか．１つ選べ．**

(a) 筋生検収縮検査はハロタンやカフェインに対する骨格筋の反応性を測定する．
(b) 筋生検収縮検査は必須である．
(c) 遺伝子検査は必須である．
(d) 悪性高熱症以外の疾患で陽性になることはない．
(e) 血中クレアチニンキナーゼ値は悪性高熱症の指標とならない．

解説 **悪性高熱症の確定診断法**

悪性高熱症が疑われる症例については積極的に検査を行い，確定診断を行うべきである．まず，行うべきことは詳細な病歴の聴取および家族歴の確認である．そのほか，実際に行われている確立した検査法として筋生検収縮検査と遺伝子検査がある．

1. 筋収縮検査

生検した骨格筋を用いてハロタンやカフェインを投与し，収縮するための誘発薬の閾値を検査する．欧州収縮検査(*in vitro* contracture test：IVCT)と北米カフェイン–ハロタン収縮検査(caffeine–halothane contracture test：CHCT)の２つは確立した検査法で感度も高いが，ほかの筋疾患でも陽性を示すことがある．

本邦において，臨床レベルで本検査を行っている施設はない．

2. 遺伝子検査

欧州における悪性高熱症の診断ガイドラインではIVCTが陽性である場合，遺伝子検査で近親者にRYR1の変異が確認されれば，同じ遺伝子変異を持っているほかの血族に対して筋生検という侵襲的な検査であるIVCTは省略できるメリットがある．ただし，遺伝子検査と筋収縮検査には不整合が認められることがある．

3. そのほか

①血中クレアチニンキナーゼ値：筋細胞膜の安定化の指標として有用である．持続的高値が認められる場合，悪性高熱症の可能性を否定できない．悪性高熱症の家系で，血中クレアチニンキナーゼ値が高い人は悪性高熱症の素因があると考えられる．

②CICR速度検査：筋肉を生検し，さまざまなカルシウム濃度に対するカルシウム放出速度を測定することでRYR1のカルシウム調節機能を測定する．CICR速度が亢進していれば悪性高熱症の素因ありとする．本邦では広島大学および埼玉医科大学で行われている．

正解（a）

問題 8 **悪性高熱症の素因が明らかな患者に対する麻酔管理について，誤っているものはどれか．1 つ選べ．**

(a) 区域麻酔を積極的に使用する．
(b) ダントロレンの在庫を確認しておく．
(c) 誘発する可能性の低い薬剤を使用していても症状が出現することがある．
(d) 麻酔器は純酸素で洗い流しを行う．
(e) ダントロレンの予防投与を行う．

解説 **悪性高熱症の既往および家族歴のある患者の麻酔管理**

悪性高熱症を誘発しない薬剤（亜酸化窒素，静脈麻酔薬，局所麻酔薬，オピオイド，非脱分極性筋弛緩薬）を用いて麻酔管理を行う．通常，これらの薬剤を使用するかぎりには悪性高熱症は誘発されない．発症することがあっても，ダントロレンは有効である．

麻酔器は事前に気化器を取り除き，ソーダライムおよび新鮮ガス流入口のホースを交換したうえで，ディスポーザブル麻酔回路を用いて純酸素 10 *l*/分で 5 分間，揮発性吸入麻酔薬の洗い流しを行う．

悪性高熱症が発症した場合の治療に要するダントロレンの平均投与量は 2.5 mg/kg とされており，事前に十分な在庫を確認しておくことが必要である．誘発しない薬剤を用いて管理する場合には，基本的に予防投与は不要である．

正解（e）

●参考文献

1) Gronert GA, Pessah IN, Muloon SM, et al. Malignant hyperthermia. In：Miller RD, editor. Miller's anesthesia, 6th ed. Philadelphia：Elsevier Churchill Livingstone；2005. p.1182.
2) Wilson RD, Nicholas RJ Jr, Dent TE, et al：Disturbances of the oxidative-phosphorylation mechanism as a possible etiological factor in sudden unexplained hyperthermia occurring during anesthesia. Anesthesiology 1966；27：231-2.
3) 向田圭子，弓削孟文．悪性高熱症．綜合臨牀 2007；56：960-7.
4) Ibarra M CA, Wu S, Murayama K, et al. Malignant hyperthermia in Japan. Anesthesiology 2006；104：1146-56.
5) Davis M, Brown R, Dickson A, et al. Malignant hyperthermia associated with exercise-induced rhabdomyolysis or congenital abnormalities and a novel RYR1 mutation in New Zealand and Australian pedigrees. Br J Anaesth 2002；88：508-15.
6) Hopkins PM. Malignant hyperthermia：advances in clinical management and diagnosis. Br J Anaesth 2000；85：118-28
7) Larach MG, Localio AR, Allen GC, et al. A clinical grading scale to predict malignant hyperthermia susceptibility. Anesthesiology 1994；80：771-9.
8) 盛生倫夫，菊地博達，弓削孟文ほか．悪性高熱症診断基準の見直し．麻酔と蘇生 1988；80：104-10.
9) アステラス製薬：ダントリウム静注用® 添付文書.

（新山　幸俊）

Ⅲ．輸血拒否患者の緊急手術

SCENARIO

64歳の女性．高血圧症の既往がある．腹部大動脈瘤の切迫破裂で腹部大動脈置換術を予定した．血行動態は脈拍90回/分，収縮期血圧は100 mmHgと保たれているが，ヘモグロビン(Hb) 8.5 g/dlの貧血を認めている．意識は清明で患者は手術を強く希望しているが，“エホバの証人”の信者であり，宗教上の理由で血液成分製剤と血漿分画製剤の使用を拒否している．無輸血治療は困難と判断されたが，緊急性が高い状態であり，転院を促せる状況ではない．患者と家族への十分なインフォームドコンセントの後，本人署名による免責証明書を提出してもらい，手術に臨んだ．回収血の使用については受け入れられた．手術は出血量300 ml程度で終了し，無輸血で周術期管理を終了，事なきを得た．

はじめに

エホバの証人の患者について，読者はどのようなイメージをお持ちだろうか．

“訴訟を起こされるかもしれない”

“面倒くさい”

“できれば担当したくない”

などなど，あまり印象は良くないかもしれない．

しかし，いつ何時，信者である患者の手術を担当することになるか，分からない．しかも，万全の態勢で臨むことができる予定手術とは異なり，緊急手術の場合は時間的余裕もない．そのような中で，われわれは何をどのように準備すべきであろうか．そして，実際にどのような麻酔を行うべきなのだろうか．

症例：64 歳の女性．高血圧の既往がある．腹部大動脈瘤の切迫破裂で腹部大動脈置換術を予定した．血行動態は脈拍 90 回/分，収縮期血圧は 100 mmHg と保たれているが，ヘモグロビン(Hb)8.5 g/dl の貧血を認めている．意識は清明で患者は手術を強く希望しているが，“エホバの証人”の信者であり，宗教上の理由で血液成分製剤と血漿分画製剤の使用を拒否している．無輸血治療は困難と判断されたが，緊急性が高い状態であり，転院を促せる状況ではない．

問題 1　“エホバの証人”について，正しいものはどれか．1 つ選べ．

(a) 明治時代に日本で生まれた宗教団体である．
(b) 輸血以外にも，兵役や武道，選挙の投票なども行わない．
(c) 血液に由来するすべての製剤を拒否している．
(d) 自己血輸血や回収血輸血などの輸血関連技術も拒否している．
(e) 輸血以外の医療にも，否定的である．

解説　**“エホバの証人”とは**

“エホバの証人”は，米国ペンシルバニア州アレゲーニーで 1870 年代に発足した，小さな聖書研究グループにその端を発する．その中心人物であったチャールズ・テイズ・ラッセル(1852 ～ 1916)を代表に，“シオンのものみの塔冊子協会”が設立され(1881 年)，1884 年に法人化された[1)]．

2014 年，本邦における信者数は 21 万 5,294 人である[2)]．ほかのキリスト教各派との違いとして，新約聖書，旧約聖書に登場する神をすべてエホバであるとし，両聖書を統合的にとらえている．キリストはエホバが創り出した存在であるが，神そのものではないとする点で，三位一体説に立つほかの宗派と異なっている[1)]．初期のイエスの弟子たちが戦争を避け，兵役を拒否したことなどから信者は兵役につかず，武道も行わない．また政府に敬意は払うもののイエスの教えに従い，投票も含めて政治には参加をしない[3)]．そのため，国やマジョリティの立場とぶつかって，時に摩擦を生じうる[1)]．

協会が輸血を受け入れないという立場を示したのは 1945 年のことである．これは，“あらゆる肉なるものの魂はその血であり，魂がその内にあるからである．そのため私はイスラエルの子らにこう言った．‘あなた方はいかなる肉なるものの血も食べてはならない．あらゆる肉なるものの魂はその血だからである．すべてそれを食べるものの魂は断たれる’”(新世界訳・レビ記 17：14)という記述の解釈に基づく．魂としての血を食べてはいけないのだから，輸血により身体に直接入れるのもいけないはず，という論理である[1)]．それゆえ，全血も，血液の主要な 4 成分である赤血球，白血球，血小板，血漿のいずれかの輸血も，受け入れない．

その後，協会では輸血関連技術の許容範囲について，血液成分のどこに境界線を引くかについて議論されてきた．1990 年代に入ってからは，血漿分画製剤については“信者個々人の良心に基づく判断”に委ねられている．さらに 2000 年には，赤血球由来の Hb や，白血球由来の分画製剤についても個々人の判断に委ねるという見解が出された．それゆえ，それらの主要 4 成分から得られた，アルブミンや免疫グロブリン，血友病製剤などを受け入れるかどうかについては，事前の問診のときに患者本人に詳細な確認をする必要がある[1)4)]．

聖書は流れ出した血について“注ぎ出して塵で覆う”ようにとも述べている（レビ記17：13，14）ため，その原則に従い貯血式の自己血輸血は受け入れない．しかし，体との接続を外さないまま行う希釈式自己血輸血や回収式自己血輸血，また人工心肺や血液浄化については，血液由来製剤と同様，信者各人によって許容範囲が異なる[4)]．

“エホバの証人”は，プロテスタントやカトリックの立場からは異端かもしれないが，宗教集団それ自体としては特殊ではない．かつてのオウム真理教のような反社会的活動を行う団体でもない[1)]．また，輸血は拒否するものの，それ以外の医療行為や医薬品は受け入れる[3)]．

正解（b）

問題2 **“エホバの証人”患者の術前管理について，正しいのはどれか．すべて選べ．**

（a）主治医や実際に治療を担当する医師のみの判断で，手術の施行を決定する．

（b）病院の方針で絶対的無輸血治療を行わないにもかかわらず，絶対的無輸血を要求された場合は，重症の救急患者でも治療を拒否できる．

（c）18歳以上で判断能力のある患者の場合，患者本人からの免責同意書面のみが得られれば，詳しい説明の必要はない．

（d）事前に，患者が血液成分製剤や自己血輸血を，どの程度まで許容するのかについて確認しておく．

（e）時間的余裕がある場合，鉄剤の投与や，患者の承諾があればエリスロポエチンの投与により，貧血の改善に務める．

解説 **“エホバの証人”患者の術前管理**

外科医から“エホバの証人”信者に対する手術の可能性を伝えられた時点でまず行うことは，病院への報告と，病院の方針の確認である．民事訴訟の場合，原告になるのは医師個人だけではなく施設や病院長もだからである[5)]．

無輸血には，“絶対的無輸血”と“相対的無輸血”の2種類がある．絶対的無輸血とは，“エホバの証人”信者である患者の宗教的信条を救命よりも最優先し，輸血謝絶兼免責証明書（以下，免責証明書）に同意して，輸血が必要な場合でも赤血球，白血球，血小板，血漿の4主要成分は輸血せず，信者が受け入れるアルブミン，免疫グロブリン，血友病関連凝固因子などのみを投与して治療を行うことである．一方，相対的無輸血とは，“エホバの証人”信者の宗教的信条を尊重するが，救命を最優先し，必要に応じて成分輸血などの治療を行うことである[6)]．“エホバの証人”信者にとって，相対的無輸血は決して受け入れることができない治療方針である．そのため，もし手術による輸血の可能性が否定できず，かつ病院の方針が相対的無輸血であった場合は，速やかに患者に転院の機会を与える必要がある．その際，必要に応じて，全国の主要都市にあり24時間態勢で活動している，“エホバの証人”の医療機関連絡委員会に転院先の相談を行うこともできる[4)]．

日本麻酔科学会を含む合同委員会が2008年に提唱した“宗教的輸血拒否に関するガイド

ライン”によると，18歳以上で医療的判断能力(医療的判断能力は，主治医を含めた複数の医師によって評価する)がある患者本人が輸血を拒否した場合に，医療側が無輸血治療を最後まで貫く(絶対的無輸血治療)には，患者から医療者側に本人署名の免責証明書を提出してもらい，治療中に医療側が無輸血治療が難しいと判断した場合は早めに患者に転院を勧告することとなっている[7]．治療中にそれに対して“地域の中核となる病院や，高度の医療技術を提供することが期待されその種の認定を受けている病院におけるこのような対応は，事実上‘エホバの証人’の信者を締め出す”ものであり，“輸血を拒否したからといって，それ以外の治療もすべて行わないとするのは医師法や憲法の精神からいっていかがなものか”という“エホバの証人”側からの意見[4]がある．しかし，その一方で，輸血拒否は診療を拒否できる正当な事由であるとの意見もある[6]．実際には，救命目的で搬送されてきた患者を，絶対的無輸血による治療ができないからといって診察しないことは倫理上できないという現場からの報告もある[8](Column 1)．

病院の方針が絶対的無輸血であった場合は，患者への説明と同意が特に重要になる．患者との面談の際に，患者本人だけでなく，信仰を同じくするか否かを問わず，配偶者，兄弟姉妹，両親あるいは成人した子どもなど親族にも，面談に加わってもらうという施設も

Column 1　事 例 ①

2000年に，最高裁判所は“輸血は患者の意思決定に委ねるべきである”との判断を示した(“エホバの証人”無断輸血訴訟：武田事件)．1992年，63歳の“エホバの証人”信者の患者が，肝臓がんのために手術が必要になった．最初に入院していた病院では無輸血での手術は難しいといわれ，無輸血で手術をしてくれると聞いて東京大学医科学研究所附属病院に転院して手術を受けた．その際，輸血を拒否し，免責証明書を渡したにもかかわらず，医師らは本人に知らせずに術中に輸血を行った．医師側は，“外科手術を受ける‘エホバの証人’患者に対しては，できるかぎり輸血はしないが，輸血以外に救命手段がない事態に陥った場合には，患者および家族の承諾の有無にかかわらず輸血を行う”という方針であったのだが，それを患者に説明していなかった．この事例に対し，一審の東京地裁では“絶対的無輸血特約を公序良俗に反するもの”とし，本件輸血は社会的に正当な行為であるとして，損害賠償を認めなかった．しかし，二審の東京高裁は逆転して損害賠償を認めた．“絶対的無輸血の特約は成立していない”としたが，“医師らは輸血拒否を認めないことを患者に説明せず，患者から治療を受けないことにするか，絶対的無輸血の意志を放棄するかの選択の機会を奪い，権利を侵害し，患者に説明せずに輸血を行った”とし，“輸血は救命のために必要であった”ことを認めつつも，説明を怠ったことに対する慰謝料(50万円)を認めた．そして，最高裁は病院側の上告を棄却し，第二審が確定した．この判決は，生命に直結する輸血という行為についても患者の意思決定権を尊重したという点できわめて注目された[4,21]．しかし，一方でこの判例は“意思決定が自己の生命の喪失につながるような特段の事情がある場合は別格である”とし，その例として“自殺しようとするものがその意志を貫徹するために治療拒否をしても，医師はこれに拘束されず，また交通事故などの救急治療の必要のある場合，すなわち転院すれば救命できないような場合には，医師の治療方針が優先される”という例が挙げられている．今回の症例のように，緊急性が高く転院を促すことができない場合については，最終的に病院や医師の方針に従った治療を行うことが法律的には妥当であると思われる[17]．

ある[7]．一方で，ほかの信者(家族，友人，牧師など)の同席によって患者本人の本当の気持ちが表出されなくなる危険を考え同席を避けている施設もある[6]．いずれにしても，その場で具体的な話を行い，状況を理解してもらって可能なかぎり親族からも同意を得る努力を行うが，“説得の限度を超え，強要にならないように”気をつけるべきである[9]．

面談の際に患者に確認すべき事項としては，以下のような点が挙げられる．

①万が一，輸血が救命の唯一の手段になっても，輸血せず患者を失ってもよいか
②患者本人，家族の信仰歴
③ヘモグロビン値，血液凝固系の検査値，易出血性，出血斑の有無など
④抗凝固薬，血小板凝集抑制薬服用の有無
⑤使用を容認できる血漿分画製剤(アルブミン製剤，凝固因子など)
⑥ rh-EPO(recombinant human erythropoietin)の使用
⑦容認できる自己血利用法の選択：回収式(術野，術後ドレーンから)，希釈式(連結貯血型，閉鎖循環貯血型)
⑧無輸血による合併症
⑨自己血輸血による合併症

特に，使用を容認できる血漿分画製剤や，自己血利用の方法については，患者によって異なっているため，詳細かつ正確に情報を把握する必要がある．また，ここで得た情報は，医療チームの間で共有し，対応を統一する必要がある．

前述のとおり，絶対的無輸血の合意が有効になるためには，医師，患者双方の熟慮に基づく同意が必要とされている．そのうえで，本人署名の免責証明書を提出してもらう．

一方で外科医とも面談し，外科医の信条や予想出血量，術前塞栓術や二期分割手術の可能性についても確認する[10][11]．

時間的余裕がある場合は，鉄剤や，患者の同意を得てエリスロポエチンを使用し，血中ヘモグロビンの値を増加させる．しかし，今回のような緊急手術の場合，これらの処置を行うことは不可能である．

正解 (d)(e)

患者と家族への十分なインフォームドコンセントの後，本人署名による免責証明書を提出してもらい，手術に臨んだ．回収血の使用については受け入れられた．手術は出血量300 ml 程度で終了し，無輸血で周術期管理を終了，事なきを得た．

問題 3 **“エホバの証人”患者の術中管理について，誤っているものはどれか．1 つ選べ．**

(a) 綿密な止血操作を行い，可能なかぎり出血量を減少させる．
(b) 手術体位を工夫して，出血量を減少させる．
(c) 軽度低体温による麻酔管理を行う．
(d) 場合によっては，低血圧麻酔による麻酔管理を行う．
(e) 絶対的無輸血による管理中に出血によって血圧が低下した場合，β 作用のある昇圧薬の使用には注意を要する．

解説 “エホバの証人”患者の術中管理

特に絶対的無輸血による麻酔管理の際には，術中の出血量を減らすためにさまざまな方法を用いる．外科医による手術時間の短縮や綿密な止血操作，超音波凝固切開装置の使用，止血剤の投与などのほか，麻酔科の側でも可能であれば手術体位の工夫や低体温の予防（36℃以下の低体温の場合，出血量が増加したり血液凝固能が低下したりする），また必要に応じて低血圧麻酔を選択することもある[5)12)13)]．

患者の許諾が得られた場合，希釈式自己血輸血や回収式自己血輸血を施行することができる．その場合でも，採取後に患者と連結した状態を保つ必要がある．通常，希釈式自己血輸血の採血量は 400 ～ 1,200 ml とされているが，術前の貧血の程度や予測術中出血量などを勘案し，症例ごとに採取量を適切に決める必要がある．

一般に，回収式自己血輸血は，悪性腫瘍細胞，止血薬，洗浄液，メチルメタクリレート，羊水，組織片，骨片，脂肪，胃液や膵液などの消化液，感染物質，大腸内容物，尿などが混入している場合は禁忌とされており，それゆえ悪性腫瘍の手術の際には用いられることが少ない．しかし，混入した悪性腫瘍の細胞が転移や播種の原因になるかどうかについては意見が分かれており，回収血を白血球除去フィルタを用いて返血することにより悪性腫瘍細胞を除去することができるともいわれている．“エホバの証人”における悪性腫瘍の手術において，説明と同意のもとで回収式自己血輸血を行ったという報告がある[14)]．

術中，出血によって循環の維持が困難になった場合，ドパミンの使用により心電図に虚血性変化が生じ，ノルアドレナリンに変更したところ改善が見られたという報告がある[15)]．昇圧の際には，心筋収縮力や心拍数を増加させない，α 作用が優位な昇圧薬を選択したほうが，より安全であろう．

正解（c）

問題 4 “エホバの証人”患者の周術期管理について，誤っているものはどれか．すべて選べ．

(a) 術中出血量が多く，手術終了時の貧血が高度な場合は，術後の貧血が改善するまでの間，鎮静下で人工呼吸管理を行う．

(b) 患者の署名がされた免責証明書があれば，絶対的無輸血の結果，患者が死亡しても刑事責任を問われることはない．

(c) 絶対的無輸血による治療を行うときには，担当する医療スタッフの精神的なケアも考慮する必要がある．

(d) 患者が 18 歳未満の場合は，親権者が輸血を拒否しても親権を停止して，親権代行者の同意により輸血を行う．

(e) 自分や家族の生命を危険にさらすような，医学的に間違った価値観を修正することも，医師の責務である．

解説 そのほかの“エホバの証人”患者の周術期管理

術中の循環管理が晶質液や膠質液輸液，アルブミン製剤，希釈式や回収式の自己血輸血などで対応可能な程度であった場合は，通常の術後管理で問題ない．しかし，術中の出血が多く，術後の貧血が高度であった場合，酸素消費量を抑え，組織や臓器の低酸素を予防する目的で，鎮静下の人工呼吸管理が行われる場合もある[15)16)]．その場合は，鉄剤やエリスロポエチンの投与で貧血の改善を待ち，改善後に覚醒させて抜管を行う．しかし，人工呼吸期間が長くなると肺炎などの合併症が増加するため，どの程度まで回復した時点で抜管するかは個別の症例ごとに取り決める必要がある．また，術後に軽度低体温療法や高圧酸素療法を行うこともある[16)]．

“熟慮のうえでの免責証明書の提出が事前にあった場合，絶対的無輸血による治療によって患者が死亡したとしても，医師は合意を主張・立証すれば免責される”という意見もあり，民事で訴追される可能性はほとんどない[6)]．一方，刑事上も問題ないという説が主流であるが，殺人罪・保護責任者遺棄致死罪に問われる可能性もある．刑事訴追の目的は，個人に対する制裁ならびに犯罪の予防である．被害者もしくは第三者からの告訴や警察独自の捜査から始まり，警察が検察に送検して，検察官が起訴するか否かを決定する．その場合の起訴要因は社会通念を反映し，患者家族の告発，患者家族の被害の程度，医療側の行為や態度，メディアの取り扱いなどがある．したがって，今まで刑事訴追が行われたことがなかったとしても，今後も大丈夫という保証はない[6)]．以下，状況を分けて考察する．

1. 輸血を拒否している患者に対して，輸血を施行

Column 1の“‘エホバの証人’無断輸血訴訟”のように，患者側が無輸血の意志を持っており，免責証明書を提出していたにもかかわらず，相対的無輸血という治療方針についての説明をせず，そのうえで医療者側が輸血を行った場合がこれにあたる．患者が自己の宗教上の信念として絶対的無輸血を希望するような意思決定は，人格権として尊重しなくてはならない．また，そのような患者に対して，病院の方針が相対的無輸血であるということを説明しなかったことは，患者からこの病院で手術をするか否かの意思決定の機会を奪うことになる．したがって，民事で訴追された場合は，損害賠償や慰謝料を請求される可能性が高い．一方，刑事訴追された場合，傷害罪が成立するという意見があるが，現在のところ刑事訴追された事例はない．

また，患者が交通事故の被害者の場合は，患者の死亡によって加害者の罪状が重くなるため，場合によっては加害者側から訴追される危険がある（Column 2）．

2. 絶対的無輸血の同意があり，輸血を施行せず患者が死亡

患者と医師の双方で絶対的無輸血の同意が成立していた場合，患者の治療のため，その意志に従って最善を尽くしている以上，民事責任はおろか刑事責任も問われることはな

Column 2　事 例 ②

最高裁の判決以前ではあるが，交通事故の被害者である18歳の“エホバの証人”信者に対し，本人や母親の反対にもかかわらず説明の後に輸血を行った事例が報告されている[8)]．この事例では，緊急に両親，教会幹部に対し，患者死亡は加害者の罪状にも関わることを説明し，これに対する解決策がなければ医療者側としては輸血をせざるをえない旨を説明したものの，協会側から解決策が得られず，同意を得ないまま輸血を施行した．患者および家族，協会側はなんら抗議の意も示さず，最終的に救命しえたことに感謝しており，良好な関係を保つことができた．民事・刑事とも訴追されてはいないが，患者本人は信者としての苦痛もあり，精神的に安定するまで数週間を要したとされている．

い[4]という見解がある．しかしその一方で，法律として明文化されていない以上，可能性はゼロではないとする意見[13]もある．一般的には，事前に患者および家族が納得のうえ同意していれば，民事訴追をされることはほとんどないと思われる．刑事訴追については，殺人罪，保護責任者遺棄致死罪に問われる可能性が指摘されているが，現在のところ訴追された事例はない．

3. 絶対的無輸血の同意があり，輸血を施行して患者は生存

これに対する裁判所の判断はなく，意見も分かれている．刑事上は，傷害罪に相当するという説や，緊急避難が成立するので犯罪にならないという説がある．民事上は，債務不履行責任と不法行為責任が発生するといわれているが，見解が一致していない．現在のところ，これによって訴追された事例はない．

いずれにしても，平時より病院としての方針をさまざまな条件を具体的に考慮して取り決めておき，スタッフ間で対処に関する意思の統一を図ることが必須である[17]．

絶対的無輸血による治療を選択し，万が一救命できなかった場合には，担当麻酔科医をはじめとする担当スタッフの心のケアにも留意する必要がある[18]．

患者が18歳以上で，医療に関する判断能力がある場合は前述のとおりの対応でよいが，患者に判断能力がない場合や18歳未満の場合は問題となる．“宗教的輸血拒否に関するガイドライン”においては，表のように記されている(図)．

個人の価値観などの信念は，ある状況(契機)における個人の内面の行動(志向)によって生じた思い込み(確信)であるので，本人が普遍的と思い込んでいても実は根拠がない．確信は，状況や立場の違いによって本来変わりうるものにもかかわらず，他者承認，習慣体験，成功体験，失敗体験などの修飾によって本人たちはそれを“絶対的な存在”と思い込み，そこに対立が生まれる[19]．その対立を解消する方法として，通常無意識である契機や志向の自覚を促したり，確信の根拠に干渉したりという方法が挙げられるが，特に宗教的な信念の場合，それを変革させようとすることは相手の自尊心や人格を傷つける危険性があり，

表 “宗教的輸血拒否に関するガイドライン”から

1. 当事者が15歳以上で，医療に関する判断能力がある場合
①親権者は輸血を拒否するが，当事者が輸血を希望する場合
当事者は輸血同意書を提出する
②親権者は輸血を希望するが，当事者が輸血を拒否する場合
医療側はなるべく無輸血治療を行うが，最終的に必要な場合には輸血を行う．親権者から輸血同意書を提出してもらう
③親権者と当事者の両者が輸血を拒否する場合
18歳以上に準ずる

2. 親権者が拒否するが，当事者が15歳未満，または医療に関する判断能力がない場合
①親権者の双方が拒否する場合
医療側は，親権者の理解を得られるように努力し，なるべく無輸血治療を行うが，最終的に輸血が必要になれば輸血を行う．親権者の同意が全く得られず，むしろ治療行為が阻害されるような状況においては，児童相談所に虐待通告し，児童相談所で一時保護のうえ，児童相談所から親権喪失を申し立て，あわせて親権者の職務停止処分を受け，親権代行者の同意により輸血を行う(Column 3)
②親権者の一方が輸血に同意し，他方が拒否する場合
親権者の双方の同意を得るよう努力するが，緊急を要する場合などには輸血を希望する親権者の同意に基づいて輸血を行う

(宗教的輸血拒否に関するガイドライン．http://www.anesth.or.jp/guide/pdf/guideline.pdf の本文より改変引用)

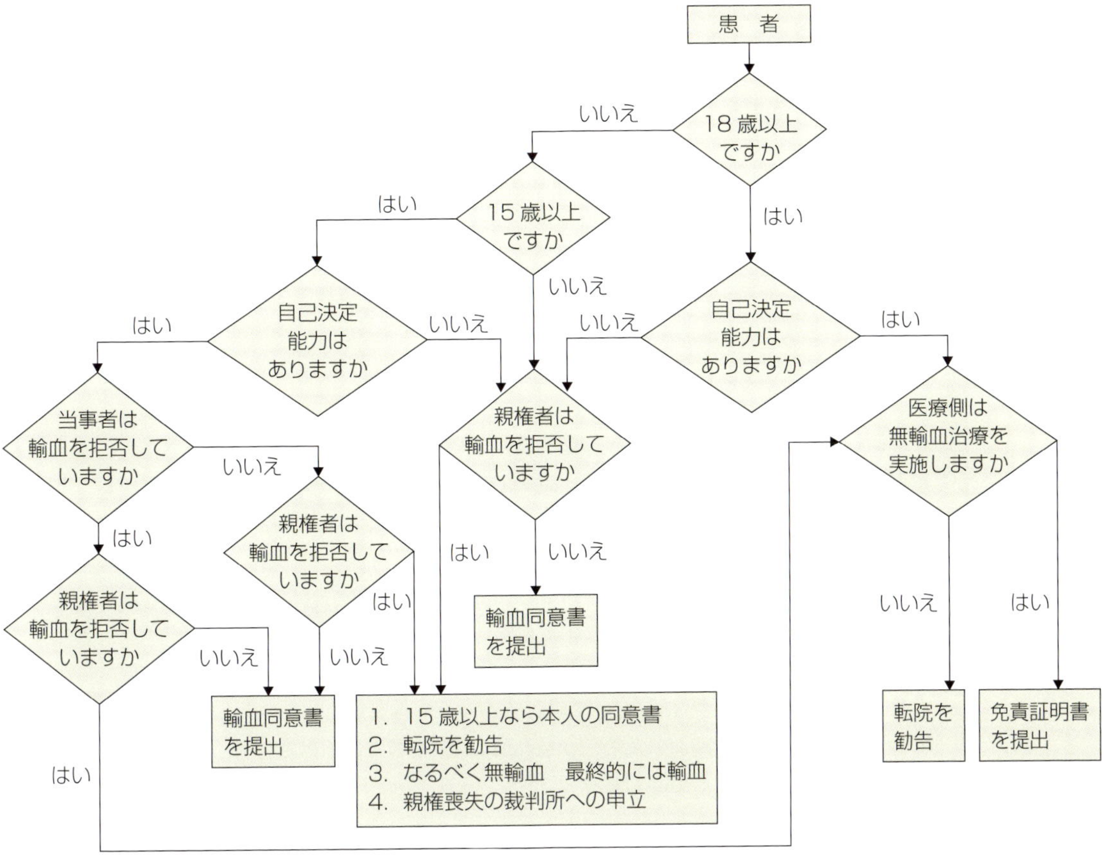

図　未成年者における輸血同意と拒否のフローチャート

（未成年者における輸血同意と拒否のフローチャート．http://www.anesth.or.jp/guide/pdf/flow%20chart.pdf より引用）

行うべきではない．その場合は，価値観の違いは認識したまま，それを一時的に横において，共有できる目標を探り，お互いの違いを越えて歩み寄れる可能性の幅を広げることを目的とする[20]．

“エホバの証人”信者の診療においては，“輸血を拒否しているだけで，それ以外の診療には協力的であり，決して生きることをあきらめているわけではない”ということに配慮が必要である．医療者側としては，自分が必要と判断したにもかかわらず輸血を拒否された時点で，患者のことを“死んでもよいと思っているのではないか”などと判断しがちになってしまうが，実際には信者である患者は“できるかぎり生きたい”と強く願っており，医療従事者の側もその希望に対して可能なかぎり（輸血以外での）努力を行うべきである．

正解（b）（d）（e）

Column 3　事 例 ③

2005 年，胎児期から脳の異常を指摘され出生した子について，これを放置すれば重度の精神運動発達遅滞を負うか，または死亡する可能性がきわめて高いことから，医師が手術の必要性を説明したが，両親が自ら信仰する宗教上の理由により手術を拒否した事例があった．この事例では児童相談所に虐待通告を行い，それを受けた児童相談所長が家庭裁判所に対し，本案として親権喪失裁判を申し立て，その本案審判事件の審判確定まで父母の親権者としての職務執行を停止し，患者の疾患を専門とする元大学医学部教授の医師をその間の職務代行者として選任する仮処分申請を申し立てた．

また 2006 年には，重篤な心臓障害を有する乳児に対し，緊急の手術の必要性があるにもかかわらず，その説明を受けた両親が自らの信仰する宗教上の考えから手術に同意しなかった事例もある．この事例では児童相談所長が家庭裁判所に対し，本案として親権喪失審判を申し立て，その本案審判事件の審判確定まで父母の親権者としての職務遂行を停止し，弁護士をその間の職務代行者として選任する審判前の仮処分申請を申し立てた．

これらの事例については，親権者の不合理な治療拒否をネグレクトとしてとらえ，不合理な判断を排して合理的な判断ができるものに当該医療を受けるかどうかを判断させようというもので，前者ではもっとも適切な医療処置を選択する能力があるものとして医師が選任されたという点は，注目に値する．しかし，これについては“小児の精神的発達の程度には個人差があり，15 歳という年齢だけで線引きをするのは問題ではないか”という指摘[4)]もされており，ガイドラインにおいても“(小児における) すべての輸血拒否を，一概に児童虐待であると断じることもまた困難である”と述べている．

●参考文献

1) 星野　晋．輸血拒否の主体は誰か―文化人類学的視点から見た輸血拒否―．日臨麻会誌 2006；26：296-302．
2) 2015 エホバの証人の年鑑．http://www.jw.org/ja/ 出版物 / 本 /2015-年鑑 /
3) エホバの証人についてのよくある質問．http://www.jw.org/ja/ エホバの証人 / よくある質問 /
4) 早崎史朗，三浦　実，有賀友則．エホバの証人への無輸血治療―倫理的・医学的・法的考察―．日臨麻会誌 2008；28：480-9.
5) 萬　知子．麻酔前の評価・準備と予後予測Ⅱ　特殊素因　6．エホバの証人．麻酔 2010；59：1149-52.
6) 瀬尾憲正．「絶対的無輸血」から「相対的無輸血」へ．日臨麻会誌 2008；28：498-512.
7) 宗教的輸血拒否に関するガイドライン．http://www.anesth.or.jp/guide/pdf/guideline.pdf
8) 濱島高志，池田栄人，上島康生ほか．交通事故の被害者で大量出血したエホバの証人の信者に対して輸血を施行した 1 例．日救急医会誌 2001；12：59-62.
9) 高折益彦．エホバの証人を対象とした説明と同意．外科治療 1997；76：61-7.
10) 佐藤輝幸．宗教上の理由から輸血拒否を表明した手術患者38名の検証―現行対応の見直しに向けて―．久留米医会誌 2008；71：349-59.
11) 川元俊二，稲田一雄，金丸隆幸ほか．エホバの証人への無輸血治療―インフォームドコンセントと院内医療連携の重要性―．日輸血細胞治療会誌 2008；54：31-7.
12) 伊藤朝子，岡上泰子，花岡一雄ほか．輸血拒否の意志を示した患者に，硬膜外麻酔併用全身麻酔による低血圧麻酔で人工股関節置換術を施行した一例．交通医 2013；67：37.
13) 崎村幸一郎，川口耕平．エホバの証人信者の上腕骨偽関節に対する治療経験．骨折 2012；34：679-81.
14) 水野　樹，小澤芳樹，間中　哲．悪性腫瘍手術における回収式自己血輸血．麻酔 2011；60：603-8.
15) 大迫正一，林　行雄，真下　節ほか．術前より高度の貧血がみられた輸血拒否患者の緊急手術の麻酔管理．循環制御 2011；32：22-5.

16）日浅友希，大村昭人．エホバの証人への対応．臨床麻酔 2005；29：1942-8.
17）阿部文明，野中明彦．エホバの証人に対する輸血に関する判決文精読による一考察．日臨麻会誌 2006；26：722-6.
18）赤塚正幸，新山幸俊，山蔭道明ほか．輸血拒否患者の再開心術に対する麻酔経験．臨床麻酔 2014；38：1741-3.
19）京極　真．信念対立解明の諸条件．医療関係者のための信念対立解明アプローチ．東京：誠信書房；2011．p.59-72.
20）京極　真．信念対立解明アプローチの基礎技法．医療関係者のための信念対立解明アプローチ．東京：誠信書房；2011．p.136-213.
21）山田卓生．宗教上の理由による輸血拒否．日臨麻会誌 2006；26：303-8.

（相澤　純）

Ⅳ. 臓器移植麻酔

SCENARIO

関東在住の22歳の女性．友人とともに，北海道にスノーボードをしに来ていた．滑走中，他人と接触して転倒し，頭部を打撲したが，そのままスノーボードを楽しんだ．翌日頭痛がしたが，鎮痛薬を服用し再度スノーボードをしていたところ，転倒し頭部を打撲，その後意識を消失した．ヘリコプターで高度救命救急センターに搬送され，脳保護療法が施行されたが，翌日に脳死と判定された．ドナーカードを所持しており，家族もその意向に同意，正式な脳死判定を経て，臓器摘出術を行った．7名に移植され，現在もその全員が健在である．

はじめに

日本麻酔科学会の“脳死体からの臓器移植に関する指針”では，移植医療を行うための基本姿勢を以下のように定め，会員に協力と遵守を求めている(2011年5月19日改訂)．

1. 麻酔科専門医は，所属する医療機関の施設長から脳死判定を要請された場合，速やかにこれを行う．
2. 臓器提供病院の麻酔科医は，臓器摘出時のドナー管理を依頼された場合，これに協力する．
3. 麻酔科医は，ドナーとその遺族に対して，礼意をもって接する．
4. 麻酔科医は，所属する医療機関で臓器移植が行われる場合，レシピエントの麻酔および周術期管理を行う．

問題 1 法的脳死判定について<u>誤っているもの</u>はどれか．1つ選べ．

(a) 深昏睡
(b) 瞳孔が固定し，瞳孔径が左右とも6 mm以上であること
(c) 脳幹反射の消失
(d) 平坦脳波

（e）判定は，臓器移植に関与しない２名の医師が行う．

解説 脳死の判定について[1)]

2010年7月17日に“臓器の移植に関する法律の一部を改正する法律”（いわゆる改正臓器移植法）が施行され，家族の承諾による脳死下臓器提供や15歳未満の脳死下臓器提供が可能となった．本項の問題は，2011年3月に“臓器提供施設における院内体制整備に関する研究”（研究代表者　有賀　徹）の“脳死判定基準のマニュアル化に関する研究班”が作成した“法的脳死判定マニュアル”を参考とした．

法的脳死判定の判定医資格：脳死判定は，脳神経外科医，神経内科医，救急医，麻酔・蘇生科・集中治療医または小児科医であって，それぞれの学会専門医または学会認定医の資格を持ち，かつ脳死判定に関して豊富な経験を有し，しかも臓器移植に関わらない医師が２名以上で行う．

1. 深昏睡の確認

滅菌針などによる顔面への疼痛刺激や指による眼窩切痕部への圧迫刺激などを行い，全く顔をしかめない場合，深昏睡と判定する．

2. 瞳孔散大，固定の確認

瞳孔径は室内の通常の明るさのもとで測定し，左右の瞳孔径が4 mm以上であること（正円でない場合は最小径）を確認する．経過中に瞳孔径が変化しても差し支えない．

3. 脳幹反射消失の確認

①対光反射：両側で直接反射，間接反射における瞳孔の動きが認められないとき，対光反射なしと判定する．縮瞳でなくても，拡大や不安定な動きを認められた場合には対光反射ありとする．

②角膜反射：両側とも角膜刺激による瞬目が認められないときのみ角膜反射なしと判定する．明らかな瞬目でなくても，上下の眼瞼など眼周囲の動き（筋収縮）が認められた場合は角膜反射ありと判定する．

③毛様脊髄反射：両側とも疼痛刺激による瞳孔散大が認められないときのみ，毛様脊髄反射なしと判定する．明らかな瞳孔散大でなくても，瞳孔の動きが認められる場合は毛様脊髄反射ありと判定する．

④眼球頭反射：左右どちらの方向への頭部回転でも両側眼球が固定し，眼球の逆方向偏位が認められないときのみ眼球頭反射なしと判定する．

⑤前庭反射の消失を確認するときには，氷水刺激によるものとし，両側の外耳道への刺激で，眼球偏位が認められない場合のみ前庭反射なしと判定する．明らかな偏位ではなくても刺激に応じて眼球の動きが認められた場合は，前庭反射ありと判定する．

⑥咽頭反射：繰り返し与えた刺激にも咽頭筋の収縮が認められない場合，咽頭反射なしと判定する．

⑦咳反射：繰り返し与えた機械的刺激にも咳が認められない場合，咳反射なしと判定する．明らかな咳はなくても，機械的刺激に応じ胸郭などの動きが認められた場合は咳反射ありと判定する．

⑧平坦脳波の確認：脳波記録は，検査の不備や漏れがないようにチェックシートを作成し，シートに沿って検査を進めていく．平坦脳波の判定は，適切な技術水準を守って

測定された脳波において，脳波計の内部雑音を超える脳由来の電位がない脳波であることで確認する．心電図，およびほかのアーチファクトの混入が明確に指摘できる場合は平坦脳波と確認してよい．

正解（b）

問題 2 無呼吸テストについて誤っているものはどれか．1 つ選べ．

（a）筋弛緩薬の影響がないことの確認
（b）無呼吸テスト開始前の Pa_{CO_2} は 35 ～ 45 mmHg であることが望ましい．
（c）自発呼吸の不可逆的消失の確認時には Pa_{CO_2} は 80 mmHg 以上に上昇したことの確認が必要である．
（d）Pa_{CO_2} は無呼吸テスト開始 2 ～ 3 分後から，2 ～ 3 分ごとに測定する．
（e）体温は，深部温（直腸温，食道温など）で 35℃以上が望ましい．

解説 無呼吸テストについて[2)]

日本麻酔科学会は，法的脳死診断（判定）（以下，法的脳死判定とする）において麻酔科医がもっとも密接に関与すると考えられる，自発呼吸の消失の確認，いわゆる無呼吸テスト実施の重要性に鑑み，法的手順を遵守して正しく実施するための“無呼吸テスト実施指針”を作成した（表 1）．無呼吸テストの実施においては会員に本指針の遵守を求めるものであるとしている．

無呼吸テストは第 1 回目，第 2 回目とも法的脳死判定の最後のステップとして実施する．すなわち深昏睡，瞳孔散大，脳幹反射の消失および平坦脳波を確認した後の最終段階で行うことが法律で定められている〔臓器の移植に関する法律施行規則（1997 年 10 月 8 日　厚生省令第 78 号）第 2 条 3 項〕．

1．筋弛緩薬の影響がないことの確認

筋弛緩薬が投与されている場合，四連刺激で T4/T1 比が 0.9 以上になって 1 時間経過すればよい．

表 1　無呼吸テストのチェックリストの 1 例

チェックリスト 1
□ 無呼吸テスト以外の判定はすべて終了しているか．
□ 筋弛緩薬の影響はないか．
□ Pa_{CO_2} レベルは 35 ～ 45 mmHg か．
□ 血液ガス分析装置の自動キャリブレーションは定められた測定時刻にかからないようになっているか，あるいはオフになっているか．
□ 収縮期血圧は 90 mmHg 以上か．
□ 深部温（直腸温，食道温など）は 35℃以上か（　℃）．
□ Pa_{O_2} は 200 mmHg 以上（吸入酸素濃度 100%）か．
□ 持続的あるいは頻繁な血圧測定は可能か．
□ モニター心電図は装着されているか．
□ パルスオキシメータは装着され，波形は観察できるか．

〔（社）日本麻酔科学会．無呼吸テスト実施指針．http://www.anesth.or.jp/guide/pdf/guideline_MukokyuTest.pdf より引用〕

2. 動脈血酸素分圧（Pa_{O_2}）

無呼吸テスト中の低酸素（血）症を防ぐために“法的脳死判定マニュアル”では100％酸素で，Pa_{O_2}が200 mmHg以上（$Pa_{O_2}/F_{I_{O_2}}$比200 mmHg）となっているが，その値はパルスオキシメータによるSp_{O_2}のモニタリングが行われていれば法的脳死判定医師団の判断によってよい．

3. 動脈血二酸化炭素分圧（Pa_{CO_2}）

無呼吸テスト開始前は35 ～ 45 mmHgであることが望ましい．自発呼吸の不可逆的消失の確認時には60 mmHg以上に上昇したことの確認が必要である．ただし，Pa_{CO_2}上昇による呼吸性アシドーシスの循環系に及ぼす影響を考慮して，80 mmHgまでの上昇にとどめる．

Pa_{CO_2}は無呼吸テスト開始2 ～ 3分後から，2 ～ 3分ごとに測定し，Pa_{CO_2}が60 mmHgを超えた時点で自発呼吸の判定を行う．

4. 収縮期血圧

臓器の灌流圧を維持するために，また患者の安全性の確保の観点から収縮期血圧90 mmHg以上を維持する．

5. 体　温

深部温（直腸温，食道温など）で35℃以上が望ましい．

正解（c）

問題3　**摘出手術中の呼吸・循環管理で誤っているものはどれか．１つ選べ．**

（a）臓器提供施設で麻酔管理医が確保できない場合，日本臓器移植ネットワークに管理医の派遣を依頼する．
（b）原則的に臓器摘出は，心臓，肺，小腸，肝臓，膵臓，腎臓の順に行う．
（c）大腿静脈には手術中に脱血用カニューレを挿入するため，頸静脈に確保し直す．
（d）ドナーは脳死状態であるため，筋弛緩薬や吸入麻酔薬，麻薬は使用しない．
（e）血圧低下時，摘出臓器の血流維持のために，末梢血管収縮薬の追加注入や増量は極力行わない．

解説　**摘出手術の管理について**[3)]

摘出手術中の呼吸・循環管理は，原則として臓器提供施設の麻酔科医が行う．臓器提供施設で麻酔科医が確保できない場合は，臓器提供施設から日本臓器移植ネットワークに麻酔科医の派遣を依頼する．日本臓器移植ネットワークを介して，管理医（メディカルコンサルタント）が派遣される．

摘出臓器はすべて，可能なかぎり虚血時間を短くしなければならない．ほかの臓器と比べて心臓と肺は虚血に弱いため，また，小腸は剝離操作により損傷されやすいため，原則的に臓器摘出は，心臓，肺，小腸，肝臓，膵臓，腎臓の順に行う．

術中，急速輸液・輸血をすることが多いため，最低2カ所以上の太い末梢静脈路が確保されていることを確認する．確保されていなければ新たに確保する．また，加温が可能な急速輸血装置を用意する．大腿静脈には手術中に脱血用カニューレを挿入するため，中心静脈路が大腿静脈に確保されている場合は，頸静脈に確保し直す．できるだけ術前に集中治療室内で入れ換えをする．

脳死ドナーは除神経状態にあるため，体位変換や腹部圧迫により血圧が変動しやすいため，ベッド移動は慎重に行う．

術中に大動脈が遮断され臓器の灌流が開始されるまでは，血圧（観血的動脈圧），心拍数，心電図，Sp_{O_2}，中心静脈圧，尿量，動脈血ガス分析などのモニタリングを行う．

上大静脈の結紮・切断前に中心静脈カテーテルを抜去する必要がある．このため，容易に抜去できるように中心静脈路の固定糸をあらかじめ切り，テープで固定しておく．

ドナーは脳死状態であるが，脊髄反射は残るため，筋弛緩薬の投与が必要となるが，吸入麻酔薬，麻薬は使用しない．また，脳死ドナーは視床下部の体温調節中枢が障害されているため，低体温になりやすい．冷却・加温両用のマットを用意し，大動脈遮断までは体温（中枢温）を35℃以上に維持するよう加温する．

術中の呼吸・循環管理の目標（表2，表3）は術前管理と同様で，Pa_{O_2}が100～150 mmHgに維持できるよう，吸入酸素濃度を調整し，執刀直後の血圧上昇や頻脈に対し

表2　循環管理の目標値

1．収縮期血圧	
1歳未満	≧65mmHg
1歳以上13歳未満	≧（年齢×2）＋65 mmHg
13歳以上	≧90 mmHg
2．心静脈圧	6～10 mmHg（肺摘出が予定されている場合，やや低めとする）
3．時間尿量	100 ml/hr（または0.5～3 ml/kg/hr）
4．心拍数	
1歳未満	120～140回/分
1～6歳	110～130回/分
7～12歳	90～120回/分
13歳以上	80～100回/分
5．カテコラミンはDOA 10 μg/kg/min以下	
ADH：最初に0.02単位/kgを静脈内に1回注入し，その後0.01～0.2単位/kg/時間または0.5～1.0単位/hr持続静注	
ノルアドレナリン（Nad），アドレナリン（Ad）使用症例では，ADHを積極的に使用し摘出手術開始までにNad，Adの順に減量していく	
6．体血管抵抗：正常値よりやや低い800～1,200 dyn・sec・cm^{-5}を目標とする	

〔厚生労働科学研究費補助金厚生労働科学特別研究事業　臓器提供施設における院内体制整備に関する研究．臓器提供施設のマニュアル化に関する研究班（研究代表者　有賀　徹）．臓器提供施設マニュアル 平成22年度．2011より改変引用〕

表3　呼吸管理の目標値

1．Pa_{O_2}が70～100 mmHg
2．PEEP 5 cmH_2Oで1．を満たす必要かつ最低の$F_{I_{O_2}}$とする
3．従量式換気の場合
1回換気量10 ml/kg
最大気道内圧は30 cmH_2O以下
Pa_{CO_2}を40±5 mmHg
4．従圧式換気の場合
吸気圧は20～25 cmH_2O
Pa_{CO_2}を40±5 mmHg

〔厚生労働科学研究費補助金厚生労働科学特別研究事業　臓器提供施設における院内体制整備に関する研究．臓器提供施設のマニュアル化に関する研究班（研究代表者　有賀　徹）．臓器提供施設マニュアル 平成22年度．2011より引用〕

て血管拡張薬や吸入麻酔薬は使用しない．

脳死では末梢血管が拡張しているので，輸液･輸血などで血管内容量を保つ必要がある．血圧低下に対してはまず輸液と輸血を行う．輸血は Hb 10 g/dl を目標に補充する．急速輸血に伴う血中カルシウム濃度低下に対して，カルシウム製剤の注入を行う．

脳死では下垂体後葉からの抗利尿ホルモン（antidiuretic hormone：ADH）（バソプレシン）が枯渇し，血管抵抗が低下するため，最初に ADH 0.02 単位/kg を静脈内に 1 回注入し，その後 0.01 ～ 0.2 単位/kg/hr または 0.5 ～ 1.0 単位/hr を持続静注する．ノルアドレナリン（noradrenaline：Nad），アドレナリン（adrenaline：Ad）使用症例では，ADH を積極的に使用し摘出手術開始までに Nad，Ad の順に減量していく．体血管抵抗は，正常値よりやや低い 800 ～ 1,200 dyn・sec・cm^{-5} を目標とする．

大動脈遮断の時点で，すべての輸血・輸液を中止し，加温装置を冷却に切り替える．部屋の暖房も停止する．肺を摘出しない場合は，この時点で人工呼吸を停止する．肺を摘出する場合は，大動脈遮断後も人工呼吸を継続する．その際，心臓摘出を行いやすいように，換気回数・換気量を減らす．気管遮断直前に，気管チューブを遮断部直上まで引き抜き，用手換気で加圧を維持する．気管を遮断後，人工呼吸を停止する．

呼吸・循環管理は，この時点で終了となる．

正解（d）

問題 4　**心移植について誤っているものはどれか．1 つ選べ．**

(a) 本邦での心移植は，1992 年 2 月に行われたのが最初である．
(b) 適応は，β 遮断薬および ACE 阻害薬を含む従来の治療法では NYHA 分類Ⅲ～Ⅳ度から改善しない心不全
(c) 適応は，現存するいかなる治療法でも無効な致死的重症不整脈を有する症例
(d) 心移植の虚血許容時間は，ドナー心摘出から 4 時間以内である．
(e) 上下大静脈を遮断・切開して心臓を虚脱させた後に心停止液を注入してドナー心を停止させ，左房，大動脈，肺動脈の順に切離して心臓を摘出する．

解説　**心移植について**[4)]

1992 年 1 月の臨時脳死及び臓器移植調査会の答申を経て 1997 年 10 月に“臓器の移植に関する法律”（臓器移植法）が施行され，心移植適用患者の日本臓器移植ネットワークへの登録が開始され，1999 年 2 月に国内 2 例目，同法下では初となる心移植が行われた．日本での最初の心移植は，1968 年に札幌医科大学の和田寿郎が行った症例である．

心移植の適用となる疾患は，拡張型心筋症・拡張相肥大型心筋症による重症心不全，虚血性心疾患など，従来の治療法では救命が不可能な重症心疾患である．また移植適用の条件として，

①長期間または繰り返し入院治療を必要とする心不全
②β 遮断薬およびアンギオテンシン変換酵素（angiotensin converting enzyme：ACE）阻害薬を含む従来の治療法では，ニューヨーク心臓病学会（New York Heart Association：NYHA）分類Ⅲ～Ⅳ度から改善しない心不全

表４　レシピエント候補に選定される優先順位

1. 虚血許容時間：ドナー心摘出から４時間以内に血流が再開される
2. 医学的緊急度 ①補助人工心臓，大動脈内バルーンパンピング，人工呼吸を必要とするか，ICU/CCU に収容されカテコラミンの持続点滴が必要な状態 ②待機中の患者で上記以外の状態 ③待機中に除外条件(感染症など)で一時的に待機患者としての選択対象から外れた状態
3. ABO 血液型：ABO 式血液型の一致(identical)だけでなく，適合(compatible)の待機者も候補者として考慮する
4. 待機期間：Status 1 のレシピエント間では待機期間は Status 1 の状態の延べ日数，また Status 2 では待機期間は登録日からの延べ日数とする

③現存するいかなる治療法でも無効な致死的重症不整脈を有する症例

などが挙げられる．

心移植の待機患者がレシピエント候補に選定される優先順位は表４の要因を考慮して決定される．

ドナー心の摘出手技は，胸骨正中切開で開胸し，視診・触診で最終評価を行った後に，心臓周囲を剝離し，その後ヘパリンを投与する．続いて大動脈を遮断し，上下大静脈を遮断・切開して心臓を虚脱させた後に心停止液を注入してドナー心を停止させる．左房，大動脈，肺動脈の順に切離して心臓を摘出し，心保存液に入れて搬送する．

正解（a）

問題５　**心移植の麻酔で誤っているものはどれか．１つ選べ．**

(a) 左心補助装着(left ventricular assist system：LVAS)症例が大半を占める現状では，癒着剝離に時間を要する可能性が強いため，その時間を加味して早めに入室させ，麻酔を導入する．
(b) 中心静脈カテーテルや肺動脈カテーテルは大腿静脈にて確保する．
(c) 手術は左房，右房，大動脈，肺動脈の順序で吻合が行われる．
(d) 心拍数は移植心が除神経であるため，徐脈傾向になる．
(e) 肺動脈圧が上昇するときには右心不全を疑い，一酸化窒素(nitric oxide：NO)の使用を考慮する．

解説　**心移植の麻酔について**[5)]

心移植の麻酔は，一般的には健康な心臓が移植されるため，人工心肺後の麻酔管理は通常の心臓手術よりも楽な場合もある．ただ，すべてが緊急手術で行われるため，その時間調節や感染症，そして免疫抑制対策など幅広い知識が要求される．

手術室入室後，一般的にはドナー心の状態を直視下で確認してから麻酔導入が行われ，ドナー心摘出の報告を待って手術が開始される．しかし，LVAS 装着症例がレシピエントの大半を占める現状では，癒着剝離に時間を要する可能性が高いため，早めに入室させ，麻酔を導入する．また，癒着剝離で大量出血する可能性があるので輸血の準備をしておく．

モニタリングとしては観血的動脈圧，中心静脈圧と経食道心エコー検査(transesophageal echocardiography：TEE)が必要となる．肺動脈カテーテルは感染症のリスクは増加するが，術後管理には有用である．中心静脈カテーテルや肺動脈カテーテルは原則として左内頸静脈穿刺にて確保して，右内頸静脈は術後心筋生検のため温存する．

手術は左房，右房，大動脈，肺動脈の順序で吻合が行われる．途中で心筋保護液注入により冠灌流が再開されて，虚血状態が解除されることになる．ドナー心の虚血時間は 4 時間以内が原則となっている．移植心は除神経であり，ペーシングにより心拍数を増加させる．

心臓内の微小空気が除去されたことを TEE で確認してから人工心肺を離脱する．TEE で観察しながらドパミン少量持続投与および容量負荷を行う．長期間肺高血圧状態に曝されていたレシピエント肺は器質的変化を起こしており，右心不全となる場合もある．肺動脈圧が上昇するときには NO の使用を考慮する．

正解（b）

問題 6　肺移植について誤っているものはどれか．1 つ選べ．

（a）脳死両肺移植の適用は 55 歳未満である．

（b）本邦での適用疾患は，原発性肺高血圧症，特発性肺線維症などが多い．

（c）慢性期の拒絶症状としての閉塞性気管支炎の発生率が高いことが問題である．

（d）虚血再灌流肺傷害は，移植後 48 時間以内に発生する．

（e）2013 年末時点での脳死両肺移植の 5 年生存率は，74.5％である．

解説　肺移植について[6)]

肺移植には，脳死肺移植と生体肺移植があり，手術の種類としては両肺移植と片肺移植がある．レシピエントには脳死片肺移植 60 歳未満，脳死両肺移植 55 歳未満，生体肺移植 65 歳未満であること，そして，がんなどの悪性腫瘍がない，あるいは治癒していること，肺以外の臓器に異常がないこと，肺以外に感染症がないことなどさまざまな条件がある．

日本での適用疾患は，原発性肺高血圧症，特発性肺線維症，肺リンパ脈管筋腫症，閉塞性細気管支炎，気管支拡張症（びまん性汎細気管支炎を含む）などが多く，欧米で多い肺気腫や嚢胞性肺線維症は，きわめてまれである[7)]．

生存率がほかの臓器移植より低く，特に急性期の死亡率が高いこと，慢性期の拒絶症状としての閉塞性気管支炎の発生率と死亡率が高いことが問題である．特に，肺移植後に虚血再灌流傷害や急性拒絶を生じた症例では，閉塞性気管支炎の発生率が高い．

虚血再灌流肺傷害は，移植後 72 時間以内に発生する非特異的肺胞損傷，肺水腫，低酸素血症を特徴とし，重篤なものは早期グラフト不全を来す．虚血再灌流傷害が発生するメカニズムは完全に解明されていないが，虚血によりマクロファージが活性化して各種の炎症サイトカインを放出し，再灌流で多核白血球やリンパ球が活性化することにより，肺血管内皮細胞と上皮細胞のアポトーシスが進行する．血管内膜傷害の発生により内皮細胞からの NO の産生は著明に低下し，逆に活性酸素種とエンドセリン 1 が増加するため肺血管抵抗が上昇する．これらが複雑に関連しながら肺組織の損傷が生じると考えられている．

2013 年末時点での脳死片肺移植および脳死両肺移植の 5 年生存率は，それぞれ 72.7％，74.5％で，いずれも国際登録の生存率（それぞれ 47.4％，57.3％）を上回っている．しかし，脳死両肺移植では移植後500日までの生存率の低下が目立ち，急性期の成績のさらなる改善が望まれる[8)]．

正解（d）

問題7 肺移植の麻酔について誤っているものはどれか．1つ選べ．

（a）亜酸化窒素は肺血管抵抗を上昇させ，気腫やブラを増悪させる危険性があるため使用しない．

（b）移植後は吻合部の保護やエアリークの防止のため気道内圧を極力低く設定する．

（c）移植された肺は虚血再灌流傷害により血管透過性が亢進し，肺水腫になりやすいため呼気終末陽圧（positive end-expiratory pressure：PEEP）換気を用いた人工呼吸管理を行う．

（d）心不全は虚血再灌流傷害が生じている移植肺においては肺水腫の発生要因となるため，カテコラミンを用いて高心拍出量状態にする．

（e）肺移植術後は，迷走神経肺臓枝切断による除神経のため咳反射が消失するので，体位変換や気管支内視鏡による喀痰吸引は必須である．

解説 肺移植の麻酔について[9)10)]

肺移植の麻酔管理上のポイントは，人工心肺や体外式膜型人工肺（extracorporeal membrane oxygenation：ECMO）をどのように適用し，呼吸不全肺と移植肺をいかに呼吸管理し，再灌流傷害と移植早期グラフト機能不全にどう対処するかである．肺移植において人工心肺が最初から計画される病態としては，①原発性肺高血圧症（全例）や心奇形を伴う肺高血圧症，②生体肺移植，③心奇形の修復を必要とする場合，④重篤な呼吸器感染などにより酸素化・換気の維持が困難な場合，⑤循環の維持が困難な場合が挙げられる．

片肺移植や片肺換気時には換気血流比の不均等によりPa_{O_2}が急速に低下しやすく，分離肺換気を施行しても状態が改善しなければ人工心肺やECMOを導入する．両側片肺移植で2つ目の移植を施行する場合には，片肺換気中のドナー肺に全血流が流入し，急性のグラフト機能不全が発生しやすい．

麻酔と人工呼吸の開始時は，循環虚脱と急速な低酸素血症や高二酸化炭素血症を生じやすい．亜酸化窒素は肺血管抵抗を上昇させ，気腫やブラを増悪させる危険性があるため使用しない．移植前は，陽圧呼吸や一側肺換気により低酸素血症や高二酸化炭素血症が生じやすい．肺高血圧症は低酸素血症と高二酸化炭素血症により急性増悪しやすく，無気肺や肺の過膨張も肺血管抵抗上昇の一因となる．移植後は吻合部の保護やエアリークの防止のため気道内圧を極力低く設定する．肺の過膨張や過換気はグラフト機能不全を惹起するため，吸気圧および1回換気量をできるだけ低く保ち肺の保護に努める．移植された肺は虚血再灌流傷害により血管透過性が亢進し，リンパ管の破綻により肺水腫になりやすい．このため移植肺に対してはPEEPを用いた人工呼吸管理を行う．

心不全のみならず心拍出量の過度の増大も，虚血再灌流傷害が生じている移植肺においては肺水腫の発生要因となるため，カテコラミンは適切に使用しなければならない．十分な容量の移植肺でも移植後に肺高血圧を呈することはまれではなく，原因として，虚血再灌流傷害による肺血管抵抗の上昇，NO の産生低下，肺血管床の減少などが挙げられる．また，術中から輸液輸血管理を厳重に行い水分過剰にならないよう注意することが重要である．

移植に伴う急性肺傷害の多くは再灌流時に生じる．移植肺では虚血再灌流後に好中球が集積し，フリーラジカルや各種の炎症性メディエーターにより再灌流後 10 分以内に肺血管内皮細胞と肺胞上皮細胞の傷害が発生する．このため，無気肺，肺水腫，肺高血圧症などの移植早期グラフト機能不全が発生しやすい．移植肺では正常な肺リンパ管系が破綻しており，肺内へ水分が貯留しやすく消退しにくいため，肺水腫や胸水貯留がより発生しやすい．

肺移植術後は，迷走神経肺臓枝切断による除神経のため移植肺での咳反射が消失し，喀痰排泄能が低下する．喀痰貯留による感染症発生の予防から体位変換，タッピングと術後数日の気管支内視鏡による喀痰吸引は必須である．

正解（d）

問題 8　**肝臓移植で誤っているものはどれか．1 つ選べ．**

(a) 肝肺症候群では肺内シャントによる低酸素血症が出現する場合がある．
(b) 側副血行路が発達した肝硬変や術後の胆道閉鎖症の場合，剝離中出血量が増加する．
(c) 肝腎症候群の腎不全は不可逆的な機能不全である．
(d) 再灌流時，血圧低下，徐脈や不整脈などの変動が発生する場合がある．
(e) 脳死肝移植では，まれに移植直後からの重度肝機能不全が生じる場合がある．

解説　**肝臓移植について**[11)～13)]

小児の肝疾患末期患者に対する生体肝移植治療は，すでに保険適用となり一般医療として定着しつつある．一方，右葉グラフト生体肝移植は成人肝疾患末期患者の治療として，今後の脳死肝移植の普及とともに発展していくと推測される．生体肝移植患者では肝機能障害に伴う凝固機能障害，門脈圧亢進症のため，手術中に大量出血することがある．

肝疾患の原因のいかんにかかわらず，肝硬変が進行すると肝肺症候群の病態の一つとして肺内シャントによる低酸素血症が出現する場合がある．低酸素血症の原因は肺胞レベルでの毛細血管の異常拡張であり，肺血流の増加に伴って拡張した毛細血管の中心部付近の血液に肺胞からの酸素が拡散できないことが，低酸素血症発生のメカニズムとして提唱されている．

肝硬変末期において肝不全が不可逆的に進行した時期に発症する肝腎症候群は，腎皮質血管の攣縮による腎内血行動態の不安定状態と腎内血流分布異常で，著しい腎血流障害と糸球体濾過値の減少がみられるにもかかわらず，尿細管機能が保たれている点が急性尿細管壊死と異なる．本症候群は可逆的な機能性の病態で，肝移植が成功すると腎不全は速やかに回復する．肝腎症候群は臨床経過により，急速な経過をとるものと緩徐な経過をとるものとの 2 型に分類される．

麻酔管理上の問題点

①前無肝期：レシピエントの肝摘出に至るまでの時期で，肝門部の肝動・静脈，門脈お

よび胆管系を整理露出する肝門部の処理を行う．肝硬変のため著しい門脈圧亢進があり側副血行路が発達している症例，胆道閉鎖症のように複数回の手術既往のために癒着がある症例では，剝離中出血量が増加する．また，肝の脱転，腸管圧迫などの手術操作で静脈灌流が障害され，血圧低下を来すこともあるので注意が必要である．

②無肝期：肝動脈，門脈遮断から移植肝への血流が再開されるまでを指す．

③後無肝期：肝静脈と下大静脈，門脈−門脈吻合が完了し，移植肝に血流が再開された時点からの再灌流期である．再灌流に伴う静脈灌流の低下，カリウムを大量に含む低温の灌流液の流入などによって，血圧低下，徐脈，不整脈など循環動態が変動することがあり，灌流後症候群(postreperfusion syndrome)と呼ばれている．また，この時期，吻合部からの出血や肝静脈の狭窄あるいは屈曲により out flow block が生じて肝内類洞圧が上昇し，肝切面からの出血を来すことに伴う血圧低下も予想されるため注意が必要である．

脳死肝移植では，約6%に primary non-functioning graft と呼ばれる移植直後からの重度肝機能不全が生じ，治療法は再移植しかないと報告されている．移植肝機能低下を来す危険因子としては，ドナー側では12時間を超える冷虚血時間，脂肪肝，レシピエント側では再移植，腎機能不全などが挙げられる．

正解（c）

問題9 **腎および膵移植で誤っているものはどれか．1つ選べ．**

(a) 1型糖尿病で糖尿病性腎症による慢性腎不全を合併している場合には，膵・腎同時移植が行われる．

(b) 死体腎移植の場合，レシピエントにはいくつかの項目で優先度が点数評価されており，合計点が高いほど優先される．

(c) 腎臓は多くの場合，右下腹部に移植し，腎臓の動脈や静脈をレシピエントの血管とつなぎ，尿管は膀胱とつなぎあわせる．

(d) 膵移植直後，血栓症などで膵グラフト機能が急激に低下すると血糖上昇を認める．

(e) 膵移植後の高インスリン血症は移植膵の機能亢進によるもので，血糖のコントロールのためにはグルコースの投与が必要である．

解説 **腎および膵移植について**[14)]

腎移植には，家族など健康な人から提供された腎臓を移植する生体腎移植と，死後，善意により提供された腎臓を移植する死体腎移植とがある．死体腎移植には，脳死となっても人工的に心臓を動かし続けている状態で腎臓を摘出し，移植する“脳死下腎移植”と，脳死を経て心臓が停止してから腎臓を摘出し移植する“心停止下腎移植”がある．1人のドナーから腎臓が2個とも提供されれば，2人の人が腎移植を受けることができる．

腎不全になる原因には，腎臓そのものの病気による場合と，糖尿病などほかの病気が引き金となる場合がある．レシピエントが1型糖尿病で糖尿病性腎症による慢性腎不全を合併している場合には，膵・腎同時移植が行われる．

死体腎移植の場合，レシピエントは①地域性，②ヒト白血球抗原(human leukocyte an-

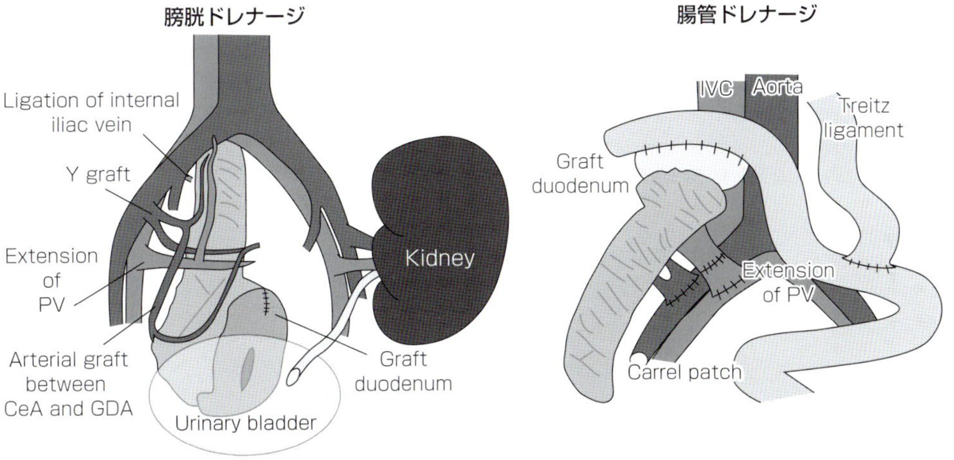

図　膵・腎同時移植

PV：portal vein，CeA：celiac artery，GDA：gastroduodenal artery，IVC：inferior vena cava

（大阪大学消化器外科講座．肝胆膵　膵移植．http://www.med.osaka-u.ac.jp/pub/gesurg/consultation/kantansui/sui_ishoku/index.html より改変引用）

tigen：HLA）の適合度，③待機日数，④未成年者など項目ごとに優先度が点数評価されており，合計点が高いほど優先される．

腎臓は多くの場合，右下腹部に移植し，腎臓の動脈や静脈をレシピエントの血管とつなぎ，尿管は膀胱とつなぎあわせる．

膵・腎同時移植の場合，ドナーより十二指腸とともに膵臓の全部と左腎臓を摘出する．膵臓は，ドナーの十二指腸とレシピエントの膀胱，あるいは腸管（小腸）と吻合する（膀胱ドレナージと腸管ドレナージ）．患者の病態に合わせて術式が選択される．通常，膵臓は右の下腹部に移植し，腎臓は左の下腹部（後腹膜）に移植する．最後に尿を腎臓から流す管（尿管）は患者自身の膀胱につなぎ合わせる（図）[15]．

脳死腎移植は心臓死腎移植に比し，移植腎機能の発現，回復が早く，急性拒絶反応の頻度についても，脳死腎移植のほうが有意に少ない．

膵移植直後，血栓症などの合併症により膵グラフト機能が急激に低下すると血糖上昇を認めるため，血糖の測定を頻回に行う必要がある．欧米では膵移植後に血糖値が上昇しても移植膵の機能評価のため外来性インスリンをできるかぎり用いない方法と，インスリン治療により血糖管理を厳格に行う方法があるため，移植医とのコミュニケーションが大事である．

膵移植後の高インスリン血症は，移植膵の膵静脈がレシピエントの門脈系ではなく，大循環系の腸骨静脈に吻合されるためと考えられている．正常に門脈血中に分泌されたインスリンは50％が肝臓で摂取される．さらに，ステロイド投与によるインスリン抵抗性も高インスリン血症の原因と考えられる．膵移植後の移植膵内分泌機能の経過観察では，免疫抑制薬の減量に伴い高インスリン血症が改善することが報告されている．

正解（e）

●参考文献

1) 臓器提供施設における院内体制整備に関する研究(研究代表者　有賀　徹)脳死判定基準のマニュアル化に関する研究班．法的脳死判定マニュアル．2011.
2) (社)日本麻酔科学会．無呼吸テスト実施指針．http://www.anesth.or.jp/guide/pdf/guideline_MukokyuTest.pdf
3) 厚生労働科学研究費補助金厚生労働科学特別研究事業　臓器提供施設における院内体制整備に関する研究．臓器提供施設のマニュアル化に関する研究班(研究代表者　有賀　徹)．臓器提供施設マニュアル 平成22年度．2011.
4) 日本循環器学会心臓移植委員会．http://plaza.umin.ac.jp/~hearttp/
5) 大西佳彦．心臓移植レシピエントの麻酔．日臨麻会誌 2001；21：296-9.
6) 五藤恵次．肺移植の現状と展望．日臨麻会誌 2005；25：316-23.
7) 伊達洋至．肺移植の現状．岡山医会誌 2006；118：113-7.
8) 岡田克典(日本肺および心肺移植研究会 事務局)，日本肺および心肺移植研究会．本邦肺移植症例登録報告(2014)．移植 2014；49：281-4.
9) 五藤恵次．肺移植の麻酔．日臨麻会誌 2001；21：182-6.
10) 溝渕知司，五藤恵次，森田　潔．肺移植術後の集中治療．日集中医誌 2003；10：339-46.
11) 上本伸二．肝移植の麻酔　生体肝移植の現状と将来の展望．日臨麻会誌 2001；21：229-35.
12) 坪川和範．肝移植の麻酔　信州大学での現況．日臨麻会誌 2001；21：236-9.
13) 足立健彦，瀬川　一，古谷秀勝ほか．肝移植の麻酔　脳死肝移植の麻酔．日臨麻会誌 2001;21:244-6.
14) 日本移植学会．http://www.asas.or.jp/jst/index.html
15) 大阪大学消化器外科講座．肝胆膵　膵移植．http://www.med.osaka-u.ac.jp/pub/gesurg/consultation/kantansui/sui_ishoku/index.html

(星　邦彦)

V．DNR：do not resuscitate

SCENARIO

82歳の男性．自宅で心肺停止状態で倒れているところを家人が発見し，救急車を要請した．蘇生に反応し心拍動は再開したが，不可逆性の脳障害を認め，人工呼吸管理を余儀なくされた．当患者は，食道がんが全身に転移しており，自宅で緩和医療を受けていた．以前，食道がん根治術を受けた病院の主治医との間で署名・捺印した“living will”を作成しており，蘇生術を行わない，いわゆるDNRを希望していた．家族もそれに同意し，それに沿って過剰な延命治療を行わない方針とした．

はじめに

do not resuscitate（DNR）という言葉から“治療拒否”を連想する医療関係者は少なくないであろう．ともすれば“安楽死”と混同されることすらある．しかしDNRとは“無益な”蘇生行為はしないでほしいという患者のliving willであり，検査や治療，終末期医療などを中止したり差し控えるものではない．本項では，DNRにまつわるさまざまな誤謬を生む原因となった医学的・社会的背景について概説したうえで，終末期医療におけるliving willや看取りについて考えてみたい．

症例：82歳の男性．自宅で心肺停止状態で倒れているところを家人が発見し，救急車を要請した．蘇生に反応し心拍動は再開したが，不可逆性の脳障害を認め，人工呼吸管理を余儀なくされた．

問題1 閉胸式心マッサージの有効性が最初に報告された年として，正しいのはどれか．1つ選べ．

（a）1492年
（b）1796年

（c）1846 年
（d）1881 年
（e）1960 年

解説 心マッサージの功罪

1960 年，Kouwenhoven ら[1]は閉胸式心マッサージで救命した 5 症例を医学誌 JAMA に報告した．5 症例のうち 4 例は全身麻酔薬の心抑制による心停止，1 例は心筋梗塞による心室細動であった．Kouwenhoven らは 1957 年に除細動器を開発していた[2]が，閉胸式心臓マッサージと除細動の組み合わせは，それまで行われていた開胸式心マッサージよりもはるかに有効であった．"必要なのは 2 本の手だけ"という Kouwenhoven のアピールも手伝って，閉胸式心マッサージはたちまち全米に普及し，心停止時に心肺蘇生（cardiopulmonary resuscitation：CPR）を行うのは常識になった．

しかし，1970 年代になると，終末期の患者に無益な CPR を行うことへの疑問や，CPR 後に重篤な脳障害を残す症例が問題視されるようになった．CPR をしないほうがよい状況があることを経験的に悟った医師たちは，隠語として do not resuscitate（DNR）をささやくようになる．一方，患者側からも無益な CPR を望まない声が上がるが，CPR を実施しないことで法的訴追を恐れる医師側と対立して大論争に発展し，"DNR の 3 文字がこれほど物議をかもすことになろうとは！"と評されるほど紛糾した．

ちなみに，1492 年はコロンブスのアメリカ大陸発見，1796 年はジェンナーによる種痘の発明，1846 年はモートンによる世界初のエーテル麻酔，1881 年はビルロートによる世界初の胃切除術である．

正解（e）

問題 2 DNR に関する法律が制定されている国として，正しいのはどれか．2 つ選べ．

（a）米国
（b）日本
（c）オーストラリア
（d）イギリス
（e）フランス

解説 DNR 論争のゆくえ

長かった DNR 論争が米国で決着を見たのは，1990 年のナンシー・クルーザン裁判である．この裁判は，交通事故で植物状態となったナンシー・クルーザンに対し，その両親が経管栄養中止を訴えたものである．クルーザンは事故の前に"植物状態で生き続けたくない"という希望（living will）を伝えていた．アメリカ連邦裁判所は"望まない治療からの自由は憲法上の基本的人権であり，この原則は判断能力を失った患者にも適用される"との判断を示し，DNR と living will の重要性を指摘した．この判決を受けて，1991 年からアメリカ各州で DNR に関する法律が次々と制定された（図）．その詳細は州によって若干異なるが，いずれにしても DNR 指示は法のもとに保護され，DNR を実践した医師が業務上過失致死傷罪や応酬義務違反などで訴追されることはなくなった．

一方，フランスではLeonetti Law（2006年）という終末期医療に関する法律があり，不合理な医療の拒否やliving will，緩和ケアによるQOLの確保などがうたわれている．イギリスとオーストラリアには法規制はないが，延命治療の差し控えと中止に関するガイド

ニューヨーク州　保健衛生省

蘇生不要指示（DNR）

氏　　名 ______________________

生年月日 ______________________

上記の者に対する蘇生行為は不要である．

医師サイン ______________________

医師氏名 ______________________

医師免許証No. ______________________

日　　付 ______________________

担当医師は，少なくとも３カ月おきに，上記の指示を継続するか否か確認し，カルテに記載すること．ただし，継続のたびに新規書類を作成する必要はない．仮に３カ月ごとの確認がなかったとしても，当該指示の有効性は継続される．当該指示は，本人または代理人による撤回がないかぎり，州法のもとに保護される．

図　ニューヨーク州における DNR の指示書（和訳）

患者の意志（living will）は変化するので，定期的・継続的に話し合いを持つことが推奨されている．

（原文は http://www.health.ny.gov/forms/doh-3474.pdf より引用）

ラインがある．

ひるがえって本邦では，2007年に厚生労働省が“終末期医療の決定プロセスに関するガイドライン”として，事前意志の尊重，代行判断，最善の利益判断などを示したが，治療の差し控えや中止の明確なガイドラインや法規制は存在しない．学会や各分野でもさまざまな取り組みが行われているが，そもそもliving willの普及していない本邦で，その有効性は形骸化しがちである．医師による積極的安楽死や人工呼吸器取り外し事件などが報じられると，一時的に世論の関心は高まるものの，根源的な議論には至っていないのが実情であろう．

正解 (a)(e)

当患者は，食道がんが全身に転移しており，自宅で緩和医療を受けていた．以前，食道がん根治術を受けた病院の主治医との間で署名・捺印した“living will”を作成しており，蘇生術を行わない，いわゆるDNRを希望していた．家族もそれに同意し，それに沿って過剰な延命治療を行わない方針とした．

問題3 **DNR指示を出すためのプロセスとして，誤っているものはどれか．1つ選べ．**

(a) 患者と家族に，病状に関する十分な情報を提供する．
(b) DNR指示の必要性について本人にアセスメントを行い，わかりやすい提案をする．
(c) 必要な医療ケアは継続的に提供されることを説明する．
(d) 合意が得られたら，カルテにDNR指示を明記する．
(e) DNRはいったん確定したら変更してはならない．

解説 **米国におけるDNRガイドライン**

米国ではDNRガイドライン[3]が示されているので，これを参考にDNR指示の実際を考えてみよう（表）．

1．患者が呼吸心停止に陥った場合，蘇生のための努力をする

意外に思われるかもしれないが，CPRの実施を基本的な前提とすることが第1項目目に明記されている．その後に但し書きがあり，CPRを実施することが無益であったり，

表 DNR指示の適切使用のためのガイドライン（アメリカ医師会，1991）

1.	患者が呼吸心停止に陥った場合，蘇生のための努力はするべきである．ただしCPRを実施することが無益であったり，患者の希望や利益に沿わない場合にはこのかぎりでない
2.	呼吸心停止が生じる可能性について，事前に患者と話し合う
3.	自ら意思決定をすることが不可能な患者の場合は，患者の意向や最前の利益に基づいて決定する
4.	医師は，患者または代理人の意向を尊重する
5.	心肺機能の回復が望めない場合は，CPRを無益と判断する
6.	DNR指示はカルテに明記する
7.	DNR指示がCPR以外の治療方針に影響を与えてはならない
8.	施設におけるDNR指示のためのガイドラインは，定期的に評価し改訂する

(Council on Ethical and Judicial Affairs, American Medical Association. Guidelines for the appropriate use of do-not-resuscitate orders. JAMA 1991；265：1868–71 より引用)

患者の希望や最前の利益に沿わない場合はこのかぎりでない，と追記されている．

DNRとは“無益なCPRは不要”という指示であり，“蘇生可能であるが，あえてCPRは施行しない”という意味ではない．その点では，DNAR（do not attempt to resuscitate）という用語を採用すべきという意見もある[4]．いずれにしてもこの条項は，DNR指示が出ていても患者の生命維持のための努力をするべきであり，治療の質を下げることがあってはならないことを強調するものである．

2．呼吸心停止が生じる可能性について，事前に患者と話し合う

終末期の患者は一見元気そうに見えても，急激に容態が悪化することがあり，また周囲の状況の変化によりliving willは流動的に変化するので，定期的・継続的に話し合いを持つことが望ましい．また重症患者の90％が甲状腺機能検査異常を呈することが知られており[5]，甲状腺機能低下などに基づく抑うつ状態でのDNR承諾については慎重に判断する必要がある．

しかし，現実の臨床において，事前に患者本人とDNRの話し合いを持つことは難しい．治療に期待を抱く患者に対し，終末期の話を持ち出すことになるからだ．日本麻酔科学会などが中心となって行ったアンケート調査[6]では，医師の97％がDNR指示は必要な措置と考えているが，DNR指示に患者本人の意思は不可欠と答えた医師は11％にすぎない．もっとも，約9割の患者は医師とDNRについて話し合う機会を持ちたいと思っているという[7]．

3．自ら意思決定をすることが不可能な患者の場合は，患者の意向や最善の利益に基づいて決定する

もし患者がDNRに関する意思決定をできない場合は，代理人が判断する．代理人は患者の以前のliving willに沿って判断する．患者のliving willが不明な場合は，患者の最善の利益に沿って決定することになるが，この判断は難しい（次の4.を参照）．

4．医師は，患者または代理人の意向を尊重する

DNR指示を出すにあたって，現実的に問題となるのは，living willがないか，または不明確な場合であろう．本邦のようにDNRの法整備や明確なガイドラインがなく，またliving willに対する社会的コンセンサスがないと，医師によっては自分の倫理観や死生観を押し付けてしまうからである．

1998年の川崎協同病院の事件は，気管支喘息重責発作による低酸素性脳症で人工呼吸器管理の50代の男性患者に対し，呼吸器内科部長が気管チューブを抜管したうえ，筋弛緩薬を投与して死亡させたというものである．呼吸器内科部長の主張のポイントは，①15年間にわたる治療で患者との信頼関係が築かれており，②終末期における看取りは家族の希望でもあった．③したがって，患者本人のliving willはなかったが，医師がそれを推定できることから“治療行為中止・差し控えの3要件”（Column 1）を満たすというものであった．

これに対し，横浜地裁（2005年）は“医師はあるべき死の迎え方を助言できるが，患者に代わって判断することは妥当ではない”として内科部長の主張を退け，懲役3年・執行猶予5年の有罪判決を下した（2009年，最高裁にて有罪確定）．

5．心肺機能の回復が望めない場合は，CPRを無益と判断する

心肺機能の回復が期待できない場合には，CPRを無益と判断する．また患者の希望す

Column 1　東海大学事件（横浜地裁，1995 年）

終末期の多発性骨髄腫の患者に対し，塩化カリウムを静注して死亡させた積極的安楽死事件である．被告の 34 歳医師は殺人罪として起訴された．その判決に際し，法的拘束力のない付随的意見として治療行為中止・差し控えの 3 要件が示された．

1. 患者が治療不可能な病気に冒され，回復の見込みがなく，死が避けられない末期的状態にある．
2. 治療行為の中止を求める患者の意思表示が存在し，それは治療行為の中止を行う時点で存在すること．
3. 治療行為の中止の対象となる措置：薬物投与，化学療法，人工透析，人工呼吸器，輸血，栄養水分の補給など．

る状態が達成できない場合も無益と判断する．

6．DNR 指示はカルテに明記する

DNR 指示は，血液型やアレルギー情報と同様にカルテのわかりやすい部分に明示すべきである．しかしながら本邦では，DNR を治療差し控えの証拠ととらえられるおそれがあり躊躇する医師も多い．DNR のアンケート調査では，約半数の医師が DNR 指示をカルテに記載しないと回答している[6]．

7．DNR 指示が CPR 以外の治療方針に影響を与えてはならない

“DNR ＝看取り＝検査も治療も何もしない”と連想する患者や医師が少なくないが，DNR とは無益な蘇生行為のみをしないという意味であり，それ以外の検査や治療，終末期医療などを中止したり差し控えるものではない．

8．施設における DNR 指示のためのガイドラインは，定期的に評価し改訂する

医療者の間においても DNR 指示に関する誤解・理解不足があるので，適宜教育・啓発活動を行い，定期的にガイドラインの見直しを行うべきである．

正解（e）

問題 4　**DNR 指示のある患者において，行ってはならない医療行為はどれか．1 つ選べ．**

（a）栄養投与
（b）気管挿管
（c）人工呼吸器装着
（d）画像検査・血液検査
（e）安楽死

解説　DNR は治療拒否ではない

DNR とは，無益な CPR は不要であるという意味であり，治療を差し控えることにはならない．また自殺を幇助する安楽死とは基本的に異なる．聖路加国際病院の救命救急センター ICU における DNR 指示の調査[8]では，人工呼吸器の取り外しのような明らかな“治療打ち切り”はなかったが，病状が悪化しても治療内容を変更しない“治療差し控え”は少なからず認められたという．本邦にはまだガイドラインが存在しないため，病院や医療者間での DNR に対する認識や対応に乖離がある．

では，海外における DNR 事情はどうなっているのだろうか．ここでは，米国の医療ドラマ“Dr. HOUSE”に登場する DNR をヒントにして探ってみよう（Column 2）．このエピソードは，Dr. ハウスの病院に，筋萎縮性側索硬化症（amyotrophic lateral sclerosis：ALS）の患者が入院してくるところから始まる．

患者　“治療を拒否する書類があったよな？”
医師　“DNR のことですか？　急ぐ必要は…”
患者　“いや，すぐに！…手が動くうちに”

医師は MRI 検査を提案するが，人生に絶望した患者はそれをかたくなに拒否するシーンである．ここで注目すべきは，この患者は明らかに，すべての検査や治療を拒否するのが DNR だと勘違いしているということである．そして医師はその間違いを修正しようとしない．DNR の法律がある米国でもなお，DNR ＝看取り，あるいは安楽死に近いイメージを持っていることがうかがえる．

DNR は無益な蘇生行為のみをしないという意味であり，それ以外の検査や治療，緩和医療などを中止したり差し控えるものではないことが米国のガイドラインに明記されてい

Column 2　海外ドラマに登場する DNR “Dr. HOUSE”

［あらすじ］ Dr. ハウスが勤務するプリンストン大学附属病院に，世界的なジャズ・トランペッターのジョン・ヘンリー氏が肺炎で緊急入院する．ヘンリー氏は，2 年前に筋萎縮性側索硬化症（ALS）と診断され，カルフォルニアの名医ハミルトンからステロイドを用いた先駆的な治療を受けていた．ハミルトン医師によると，ヘンリー氏の肺炎は ALS の進行による随伴症状であるから，対症的に治療すべきだという．一方，ハウスは ALS の診断そのものに疑問を抱き，核磁気共鳴画像（MRI）検査を提案する．しかし，ALS の進行と聞いてミュージシャンとしての人生に絶望したヘンリー氏は，検査を拒否し DNR にサインしてしまう．

やがて呼吸不全に陥るヘンリー氏．ハウスはスタッフに気管挿管を指示するが，周囲は“ヘンリー氏は DNR なんですよ！”と猛反発．“いや，助かる可能性はある！”ハウスは自らヘンリー氏に気管挿管し，人工呼吸器につないでしまう．ハウスは DNR 指示違反の傷害罪で刑事告訴を受けることになるが，法廷でのハウスの奇をてらった答弁に裁判はかえって混乱．これは，DNR を保留にして時間を稼ごうというハウスの作戦だった．

この間にヘンリー氏は小康を得て人工呼吸器から離脱する．命を救われたヘンリー氏はハウスを信頼し，MRI 検査を受けた．すると頸髄に小さな動静脈奇形が写っているではないか．麻痺の原因は ALS ではなく，脊髄腫瘍による脊髄前根神経の圧排だった．腫瘍摘出手術を受けて，ヘンリー氏の麻痺は完治した．退院を前に，愛用のトランペットをハウスに贈るヘンリー氏．“こいつは高く売れるぜ．自分で吹こうなんて思うなよ！”　バックグラウンドには，ルイ・アームストロング（ジャズ・トランペッター）の“この素晴らしい世界”が流れていた．

（Dr. HOUSE〈シーズン 1〉“生きる希望”より引用）

る．それを裏付けるかのように，主人公のDr.ハウスが周囲の反対を押し切って患者に気管挿管する場面では

“DNRは‘蘇生拒否’だ．‘治療拒否’じゃない！”

というせりふが登場する．さらに

“うつ状態にあったときのDNR承諾書は有効性が疑わしい”

という興味深い発言もある．別のシーンで，患者の甲状腺機能低下が示唆されており，それによる抑うつ状態に陥っていた可能性はある．このように患者の精神状態によってliving willが変化したり，医療技術の進歩によって治療の選択肢が変わることもありうる．DNR指示が出た後でも，医師は定期的に患者と話し合いを持って，積極的に意向を確認する必要がある．このドラマはフィクションであるが，一般人が陥りやすい誤解と，医師がガイドラインを正しく理解することの重要性を示している．

正解（e）

問題5 **DNR指示が出ている患者に全身麻酔をかける場合，正しいのはどれか．1つ選べ．**

(a) DNR指示が出ている患者に全身麻酔をかけることはできない．
(b) 気管挿管を行わなければ，全身麻酔薬を投与してもよい．
(c) 局所麻酔で手術を行う．
(d) 手術室ではDNR指示は無効である．
(e) DNRを一時停止するプロトコールを作成する．

解説 DNRと全身麻酔

DNR指示の出ている患者の約15%が全身麻酔下の手術を受けていることが報告されていることから[9]，麻酔科医がDNR指示の出ている患者の全身麻酔を担当する可能性は十分にありうる．しかしながら全身麻酔では，気管挿管・人工呼吸・循環作動薬の使用・輸液/輸血などの蘇生行為と同等の医療行為が要求されることから，米国麻酔科学会(American Society of Anesthesiologists：ASA)はDNRを保留措置とすることを提案している[10]．DNRを保留にする医学的根拠は次の3点である．

①麻酔科学的見地から，全身麻酔に伴う呼吸循環管理と蘇生行為の間に完全な線引きをすることは不可能である．したがって患者が麻酔に同意することは蘇生に同意することでありDNR指示に矛盾する．
②全身麻酔薬による心停止は可逆性で蘇生に反応することが多い．患者の基礎疾患に基づく一般の心停止と同等にとらえてCPRを行わないと，蘇生のチャンスが失われ，患者の利益が損なわれる．
③もしDNR指示を継続したまま全身麻酔すると，麻酔科医は麻酔薬による心循環抑制を恐れて投与量を減らさざるをえない．患者は全身麻酔の恩恵を十分に得られなくなる．

DNR 保留措置を終了とするのは，患者が全身麻酔の影響から回復したとき，すなわち回復室を退室した時点とする．患者がICUなどに入室した場合は，ICUの担当医が終了を判断する．しかしながらDNR指示の出ている患者は，呼吸循環になんらかの問題を抱えていることが多く，術後人工呼吸器からの離脱が困難になるなどして，DNR保留措置が患者のliving willに反する結果になってしまう可能性がある．そのような状況が予見される症例では，麻酔科医は全身麻酔を拒否して，ほかの代替療法を提案することも倫理的に許されるとASAは述べている[10]．

正解（e）

問題6 **DNR指示が出ている患者にCPRを行い人工呼吸器につないだが，回復の見込みがないことが明らかになった．今後の対処として正しいのはどれか．1つ選べ．**

(a) DNRはliving willであるから，気管チューブを抜管し人工呼吸器から外す．
(b) 家族の同意を得たうえで，気管チューブを抜管し人工呼吸器から外す．
(c) 病院の倫理委員会および病院長の承認を得たうえで，気管チューブを抜管し人工呼吸器から外す．
(d) 厚生労働省の承認を得たうえで，気管チューブを抜管し人工呼吸器から外す．
(e) 現行の法整備では人工呼吸器から外すことはできない．

解説 **DNRと人工呼吸器取り外し**

現行の法整備では，いったん装着した人工呼吸器を外すことはできない．富山県の射水市民病院の人工呼吸器取り外し事件(Column 3)では，50歳の男性医師が7名の終末期の患者の人工呼吸器を取り外したことで大きく報道された．本件では，患者本人のliving willが不明確で家族の意思だけで決めてしまったことや，中立的第三者の客観的意見を欠いており，手続きの公正・透明性が不十分であったという倫理的問題はあるものの，遺族に被害者感情は全くなかった．つまり誰も恨んでいないし不満もないのに男性医師は起訴され，(不起訴になったものの)病院を追われることになった．

これに対し，亀田総合病院の事例(Column 4)では，人工呼吸器の取り外しを望むALS患者のliving willに対し，病院側は手続きの公正・透明性を十分に確保して審議したが，結果的に医療者の法的保身のために患者の希望を実行に移せなくなってしまった．

Column 3　富山県射水市民病院の人工呼吸器取り外し事件（2006年）

富山県射水市民病院外科部長の男性医師が，7名の終末期患者の人工呼吸器を取り外して死亡させていた事件である．7名の患者は全員，意識がなく，回復の見込みがない終末期であった．また，7名のうち1名については家族を通じて本人の同意が得られており，残りの6名については家族の同意が得られていたとされる．

男性医師と患者や家族の間には信頼関係があり，人工呼吸器取り外しに関して不満や被害者感情を訴える遺族はいなかったが，男性医師は殺人容疑で書類送検された．その後不起訴となるも，男性医師は結果的に病院を追われ，外科医としてのキャリアを諦めることになる．

Column 4　私の人工呼吸器を外してください（NHK“クローズアップ現代”）

“私の病状が進行して意思疎通が不可能になったら，人工呼吸器を取り外してほしい.”千葉県勝浦市に暮らす照川貞喜氏（68歳）は，こう訴える．照川氏は49歳で筋萎縮性側索硬化症（ALS）を発症し，その3年後には人工呼吸器を装着した．しかし照川氏は，その後も車いすで全国各地を訪れ，ALSの実情を訴えたり，著作活動を行うなどしてきた（“泣いて暮らすも一生，笑って暮らすも一生”岩波書店，2003）.

照川氏はわずかに動く右頬だけでワープロを操作し，9ページにも及ぶ要望書を仕上げ，主治医が勤務する亀田総合病院（千葉県，鴨川市）に提出した．要望書の中で照川氏は“意思の疎通ができなくなるまでは当然のことながら精いっぱい生きる．そのあと，人生を終わらせてもらえることは‘栄光ある撤退’と確信している”と述べている.

照川氏の要望を受けて，亀田総合病院は外部委員も含めた多職種から構成される倫理委員会を設置し1年間に及ぶ審議を行った．その結果，全会一致で“照川氏の意志を尊重すべき”という結論に到達した．これに対し，亀田総合病院の院長は，現行法（刑法）では人工呼吸器を外すと医師が自殺幇助罪等に問われるとの判断を示し，照川氏の要望が受け入れられることはなかった.

（私の人工呼吸器を外してください～「生と死」をめぐる議論～．NHK“クローズアップ現代”2009年2月2日放送より引用）

とはいうものの，いったん法的訴追を受ければ，射水市民病院の例のように社会的地位や名誉を失う現実を考えると，だれしもスケープゴートにはなりたくないというのが本音であろう．また亀田総合病院の病院長は，照川氏の右頬が動かなくなり臨床的にloked-in syndromeとなったとしても，脳血流の変化から意思疎通は可能であり[11]，照川氏のいう“意思疎通が不可能”の定義が医学の進歩とともに変化することを指摘している．人工呼吸器取り外しが，いかに複雑な問題をはらんでいるかを示している事例だろう.

このようにDNR指示の問題は，living willや看取りの問題と密接に関係してくる．医療者が善意で看取りを実践しても，法律を熟知し社会的コンセンサスが得られないと，法的・社会的責任を取らされてしまう可能性があるからだ．たとえば前述した海外ドラマの症例で，もし主人公の医師たちがDNRを実行していたらどうであろうか．死後の病理解剖で頸髄動静脈奇形が判明したとしても，米国であれば，患者のDNRサインがあるので医師が告訴されることはないだろう．しかし法整備のない日本だと“良性腫瘍だったのにALSと誤診した結果，患者は死亡した”と訴えられる可能性はある．Dr.ハウスはフィクションだが，現実の臨床でもこのような判断の難しい症例は存在し，その成否を結果論的に評価されるのは酷である．医師の能力の限界を超えた部分を補い，医師が自信をもって社会的責務を遂行するための後ろ盾になるのが法の役割であろう．本邦においても，DNRやliving willを含む終末期延命治療に関する法制度およびガイドラインが整備され，社会的コンセンサスの確立されることが望まれる.

正解（e）

●参考文献

1）Kouwenhoven WB, Jude JR, Knickerbocker GG. Closed-chest cardiac massage. JAMA 1960；173：1064–7.
2）Kouwenhoven WB, Milnor WR, Knickerbocker GG, et al. Closed chest defibrillation of heart. Surgery 1957；42：550–61.
3）Council on Ethical and Judicial Affairs, American Medical Association. Guidelines for the appropriate use of do-not-resuscitate orders. JAMA 1991；265：1868–71.
4）箕岡真子．蘇生不要指示の行方．医療者のためのDNARの倫理．東京：ワールドプランニング；2012.
5）廣田弘毅，佐々木利佳訳．副腎・甲状腺機能障害．稲田英一監訳．ICUブック．第4版．東京：メディカル・サイエンス・インターナショナル；2015(in press)．
6）新井達潤，並木昭義，天羽敬祐ほか．終末期患者に対するdo-not-resuscitate order(DNR指示)はどうあるべきか．麻酔 1994；43：600–11.
7）Shmerling RH, Bedell SE, Lilienfeld A, et al. Discussing cardiopulmonary resuscitation. J Gen Int Med 1988；3：317–21.
8）大谷典生，石松伸一．当院救命救急センターICUでの末期医療の現状．日集中医誌 2007；14：171–6.
9）La Pluma J, Silverstein MD, Stocking CB, et al. Life-sustaining treatment：a prospective study of patients with DNR orders in a teaching hospital. Arch Int Med 1988；148：2193–8.
10）Kelly RJ. Perioperative Do-Not-Resuscitate Orders. American Society of Anesthesiologists Article. http://www.asahq.org/resources/publications/newsletter-articles/2014/march-2014/perioperative-do-not-resuscitate-orders
11）Monti MM, Vanhaudenhuyse A, Coleman MR, et al. Willful modulation of brain activity in disorders of consciousness. N Engl J Med 2010；362：579–89.

（廣田　弘毅）

Ⅵ．麻酔器のトラブル

SCENARIO

65 歳の女性．乳がんに対して全身麻酔下に乳房部分切除術を予定した．麻酔器は事前に始業点検を行っていた．プロポフォールで導入し，酸素−空気−デスフルラン−レミフェンタニルで維持した．全身麻酔導入時のマスク換気は可能であり，筋弛緩薬投与後に気管挿管を施行し，人工呼吸に切り替えてから気道内圧が上昇し，換気不能となった．バッグによる用手換気に切り替えたが，換気できなかった．患者には喘息を疑わせる所見はなく，麻酔器のトラブルが考えられた．人員を集め，酸素ボンベおよびジャクソンリース回路を準備し，患者に酸素投与しつつ，静脈麻酔薬に切り替えた．低酸素および術中覚醒を認めなかった．

はじめに

麻酔中の換気トラブル．麻酔科医なら一度はうなされる悪夢である．気管チューブや麻酔回路のチェック，患者の状態の評価はもちろんであるが，一歩踏み込んで麻酔器の構造を理解しておく必要がある．本項では麻酔中の換気困難を麻酔器の構造から考える．

問題 1　**麻酔器の始業点検について，正しいのはどれか．1 つ選べ．**

(a) 補助酸素ボンベの点検の後，補助ボンベのバルブを開放にしておく．
(b) 麻酔器による陽圧換気ができなくなる事態に備えてジャクソンリースを常備する．
(c) 医療ガス配管設備の供給圧は酸素・亜酸化窒素・圧縮空気で同じでなければならない．
(d) 二酸化炭素吸収剤はよく乾燥させて使用する．
(e) JSA の“麻酔器の始業点検”ガイドラインの対象となる麻酔器はセルフチェック機構を持たないものである．

解説　麻酔器の始業点検

日本麻酔科学会(JSA)では 1990 年に“麻酔器の始業点検”をガイドラインとして制定し，その後数度の改訂を重ね，2014 年 11 月に直近の改訂が行われた[1]．

JSAが策定した教育ガイドラインにおける学習ガイドラインの大項目“25. 麻酔器”では第一の行動目標として“麻酔器の始業点検が正しく行える”ことが求められている．また，同じく教育ガイドラインにおける基本手技ガイドライン“麻酔器関連”ではJSA“麻酔器の始業点検”ガイドラインの理解が求められている．“麻酔器の始業点検”は12の分野から構成され，それぞれに行うべき1～6項目が示されている[2]．詳細はJSAホームページから最新のものをダウンロードしていただきたい．

(a) 酸素や亜酸化窒素の補助ボンベの点検，および補助ボンベによる酸素供給圧低下時の安全機構の点検後に，補助ボンベを閉栓することを忘れてはならない．開放したまま麻酔器を使用していると，中央からの医療ガス供給圧が低下したとき自動的に補助ボンベの酸素が供給されてしまい，異常事態に気づいたときにはすべての酸素を喪失してしまっている可能性がある[3]．米国食品医薬品局(FDA)のチェックリストでは補助酸素ボンベのバルブを閉めることが明記されているが，JSAの始業点検では明記されていないので注意が必要である．

(b) JSA“麻酔器の始業点検”ガイドラインに記載された解説には重要な事柄が多数述べられている．代表的なものが“緊急自己膨張式バッグを常備すべきである”という記載である．解説の最初に書かれているにもかかわらず，見過ごされているのではないだろうか．同様の代替換気装置の常備はFDAのチェックリストにも記載されている[3)4]．“自己膨張式バッグ”を指定しているのは，酸素など医療ガスの供給源がない状態でも使用でき，火災など，高濃度酸素投与が危険な状態でも代替換気装置として使用できるためである．ジャクソンリースは自己膨張式ではないので酸素の供給がないと使用できない．また，JSAの解説には明記されていないが，FDAのチェックリストには自己膨張式バッグの一方弁の作動が正常であることも確認しておくことと記載されている．

(c) JSAの始業点検の解説に明記されているように，医療ガス配管設備による酸素・亜酸化窒素・治療用空気・二酸化炭素のガス供給圧は約400 kPa(55～60 psi)である．これらのガスのうち，酸素は医療ガス使用機器の故障によりほかのガスが酸素配管に逆流しないように，ほかのガスより30 kPa程度高めに設定してある[1]．

(d) 二酸化炭素吸収剤の代名詞でもあるソーダライムの反応は以下のとおりである．
まずソーダライムに含まれる自由水に二酸化炭素が溶けて炭酸となる．

① $CO_2 + H_2O \longrightarrow H_2CO_3$

次に炭酸が水酸化ナトリウムと反応して炭酸ナトリウムと水になる．

② $H_2CO_3 + 2NaOH \longrightarrow Na_2CO_3 + 2H_2O$

さらにソーダライムに含まれる水酸化カルシウムが炭酸ナトリウムと反応して炭酸カルシウムと水を生成し，同時に水酸化ナトリウムが再生される．

③ $Na_2CO_3 + Ca(OH)_2 \longrightarrow CaCO_3 + 2NaOH$

1モルの二酸化炭素が吸収されると1モルの水が生成され，反応熱として27.5 kcalが発生し，これ以外にも吸着熱が発生する[5)6]．この反応で乾燥した二酸化炭素吸収剤を使用すると，二酸化炭素吸収能が低下するだけでなく，発熱による発火や一酸化炭素の発生がみられたり，揮発性麻酔薬との反応による有害分解産物(コンパウンドAなど)が発生したりすることがある[5)6]．ソーダライム以外の二酸化炭素吸収剤(水酸化カルシウムライム，ヤバシライム® など）でも，吸収剤は開封後速やかに使用すること，週明けや長期間カニスタの中で吸収剤が放置された場合は交換すること，などが推奨されている[3)6)].

（e）JSA の麻酔器の始業点検は，第 3 版までは“セルフチェック機構を持たないもの”を対象としていたが，2013 年に改訂された第 4 版で“全機種を対象とする”と改正された[7)]．しかし，2014 年 11 月に改訂され，第 5 版では“セルフチェック機構を持たないもの”を対象とすることに戻された．

正解（e）

問題 2 麻酔器の使用について，正しいのはどれか．1 つ選べ．

（a）新鮮ガス 1 *l*/分の低流量麻酔中に 500 ml/分の酸素を使用すると，1 時間に 30 *l* の酸素を消費する．

（b）上昇型ベローズでの機械的人工換気中にはベローズがチャンバー内の下部で上下している．

（c）新鮮流量流入防止弁（デカップリング弁）付き呼吸回路では機械的人工換気の吸気時に呼吸バッグが膨らむ．

（d）気管吸引などで蛇管と患者の接続を開放するときは，吸入麻酔薬が手術室内に漏れないよう気化器のダイヤルをゼロにする．

（e）機械的人工換気を行っているときに酸素フラッシュを使用する．

解説 麻酔器の使用

図 1 に日本工業規格（JIS）[8)]で示された麻酔用循環式呼吸回路の例を示す．この回路はこれまで一般的に使用されてきたものであるが，換気装置による人工呼吸（機械的人工換気）中に新鮮ガスの流量を変えると，1 回換気量が変わる．これは吸気期間中も新鮮ガスが回路内に流れ込むため，新鮮ガス流量が多いと換気装置から送り出される回路内ガスより多い量のガスが患者に送り込まれるためである．

現在の麻酔器では新鮮ガス流量が 1 回換気量に影響しないように，さまざまな工夫が施されている．図 1 のような従来型の循環式呼吸回路を採用している麻酔器では 1 回ごとの換気量を測定し，フィードバック機構によってベローズチャンバーに送り込まれる駆動用ガスの量を制御し，ベローズ型換気装置から送り出される回路内ガスの量を調節することによって，新鮮ガス流量による 1 回換気量への影響を補正している（GE 社，IMI など）．また，回路自体を工夫して吸気時に新鮮ガスを呼吸回路の吸気側から新鮮ガス流入を隔離し，流量による影響がないようにしている麻酔器もある〔ドレーゲル社，アコマ社，泉工医科など（図 2，図 3）〕[3)9)]．

ベローズ型の人工換気装置は呼気時にベローズ内部に回路内ガスが充填される．吸気時には設定された量の駆動用ガス（多くの場合，酸素が使用される）がベローズを収納するチャンバー内に送り込まれ，回路内ガスを患者に送り込む仕組みになっている．多くの麻酔器で呼気時に上昇する上昇型ベローズが採用されている．上昇型ではベローズ自体の重さによって回路内が陽圧になり，2 ～ 3 cmH_2O の呼気終末陽圧（positive end-expiratory

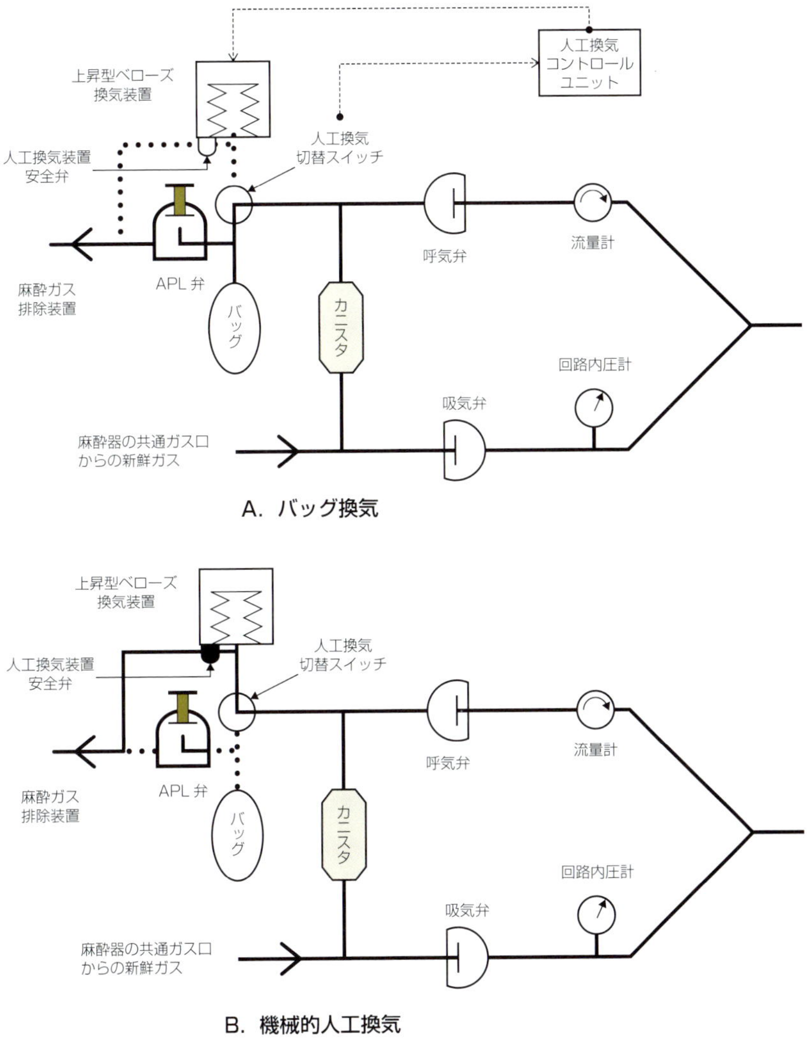

図 1　一般的な呼吸回路の概略図

A：バッグによる用手換気（または自発呼吸）のときの回路．人工換気切替スイッチがバッグと APL 弁（adjustable pressure limiting valve）のほうに向いている．

B：機械的人工換気のときの回路．人工換気切替スイッチがベローズ換気装置のほうに向いている．

麻酔器の共通ガス口からの新鮮ガス：麻酔器本体で医療ガスの流量計により新鮮ガスの組成と流量を調整し，揮発性吸入麻酔薬気化器によって吸入麻酔薬を添加したガスが呼吸回路に送り込まれる．酸素フラッシュを使用すると気化器を経ずに共通ガス口から呼吸回路に純酸素が送り込まれる．**吸気弁**：吸気に開放される一方向弁．呼気弁とともに作動して回路内ガスが一定方向に流れるように制御する．**回路内圧計**：回路内圧を測定する圧力計．JIS によって一方向弁の患者側に配置することが定められている．**流量計**：呼気量を測定する流量計．GE 社と IMI の麻酔器では吸気側でも測定し，人工換気コントロールユニットにフィードバックしている．**呼気弁**：呼気時に開放される一方向弁．吸気弁とともに作動して回路内ガスが一定方向に流れるように制御する．**カニスタ**：呼気に含まれる二酸化炭素を吸着する二酸化炭素吸着剤が入っている．**人工換気切替スイッチ**：バッグによる用手換気（または自発呼吸）と機械的人工換気を切り替えるスイッチ．用手換気時には呼気がバッグと APL 弁に流れる．機械的人工換気時にはベローズ人工換気装置に流れる．切り替えられた情報を人工換気コントロールユニットに送る．**上昇型ベローズ換気装置**：呼気時にベローズ内部に回路内ガスが入り，上昇する．吸気時には人工換気コントロールユニットからベローズを囲むチャンバー内に駆動ガス（酸素または空気）が送り込まれベローズが下降し，内部の回路内ガスが患者に送り込まれる．**人工換気装置安全弁**：吸気時には駆動ガスの圧力で閉鎖される．呼気時にベローズが最上部に上昇し，回路内圧が一定値（2 ～ 3 cmH$_2$O）に達すると開放され回路内の余分なガスを麻酔ガス排除装置に逃す．**バッグ**：用手換気のときに患者に吸気を送り込む．自発呼吸時にはリザーバとして働く．**APL 弁**：ポップオフ弁ともいう．回路内圧が一定以上になると麻酔ガス排除装置に逃すよう調節できる弁．**麻酔ガス排除装置**：APL 弁と人工換気装置安全弁から排出される余分な回路内ガスを手術室外へ運び出し，手術室環境の汚染を防止する装置

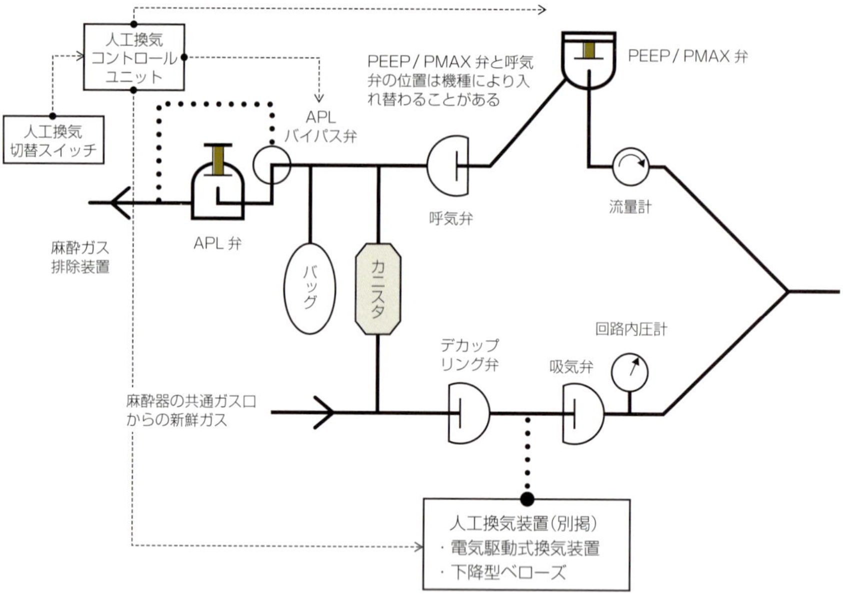

A．バッグ換気

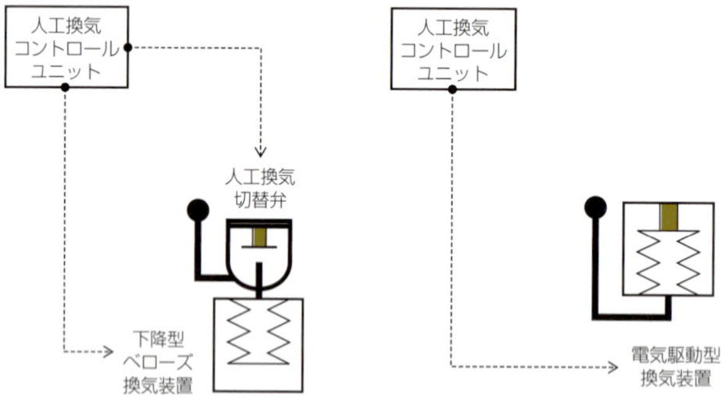

B．人工換気装置

図２　デカップリング弁を備えた呼吸回路の概略図

A：バッグによる用手換気（または自発呼吸）のときの回路．APL バイパス弁が APL 弁のほうに向いている．PEEP/PMAX 弁は常時開放．下降型ベローズでは人工換気切替弁が閉鎖

B：人工換気装置

C：機械的人工換気の吸気時．APL バイパス弁が麻酔ガス排除装置に開放される．PEEP/PMAX 弁は閉鎖．下降型ベローズでは人工換気切替弁が開放．下降型ベローズまたは電気駆動換気装置から回路内ガスが押し出される．吸気弁が開放される．回路内圧が高くなるのでデカップリング弁が閉鎖し，新鮮ガスはカニスタを経てバッグに貯留する．バッグが膨らむと麻酔ガス排除装置のほうに排出される．

D：機械的人工換気の呼気時．APL バイパス弁が麻酔ガス排除装置に開放される．PEEP/PMAX 弁は開放され，呼気弁が開いて呼気ガスがカニスタのほうに流れる．下降型ベローズでは人工換気切替弁が開放．デカップリング弁が開き，呼気ガス・新鮮ガス・バッグに蓄えられたガスが下降型ベローズまたは電気駆動換気装置に吸い込まれる．

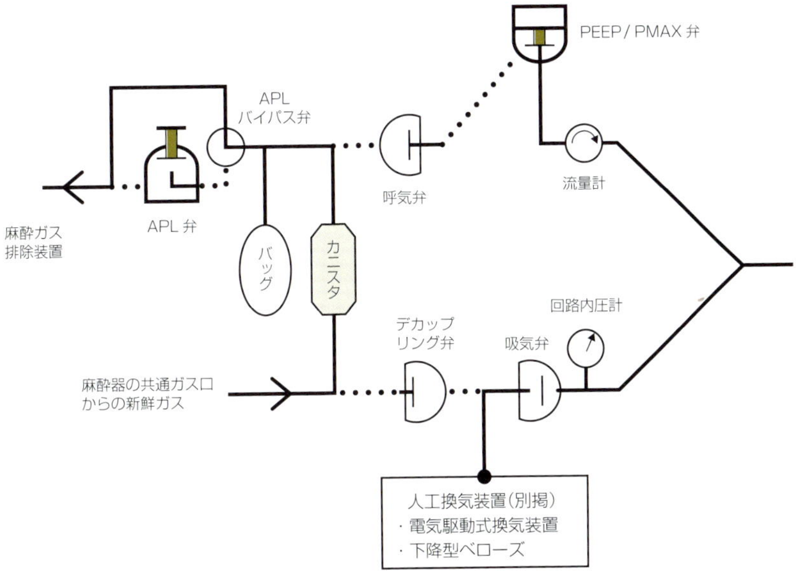

C．機械的人工換気：吸気

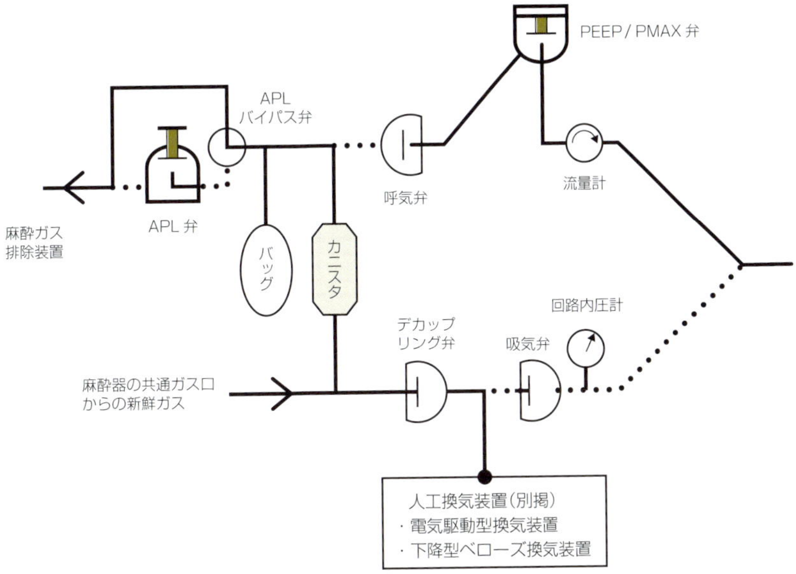

D．機械的人工換気：呼気

デカップリング弁：機械的人工換気の吸気時に共通ガス口からの新鮮ガスを吸気回路から切り離すための一方向弁．**PEEP/PMAX 弁**：機械的人工換気の吸気時に閉鎖して回路内を陽圧に保つ．呼気時にPEEP を加える．これらの動作は人工換気コントロールユニットにより調節される．**APL バイパス弁**：機械的人工換気時に APL 弁を経由せず回路内ガスを麻酔ガス排除装置に逃す．**人工換気切替弁**：下降型ベローズ換気装置で，バッグによる用手換気(または自発呼吸)時に閉鎖してベローズに回路内ガスが入らないようにする．機械的人工換気時には開放され回路内ガスが下降型ベローズに出入りすることができる．**下降型ベローズ換気装置**：機械的人工換気の呼気時に自重により下降して回路内ガスを吸い込む．吸気時には人工換気コントロールユニットから送り込まれた駆動ガスにより上昇し，回路内ガスを押し出す(アコマ社)．**電気駆動型換気装置**：電気モーターで動くピストンによって回路内ガスを出し入れする(ドレーゲル社)．

pressure：PEEP）が加えられている．チャンバーには吸気時に閉鎖し，呼気時に回路内圧が2～3 cmH_2O 以上で開放される人工換気装置安全弁が設けられており，回路内の余分なガスが麻酔ガス排除装置へと排出される[3)9)]．

低流量麻酔で新鮮ガスのうち酸素を500 ml/分で投与した場合，患者に投与される酸素の量は30 l である．しかし，ベローズ型換気装置ではチャンバー内に送り込まれる駆動用ガスとして多くの場合，酸素が使用されているため，分時換気量分の酸素が必要になる[10)]．分時換気量が5 l/分の場合，1時間あたり少なくとも300 l の酸素が余分に必要になる．以上より（a）は誤り．患者に直接投与されたガスの量以外は保険請求できないので，駆動用ガスの消費分を請求すると不正請求となる．

上昇型ベローズ換気装置では，回路内のガスがリークするとベローズが最上部まで上昇しないので早期に発見できる．駆動ガスに酸素が使用されることが多い理由は，ベローズ自体のリークが生じたときに，回路内ガスの酸素濃度が低下するのを避けるためである．しかし小さなリークではほとんど影響ないという報告もある[11)]．大きな裂け目が生じたり，ベローズが完全に脱落したりするとベローズは動かず，回路内ガスと駆動用ガスの混合が起こる．

GE社やIMIの麻酔器では新鮮ガス流量を補正するために，吸気・呼気の流量を測定し，呼吸ごとのコンプライアンスを計算し，フィードバック機構によって設定された1回換気量が維持されるよう駆動ガス量をコントロールしている．特有なトラブルとして，新鮮ガス流量を上回るリーク（多くの場合，カフや接続部・バッグなど）が生じるとベローズの位置が徐々に下がり，やがて吸気が終了するまでに最下部に達し，設定された1回換気量が送れなくなる．人工換気装置は駆動ガス量が不十分と判断し駆動ガスの量を増加する．一定の吸気時間内により多くの駆動ガスが送り込まれるので回路内圧（気道内圧）が上昇し，リーク量が増加する．この循環に陥ると正常換気に復帰できなくなる．通常はベローズの位置が徐々に低下し，麻酔器からリークに関連した警報が発せられる．以上より，（b）のようにベローズがチャンバー内の下のほうで上下しているときは，リークを減らす努力や換気条件（1回換気量，吸気圧，吸気流，I：E比など）の変更や新鮮ガス流量の増量を行うべきである．

リーク量を上回る新鮮ガス流量が供給された適正な換気が行われているときでも，呼吸回路を患者から外してしまうと換気困難に陥ることがある．一度ベローズが最下部に落ちてしまうと，設定した換気量を維持するために駆動ガスの流速が増加し，吸気初期の回路内圧が上昇する．通常の換気圧では問題にならない程度のリークしかない場合でも，過剰な回路内圧がかかり，リーク量が増えて，十分な換気量を得られない状態から抜け出せなくなる．リークを是正するか新鮮ガス流量を増加しないかぎり，この状態が継続する．

ドレーゲル社とアコマ社では新鮮ガス流量の1回換気量への影響をなくすために，人工換気装置と新鮮ガス流入部との間に新鮮流量流入防止弁（デカップリング弁）を設けて吸気時に新鮮ガスがリザーババッグに流れ，患者に送り込まれないようにしている（図2）．一般的な呼吸回路では吸気時には回路全体に陽圧がかかるが，デカップリング弁を備えた回路では呼吸回路の患者側にだけ陽圧をかける必要がある．そのため呼気側に呼気弁とは別に最高気道内圧（PEEP/PMAX）弁が設けられている．吸気時にはPEEP/PMAX弁が閉鎖され，患者側の呼吸回路に陽圧がかかり，人工換気装置からのガスが患者に送り込まれる．また，デカップリング弁が作動して新鮮ガスは患者側には流れず，カニスタからバッグに向けて蓄えられる(吸気時にバッグが膨らむ)．呼気時にはPEEP/PMAX弁が開放され呼出されたガスが呼気弁のほうに流れ，新鮮ガス・バッグ内のガスとともに人工換気装置内に吸引される(呼気時にバッグがしぼむ)．したがって，(c)の現象は正しい．

ドレーゲル社とアコマ社は，ほとんど同じ呼吸回路を採用しているが，ドレーゲル社が人工換気装置に電気駆動式ピストンを採用しているのに対して，アコマ社では下降型ベローズを採用している．電気駆動式ピストンは麻酔器本体内部に設置されているため外部からその動きが確認しにくく，駆動用モーターのトラブルも報告されている[12]．下降型ベローズは回路内に陰圧がかかったり，回路のリークがわかりにくかったりという欠点が指摘されている[3]．バッグを回路内ガスのリザーバとしており，回路内陰圧は生じないように工夫されている．回路が外れてしまうと，バッグが動かなくなる．また回路にリークが生じたときにはバッグが徐々に小さくなるので異常が発見できる．この呼吸回路の問題点は，①バッグがリザーバとして用いられるので回路内容量が多くなること，②新鮮流量流入部より患者側に人工換気装置があり，新鮮ガスと呼気ガスが人工換気装置内で混合されたのちに患者に送り込まれること，が考えられる．どちらも酸素濃度や吸入麻酔薬濃度を変化させたときに，吸気ガス濃度の変化が遅延する原因になる．ドレーゲル社の最新機種では回路内にターボベンチレータを装着し，デカップリング弁を廃止した．

泉工医科のメラ麻酔器も新鮮ガス流量の1回換気量への影響を回避するために，新鮮ガス流入部に開閉弁と呼吸バッグを設け，人工呼吸吸気時には新鮮ガスが直接バッグに入るようにして呼吸回路から切り離している(図3)．呼気時にはベンチレータに呼気ガスとともに新鮮ガスが入るので，ドレーゲル社/アコマ社と一見同じような回路に見えるが，人工換気装置の場所がカニスタに対して呼気側に配置されている(デカップリング弁を有する回路では吸気側)．特有な問題点として，機械的人工呼吸中に呼吸バッグがしぼんだ状態では回路に新鮮ガスが供給されなくなる点が挙げられる．3 *l* のバッグを装着して新鮮ガス流量1 *l* で低流量麻酔をしているときに呼吸回路を開放してしまうと，最長で3分間ベローズが上昇せず，機械的人工呼吸が再開できない．

吸入麻酔薬による手術室環境の汚染を回避することは，手術室でほかの医療スタッフとともに働く麻酔科医の責務である．回路内ガスには吸入麻酔薬が含まれているので，麻酔器の吸入麻酔薬ダイヤルをゼロにしても回路内の吸入麻酔薬が漏れ出してしまう．より完全に手術室環境の汚染を防止するためには，新鮮ガス流量をゼロにするか，患者コネクタ部分を閉塞する必要がある．最新の麻酔器では，呼吸回路を患者の気管チューブからはずして開放にして処置をするときに，コネクタ部分からの漏出を遮断する機能を有する機種もある．以上より(d)は誤りである．

上昇型ベローズ換気装置を有する通常の呼吸回路では，吸気時には人工換気装置安全弁が駆動ガスの圧力で閉鎖されている．この状態で酸素フラッシュを使用すると，ベローズが上昇し，最上部に達すると回路内ガスの逃げ場がなくなり回路内圧が急上昇して，肺の圧損傷を来すことがある[3][9]．デカップリング弁を有する呼吸回路では，吸気時に新鮮ガス流がバッグに向かって流れており，バッグが膨らみきると余剰ガスとして自由に排出される．そのため，酸素フラッシュを行っても急な圧上昇は起きないと思われる．しかし，どのような回路の麻酔器でも，酸素フラッシュを使用すると回路内ガスの吸入麻酔濃度が

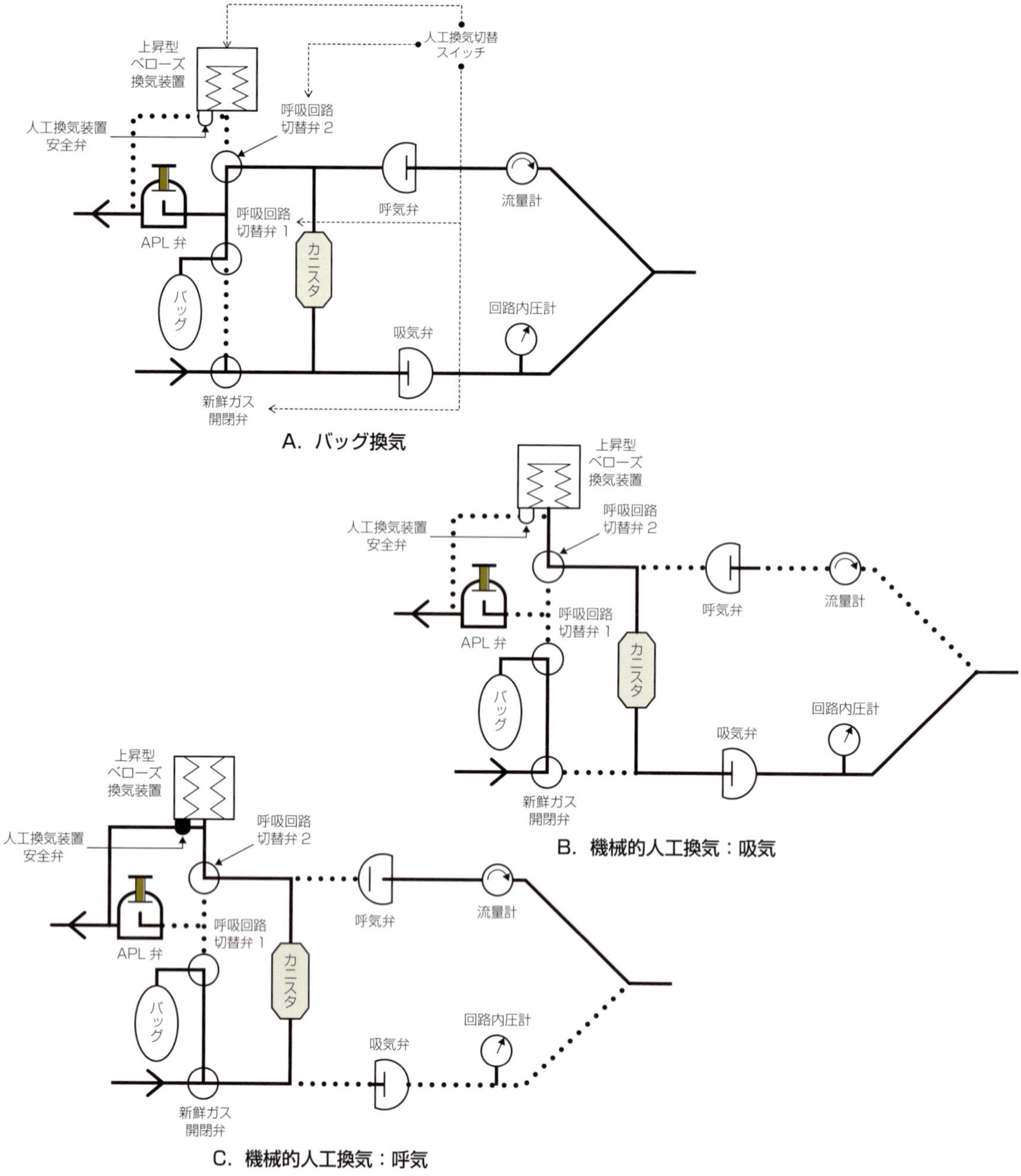

図 3　メラ麻酔器（泉工医科）の呼吸回路の概略図

A：バッグによる用手換気（または自発呼吸）のときの回路．新鮮ガス開閉弁によって新鮮ガスが吸気弁側に流れる．呼吸回路切替弁 2 によって回路内ガスがバッグと APL 弁とに交通する．呼吸回路切替弁 1 によって呼気がバッグと交通する．このときの各パーツの配置は一般的な呼吸回路と同じ

B：機械的人工換気の吸気時．新鮮ガス開閉弁と呼吸回路切替弁 1 によって新鮮ガスは呼吸回路から切り離され，バッグに流入する．呼吸回路切替弁 2 によってベローズから押し出された回路内ガスは吸気弁を開放して患者に送り込まれる．

C：機械的人工換気の呼気時．新鮮ガス開閉弁は吸気弁側とバッグ側の両方に開放される．バッグが十分膨張していないとき，新鮮ガスと呼気ガスはまずバッグを膨らませる．バッグが十分膨張していると，新鮮ガスはベローズを上昇させる．ベローズが最上部に達すると人工換気装置安全弁から余分な回路内ガスが排出される．

新鮮ガス開閉弁：新鮮ガスが吸気弁側またはバッグ側，さらにその両者に流れるように切り替える．**呼吸回路切替弁 1**：バッグと回路の交通を新鮮ガス流入側または呼気側に切り替える．**呼吸回路切替弁 2**：バッグによる用手換気（または自発呼吸）には呼気がバッグと APL 弁に流れるようにする．機械的人工換気時にはベローズに流れるようにする．一般的な呼吸回路（図 2）の人工換気切替スイッチに相当する．

急激に低下する[3]．低流量麻酔が主流になり，デスフルランのような覚醒の早い麻酔薬を使用しているときは特に注意が必要である．したがって(e)は誤りである．

正解（c）

問題 3 **今回発生したトラブルの原因と考えられる麻酔器の部位として，正しいのはどれか．2つ選べ．**

(a) 吸気弁
(b) 呼気弁
(c) PEEP弁
(d) APL弁
(e) 人工換気装置安全弁

解説 **麻酔器の循環式呼吸回路**

気道内圧を測定する回路内圧計は一方向弁の患者側に設置することが，JISによって定められている(図1)[8]．機械的人工換気に切り替えた後，何かのきっかけで吸気弁が固着した場合，気道内圧は全く上がらず換気できないので，本症例で認められたような回路内圧計で測定した気道内圧の上昇は起こらない．したがって(a)は原因として考えられない．一方，呼気弁が固着すると呼気の排出が困難となり，気道内圧が上がったままバッグによる用手換気も機械的人工換気もできなくなる．PEEP弁は呼気弁の下流に付いている場合が多い．外付けでは呼気弁の患者側に装着される．過度に高いPEEPを加えたときにも同じ現象が起こりうる．調節式圧制御弁(adjustable pressure limiting valve：APL弁)とPEEP弁の調節ノブが近接して配置された麻酔器や，ノブの形状が似た麻酔器では誤操作に注意が必要である．

APL弁が正しく作動せず閉塞したままになるとバッグでの換気中に余分な回路内ガスが排出されず，気道内圧が上昇する．しかし，機械的人工換気中の余分なガスは人工換気装置安全弁(上昇型ベローズ換気装置)または回路から直接(デカップリング弁を有する呼吸回路)排出されるので，本症例のように気道内圧が上昇することはない．ただし，たとえばドレーゲル社の古い形式の麻酔器では，機械的人工換気中に呼吸回路を開放にするためのAPLバイパス弁の代わりに切り替えコックが装備されており，このコックを正しく切り替えないと機械的人工換気中もAPL弁からしか余分なガスが排出されないので，気道内圧が上昇してしまうというトラブルに遭遇する．

上昇型ベローズ換気装置に装着されている人工換気装置安全弁が故障して開放されない場合，機械的人工換気中に気道内圧が上昇し，換気が行えなくなる．しかし，バッグによる用手換気に切り替えれば換気できるはずである．

吸気弁が固着して換気が行えなくなった場合でも，回路内圧計で測定した気道内圧が上昇することはない．人工換気装置安全弁ではバッグによる用手換気，APL弁の故障では機械的人工換気は行えるはずである．しかし，APL弁またはPEEP弁の故障では気道内圧が上昇してシナリオのようにバッグでも人工換気装置でも換気が行えなくなることがある．この場合，挿管チューブや患者側に問題がないので，代替換気装置で換気が行える．

GE 社の麻酔器の一部の機種には，蛇管取り付け口(吸気・呼気)の近くに補助共通ガス口 ACGO(auxiliary common gas outlet)ポートが設けられている．このポートへ呼吸回路を誤接続したことによる有害事象が報告されている[13]．誤接続したのが蛇管の吸気側か呼気側か，ACGO がオンになっているかどうかで発生する有害事象の現象が異なる．ACGO がオフの状態で蛇管呼気側を ACGO ポートに接続すると気道内圧の上昇が起こり，換気困難になる可能性がある．麻酔管理中に蛇管の接続が外れてあわてて再接続したときに，誤って呼気側を ACGO ポートに接続すると，本症例のように機械換気中に気道内圧が上昇し，換気が困難となる．また，メインスイッチと間違えて ACGO スイッチをオンにすると，流量計と気化器を経たガスが通常の麻酔用循環式呼吸回路には入らず，ACGO ポートから直接出てくる．このため，バッグによる用手換気も機械的換気もできなくなってしまうことが指摘されている[14]．われわれの施設では ACGO ポートと ACGO スイッチの両方にカバーを取り付け，誤接続と誤操作を防止するようにしている．

正解 (b)(c)

麻酔科医にとって麻酔器は 1 日の大半を共に過ごし，時には深夜から朝まで仕事を支えてくれる仲間である．自分が使用している麻酔器の仕組みを理解し，助け合わなければならないことを忘れないでいただきたい．

●**参考文献**

1) 麻酔器の始業点検　第 5 版．2014．http://www.anesth.or.jp/guide/pdf/guideline_checkout20150323.pdf (2015-03-28 アクセス)
2) 教育ガイドライン改訂第 2 版．2008．http://www.anesth.or.jp/guide/pdf/guideline_kyoiku.pdf (2015-03-28 アクセス)
3) Brockwell RC, Andrews JJ. 吸入麻酔薬の供給システム．ロナルド D. ミラー編．武田純三監訳．ミラー麻酔科学．第 6 版．東京：メディカル・サイエンス・インターナショナル；2007．p.217-50.
4) Anesthesia Apparatus Checkout Recommendations. 1993. http://vam.anest.ufl.edu/FDApreusecheck.pdf (2015-03-28 アクセス)
5) 井上哲夫．麻酔器の基本構成 3．麻酔呼吸回路．釘宮　豊編．麻酔器．東京：克誠堂出版；2009．p.45-58.
6) 佐藤　暢．二酸化炭素吸収剤の開発とその推移．麻集治とテクノロジー 2011；2011：1-25.
7) 麻酔器の始業点検．第 4 版．2013．http://www.anesth.or.jp/news2013/pdf/20130405.pdf (2015-03-28 アクセス)
8) 日本工業規格．吸入麻酔システム　第 5 部　麻酔用循環式呼吸回路．1999：JIS T 7201-5.
9) 安本和正．Ⅱ麻酔器の基本構成 4．麻酔器用人工呼吸器．釘宮　豊編．麻酔器．東京：克誠堂出版；2009．p.59-69.
10) Lampotang S. Anesthesia Machine Review：High Pressure System. http://vam.anest.ufl.edu/reviewhighpressure.html (2015-03-28 アクセス)
11) Lampotang S, Sanchez JC, Chen B, et al. The effect of a bellows leak in an Ohmeda 7810 ventilator on room contamination, inspired oxygen, airway pressure, and tidal volume. Anesth Analg 2005；101：151-4.
12) 河田啓介．異なる原因で連続して作動不良を生じた麻酔ワークステーションの事例．日手術医学会誌 2014；35：350-1.
13) GE 製麻酔器に装備されている ACGO ポート使用に関するご注意．2013．http://www.anesth.or.jp/med/pdf/20130621.pdf
14) Medical and Healthcare Products Regulatory Agency. Auxiliary common gas outlet (ACGO) for anaesthetic machine—no fresh gas flow to patient with wrong setting 2011. https://www.gov.uk/

drug-device-alerts/medical-device-alert-auxiliary-common-gas-outlet-acgo-for-anaesthetic-machine-no-fresh-gas-flow-to-patient-with-wrong-setting（2015-04-12 アクセス）

（上農　喜朗）

Ⅶ．手術中の災害

SCENARIO

手術中に震度６強の地震が発生した．揺れが収まり，アクションカードに従って行動した．室内はほこりで霞がかかったようになった．生体モニターを確認したが問題はなかった．麻酔器のガス圧を確認したところ，酸素供給圧は 2.0 kgf/cm^2 を示していた．手術室内の進行状況を確認したところ，全身麻酔管理の手術が７症例，うち１症例は心臓手術で人工心肺中，２症例は全身麻酔導入後ながら執刀前であった．送電，ガス配管に影響を認めなかった．余震やライフライン切断の可能性，災害を契機とした外傷に対する緊急手術の可能性があったため，病院長，各診療科病棟と連絡をとり，執刀前の２症例については手術を中止し，麻酔を覚醒させた．そのほかの手術についても状況を確認しながら早期の手術終了を術者に依頼した．人工心肺中の手術については人工心肺から離脱し，自己心拍での循環維持が可能なレベルまで継続させた後，可及的速やかに閉創した．術後の患者は同じフロアにある ICU に入室させた．

はじめに

災害医療を系統的に行う基本は CSCATTT である．CSCATTT とは英国における大事故災害への医療対応(Major incident Medical Management and Support：MIMMS)に示されている Command & Control(指揮命令)，Safety(安全)，Communication(情報伝達)，Assessment(評価)，Triage(トリアージ)，Treatment(治療)，Transport(搬送)の頭文字であり，これは，手術部全体，およびそれぞれの手術室内においても当てはまる．CSCATTT を冷静に実践するためには，日頃の訓練と自施設についての知識を深める必要がある．

症例：手術中に震度６強の地震が発生した．

問題１ 麻酔科医がまずとるべき行動として正しいのはどれか．すべて選べ．

(a) 手術室のドアを開ける．

(b) 手術台につかまる．

（c）点滴台が倒れないように支える．
（d）無影灯をよける．
（e）麻酔器やワゴンのキャスターをロックする．

解説 初　動

1. 震　度

震度とは，気象庁の計測震度計によって観測された揺れの大きさのことで，0から7まで(5と6には強弱があるため，全部で10段階)に分けられている．震度は震度計が置かれている地点での観測値であり，上層階では一般に揺れが大きくなる．また，震度が同じであっても，揺れの大きさ，周期および継続時間，対象となる建物や地盤の状況により被害は異なる．一般に震度6を超えると立っていることができず，固定していない機器は移動し，多くのものが倒れるが，東日本大震災において，手術台が転倒したとの報告はない．固定していない棚や器具は，倒れたり棚から飛び出る可能性があり危険である．また，キャスターロックしていない機器が動くことはもちろん，ロックしている電気メス，軽量ワゴンも動き回る可能性があり，要注意である．鉄筋コンクリートの建造物では，壁・梁・柱などにひび割れや亀裂が入る．現在のほとんどの建造物は，1981年以降に建てられたもので新耐震基準を満たしているため，耐震偽装していなければ，まず倒壊しない．

震度6強以上の地震があった場合は，ガス・水道・電気の供給が広範囲で停止することがある．一方，これまで震度5までは，病院において大きな被害は報告されていない．

2. 初動：その1

緊急地震速報により非常に大きな揺れが来ることが予想された場合，または予告なく揺れが到達してしまった場合では，おのずと可能な行為数が異なるが，要点は自分の身を守る，次いで患者の身を守ることである．また，外回り看護師，器械出し看護師，外科医と分担して初動を行う．東北大学病院手術部のアクションカードを図に示す．麻酔科医は，①麻酔器・ワゴン・カートなどのキャスターが付いているものをロックする，②患者には純酸素を投与する，③点滴台が倒れないように支える，④気管チューブが抜けないように目視しながら手術台につかまる．また，揺れが小さく，自分自身が立っていられるならば，患者頭部が動かないように支える．

緊急地震速報は，わずかな時間でも行動する時間，考える時間を供与するため，ぜひ設置すべきである．ただし，誤報も多いため，普段から病院ごとにどの程度の揺れの大きさで速報を鳴らすか決定しておく必要がある．①のキャスターロックについては免震構造，耐震構造の建物によって，移動の様相が異なる．免震構造では，キャスターロックを必ず行う．一方耐震構造では，ロックのon・offどちらにしても大きく移動することが知られている．

正解（b）（c）（e）

〔無影灯が自分や患者の体の近いところにあれば(d)も正解〕

初動期アクションカード［麻酔科用］
（災害発生から第 1 回災害対策本部会議開催までの 60 分）

活動場所
手術部担当症例

対応職種及び担当者
各部屋の麻酔担当医

指揮命令系統

各部屋の麻酔担当医は部屋の被害状況をまとめ，麻酔科責任者への報告をする
責任者は手術部副部長（不在時は麻酔科 SV）が行う

初動対応（優先順位）

1．余震への安全の確保を指示する
□「無影灯をどけてください」
□「点滴台の転倒に注意してください」
□「手術用テーブルにつかまってください」
□「患者の転落を防止してください」

2．被害状況の確認を指示し報告する
□手術患者，職員の安全を確認
□配管，麻酔器の作動，麻酔回路の接続確認
□点滴回路の接続，ポンプ作動確認
□バイタルサインモニターの作動確認
□手術続行の可否
□患者の退室の可否
□患者の退室先の確認
□避難経路，手段の確認
□人員要請

図　東北大学病院手術部のアクションカード
SV：スーパーバイザー

揺れが収まり，アクションカードに従って行動した．室内はほこりで霞がかかったようになった．生体モニターを確認したが問題はなかった．麻酔器のガス圧を確認したところ，酸素供給圧は 2.0 kgf/cm^2 を示していた．手術室内の進行状況を確認したところ，全身麻酔管理の手術が 7 症例，うち 1 症例は心臓手術で人工心肺中，2 症例は全身麻酔導入後ながら執刀前であった．

問題 2　行うべき対応として，誤っているものはどれか．2 つ選べ．

（a）空調は作動していたが，塵埃を減らすため，また，余震に対応できるようにするため，手術室のドアを開放した．
（b）麻酔器の背面にある酸素ボンベは 5 MPa を示していた．ボンベを開栓し，流量を 0.5 *l*/分とすれば，ベローズによる人工呼吸器は，1 時間は使用可能である．
（c）中央配管による酸素供給圧が低下しているので，シャットオフバルブを止めるように

手術部統括者へ連絡した．

(d) 麻酔器はバッテリーで稼働していたので，ベローズによる人工呼吸は継続した．

(e) 酸素化能の低下している患者に対しては麻酔終了後，非侵襲的陽圧換気療法(NPPV)を予定した．

解説 初動後の確認と医療ガス

1. 初動：その2

揺れが収束したら以下の確認を行う．①バイタルと換気，②患者をひととおり目視，手や足などがベッドから落ちていないか，抑制器具が適切に設置されているかなど，③中央配管からの医療ガス圧が400 kPa(4 kgf/cm^2)前後であるか，特に酸素が亜酸化窒素や圧縮空気圧よりやや高い(30 ～ 50 kPa)か，余剰ガス吸引が作動しているか，④点滴ラインに問題はないか，静脈麻酔薬が適切に投与されているか，⑤麻酔器･シリンジポンプがバッテリーで稼働していないか，などである．以上の確認終了後に，⑥患者・壁・空調・ライフライン(電源・ガス・吸引)・医療機器・手術進行の各状況を手術部統括者に報告する．棚から落ちた機器が散乱し，ガラスの破片が落ちていることもあるので，足下に気をつけて行動する．

ドアの開閉は，状況に応じて行う．一般には，空調が停止した場合，空気清浄度が低下するため，揺れが終了したらドアは閉鎖し，閉創まで可能なかぎり入室者を制限する．塵埃がひどい場合はいったん手術室のドアを開放してもよい．空調が作動している場合は，通常どおり閉鎖する．

2. 中央配管による酸素供給に異常が生じた場合

一般的な病院での酸素は，いわゆる酸素タンクである〔定置式超低温液化ガス貯槽(cold evaporator：CE)〕から中央配管を通じて各部屋へ供給されている．酸素供給が途絶する原因としては，①タンクの倒壊，② CE からの手術部までの配管の断裂，③手術部内での配管の断裂，④アウトレットの損傷などが考えられる．①，②が生じた場合は，CE や配管の修理が終了するまでは，酸素ボンベによる供給のみの対応となる．手術部や病棟近くに酸素供給が行える逆送システムを設置している病院では，酸素ボンベを開く．③の場合は，麻酔器に設置されたボンベによる酸素供給となる．シャットオフバルブ(ゾーンバルブ)の閉鎖も必要となる．シャットオフバルブの閉鎖は必要に応じて誰でも行うことができるが，どの範囲の供給が途絶えるかをあらかじめ把握している必要がある．また，酸素供給圧の低下だけでは判断できず，配管からガスが噴出している場合，火災や助燃の可能性がある場合に閉鎖する．④のアウトレットが損傷した場合は，近接したアウトレットにつなぎ替える，または酸素ボンベを使用することになる．酸素供給に異常が生じた場合の原則は，酸素を節約する，酸素ボンベを使用するという2点である．non-invasive positive pressure ventilation(NPPV)や高流量鼻カニューレ(nasal high flow)など酸素消費の多い酸素療法は行わないよう，集中治療室や病棟に呼びかける．

3. 酸素ボンベ

麻酔器背面に設置している酸素ボンベは3.5 l(または3.4 l)である．最大ガス充満圧は14.7 MPaであり，大気圧はおよそ0.1 MPaであるので，このボンベに充填可能な最大酸素量Vは $V = 3.5 \times 14.7/0.1 \approx 500(l)$ である．ボンベ容量が3.4 l の場合や充満圧が低下している場合でも，この式から酸素残量が計算できるので，現在の使用量からあとどの程度の時間酸素供給が可能か推定できる（実際は推定酸素容量の8割程度）．

最近はあまり用いられない亜酸化窒素についても概説する．亜酸化窒素の臨界温度は36.5℃であり，通常手術室の室温はそれ以下のため，ボンベ中では液体と気体が混在した状態で存在している．液体亜酸化窒素があるかぎり，亜酸化窒素ボンベ圧は変化せず，20℃で52 kgf/cm^{2}である．3.5 *l*ボンベ中には最大1,250 *l*の亜酸化窒素が充填されているが，ボンベ内圧からは亜酸化窒素残量を知りえない．亜酸化窒素1 kgは約500 *l*である．ボンベ内の液体亜酸化窒素がすべて気体になると，ボンベ内圧の減少が始まる．亜酸化窒素ボンベ内圧は52 kgf/cm^{2}であることより，すべてが気体になったときの容量Vは，$V = 3.5 \times 52 \approx 180$（*l*）である．

補足：2013年までの日本麻酔科学会の麻酔器始業点検の指針によれば，“10 kgf/cm^2（981 kPa）以下ではただちに酸素ボンベの交換を行う”となっていたが，2014年に“5,000 kPa（50.9 kgf/cm^2）未満の場合，交換を行う”と改訂されている．

4. 麻酔器

呼吸器の駆動がガス駆動の麻酔器（ベローズ式）・人工呼吸器は，酸素または空気を消費する．一方，ピストン型やタービン方式であるApollo®やCarina®，LTV1000®などは駆動ガスを必要としないため，ガス供給が途絶しても作動可能である．中央配管の酸素供給が途絶またはボンベ酸素残量が少ない場合は，空気による換気も考慮する必要がある．麻酔器によっては，電源をoffにすると麻酔回路による換気ができなくなる機器もあるので，搬送に用いるバッグバルブマスクはわかりやすく，かつ取り出しやすいところに常備しておくとよい．なお，バッテリー搭載の麻酔器の場合，バッテリーでの駆動時間は最短30分である．自家発電が作動すればバッテリーは充電され人工呼吸は継続されるが，自家発電の作動状況を確認するまでは，可能な範囲で手動換気に努める．なお，バッテリーはメーカーの推奨に従って2～4年で必ず交換し，保守点検を受けておく．バッテリーが枯渇した場合は用手換気，バッテリー・ガスともに途絶した場合はバッグバルブマスクで換気する．

日本医療ガス学会の“医療ガスに及ぼす震災の実態と対策”サイト[2]に医療ガスの供給や電源が途絶した場合の各麻酔器の挙動が詳細に記されているので参照されたい．

正解（c）（e）

送電，ガス配管に影響を認めなかった．

問題3 自家発電が作動したときの状況として，正しいのはどれか．すべて選べ．

（a）室内灯は消灯したが，無影灯は点灯していた．

（b）商用電源につないでいたシリンジポンプはバッテリーで作動していたが，余剰ガスは問題なく吸引していたため，静脈麻酔から吸入麻酔へと変更した．

（c）麻酔器はバッテリーで稼働しており，室内灯は消灯したままであった．

(d) 手洗い装置が作動していなかったので，タオルで十分に汚れを落とした後，速乾性擦式消毒薬を擦り込み二重手袋にした．

(e) 電子カルテ用の端末は再起動したが，商用電源につないでいたHUBが作動していないためかシステムとつながらない．

解説 ライフライン(医療ガス以外)

1. 各種電源

電源はコンセントの色によって使い分けが可能になっている．白は商用電源，赤は非常電源，緑は交流無停電電源である．赤は一般，特別，瞬時特別とさらに3種類に分けられる．緑は，バッテリーに備蓄された電源により電気を供給されるため無瞬断であるが，持続時間は長くても10分以内である．バッテリーが尽きる前に院内にある発電装置が作動し，電気を供給する．赤コンセントも自家発電装置が作動するが，瞬時は0.5秒以内，特別は10秒以内，一般は40秒以内に電気を供給する．東日本大震災では，自家発電が作動しなかった施設も報告されており，日常点検の大切さを伝えている．

電源の使い分けは，①瞬時の遮断も許されない機器，②バッテリーを搭載しているので自家発電が作動すれば問題ない機器，③いったん電源が切れても再び電気が供給されたときに機器本体を作動させれば支障のない機器，④災害時にはとりあえず必要ない機器に分けられる．緑コンセントには①の機器を，赤コンセントには②，③の機器を，白コンセントには④の機器を接続する．例として，緑のコンセントには，生命維持装置〔人工呼吸器，麻酔器，経皮的心肺補助装置(percutaneous cardiopulmonary support：PCPS)，大動脈内バルーンパンピング(intraaortic balloon pumping：IABP)〕，各種モニター・コンピューター・HUB(バッテリーのないもの)，赤コンセントにはME器機，顕微鏡，空調，無影灯，輸血・薬品用冷蔵庫，検査装置，手洗い，HUB(バッテリーのあるもの)を接続する．

自家発電は，重油，ガスなどを燃料として発電する．重油はおよそ3日分(以上)の発電が可能な量を備蓄していることが望ましい．ガスによる発電機や水冷式発電機の場合は，それぞれガスの供給，水の供給が途絶えると発電できなくなるので，注意が必要である．

2. 吸　引

手術には吸引が不可欠である．平常時作動している吸引には，水封式と油回転式の2種類がある．災害時，自家発電が作動しない場合は，どちらの吸引も作動しないため代替の簡易吸引装置によることになる．また，水封式の場合は，断水した場合も作動しないので注意が必要である．簡易吸引装置には，充電式や足踏み式などあるが，どれも吸引力は弱い．そのほか，大量のガスを消費するインジェクター方式，ガソリンによるエンジン吸引装置は，吸引力も強く手術室での使用に耐えうる．

3. 手 洗 い

手洗いには，管理された水が必要である．管理された水とは，“遊離残留塩素濃度0.1 mg/l以上，1 mlの検水で形成される一般細菌集落数が100以下であること，大腸菌が検出されないこと”となっている．断水時には，貯水槽に貯めてある水を使うため，塩素濃度が低い可能性がある．また，飲料水や器機の洗浄など，水は多方面に使用されるため，安定供給されるまでは節水を心がける必要があり，水を使用しない手洗い法が推奨される．その場合は，まず手の汚れをタオルなどで落とした後，速乾性擦式消毒薬を擦り込み，二重手袋にする．

正解（a）（b）（e）

余震やライフライン切断の可能性，災害を契機とした外傷に対する緊急手術の可能性があったため，病院長，各診療科病棟と連絡をとり，執刀前の2症例については手術を中止し，麻酔を覚醒させた．そのほかの手術についても状況を確認しながら早期の手術終了を術者に依頼した．

問題4 手術を中止または継続する際の判断として，正しいのはどれか．1つ選べ．

（a）送電，ガス配管に異常を認めていなかったので，定期手術は予定どおり行った．
（b）揺れがひどかったためただちに手術を中止するよう外科医に指示した．
（c）開腹直後ではあったが，子宮筋腫核出術1時間の申し込みであったため，最後まで行った．
（d）腫瘍はすでに切除されていたが，再建するには今から6時間程度かかるとのことだった．震度6であったが，免震構造のためあまり揺れなかったので，最後まで完遂することにした．
（e）食道切除中であったが，なるべく早急に切除し，再建は後日行うこととした．

解説 手術中止・継続をどのように考えるべきか

震度6強は大規模災害であるため，手術部稼働に問題がない状態であっても，麻酔導入後の手術を含め，開始していない手術はすべて延期する．周辺地域の被災状況，物資（薬剤，ディスポーザブル医材，院内滅菌器機）の供給状況，職員の就業状況が明らかになるまで，緊急性の高い手術を優先して行う．また，東日本大震災を例にとると，津波被害以外で手術室自体に大きな損害を被った施設はなく，元来，手術室内は安全と考えられている．したがって火災が発生した場合を除いて，即座に閉創する必要はない．進行中の手術は，①完遂して手術を終了，②完全には遂行できないが，適切な区切りで終了，③手術開始直後のため閉創，の3通りが考えられる．大きな余震が来る可能性を考慮すると，原則②，③の対応となるが，手術進行程度によって，また被災状況によっては①の場合もありうる．完遂する場合としては，手術目的が達成すればすぐに閉創になる，再建などがなく，中途でやめることが困難である，といった症例が該当する．

正解（e）

人工心肺中の手術については人工心肺から離脱し，自己心拍での循環維持が可能なレベルまで継続させた．

問題 5　**人工心肺が作動中に震度 6 の揺れが生じた場合の対応として，誤っているものはどれか．1 つ選べ．**

(a) 送血ポンプが停止したが，心臓は動いていたので，脱血にクランプ鉗子をかけた．

(b) 停電の場合は，人工心肺のバッテリー稼働時間は 1 時間弱あるため，通常どおり作動させた．

(c) 臨床工学技士の一人は，リザーバなどを監視し，そのほかの臨床工学技士は装置が大きく動かないように支えた．

(d) 揺れが収束した後に，複数人で脱血・送血，電源，酸素流量，モニター，吸引などが正常に作動していることを確認した．

(e) 人工心肺と反対側の医師が送血管，脱血管が抜けないよう保持し，人工心肺側の医師は，人工心肺が過剰に動かないよう臨床工学技士とともに支えた．

解説　**人工心肺作動中の被災**

人工心肺の特徴は，①作動中に停止できない，②絶えず監視が必要，③ 200 ～ 300 kg と大変重い，④ 3,000 VA と消費電力が大きい，⑤構成が複雑である，⑥酸素，吸引など中央配管設備が必要，⑦薬剤，輸液製剤，輸血を必要とするなどであり，被災した場合，重大な機能不全に陥る可能性がある．作動中に停止できないため，基本的にはバッテリーを搭載しているが，消費電力が大きく稼働時間は約 1 時間である．したがって，自家発電が作動しない場合は，人を集め，まず，ポンプサッカーなどは手回しとする．大きな余震に備え，なるべく早急に人工心肺から離脱可能な状況に手術を進める．また，加震実験からは，免震構造であれば人工心肺装置はあまり移動しないが，耐震構造では，キャスターロックにかかわらず数十センチメートル動くことが報告されており，その重量から考えると少なくとも 2 人以上で支える必要がある．室内照明の停電では，リザーバレベルの確認が難しいため，懐中電灯を普段から近くに備えておく．また，ポンプが停止したときに脱血側が開いていると，瞬時に血液がリザーバに移行するので注意が必要である．

正解（b）

術後の患者は同じフロアにある ICU に入室させた．

問題 6　**搬送する際の判断として正しいのはどれか．2 つ選べ．**

(a) 呼吸循環状態に問題はなかったが，覚醒に 1 時間程度かかりそうだったので，未覚醒で ICU に搬送した．

(b) ICU と緊密に連絡を取り合い，手術室から ICU までの搬送時間をなるべく短時間ですませた．

(c) 気管チューブは抜管し，覚醒状態も良好であったが，手術室には空きがあったので，急いで退室せずに周辺状況を確認した．

(d) 麻酔からの覚醒は不完全であったが，緊急手術に備えて ICU へ移動した．

（e）完全に覚醒しており，手術室を空けるために急いで退室させた．

解説 搬送する際の注意点

上述したが，手術室はインフラがそろい，堅牢に設計されている場合が多いので，無理に搬送させないことが原則である．余震のおそれがあるといって，不完全な覚醒はもってのほかである．搬送中に患者が急変しないように，呼吸循環状態が安定している，痛みがないなど，普段の原則があてはまる．人工呼吸器から離脱可能か判断に迷う場合は，無理に離脱せず人工呼吸を継続する．もちろん酸素の供給が逼迫している場合はその限りでないが，酸素ボンベの予備を普段から準備し，このような状況に陥らないよう備えておくことが肝要であろう．

エレベーターは震度5弱以上で必ず停止するため，手術室と同じ階に搬送することが望ましい．各病院の実情に合わせてあらかじめシミュレーションを行っておく．シミュレーションの際は，搬送経路を2つ以上想定し，訓練を行っておく．どうしても別の階への搬送が必要な場合は，事務員などを確保し，担架搬送を手伝ってもらう．同時に，患者担架，輸液，薬剤，酸素ボンベを搬送するなど役割分担をはっきりさせる．麻酔科医は2名で担当し，1人は患者の状態を見守り，もう1人は搬送を指揮する．また，一度に複数名の患者が移動すると混乱が大きくなるため，手術室から移動する前に必ず搬送先と連絡をとり，余裕をもって搬送する．搬送の順番は，手術室の統括者の指示に従う．

正解（b）（c）

●参考文献

1）平田　哲．手術部建築・設備．日本手術医学会編．手術医療の実践ガイドライン（改訂版）．2013．p.S134-47.
2）日本医療ガス学会．医療ガスに及ぼす震災の実態と対策．http://www.medical-gas.gr.jp/
3）江島　豊，黒澤　伸，外山裕章ほか．手術室の災害対策—良いうちから養生—．日臨麻会誌 2013；33：531-8.
4）堀田哲夫．手術部と災害対策．日本手術医学会編．手術医療の実践ガイドライン（改訂版）．2013．p.S137-47.

（江島　豊）

索　引

和　文

あ

い

え

お

か

き

欧 文

A

B

C

D

E

F

G

H

I

J

K

L

M

N

O

P

Q

R

S

T

V

W

数　字

ギリシャ文字

PBLD 形式で学ぶ麻酔科危機管理
～麻酔科医がコマンダーとなって冷静に行動する～　　＜検印省略＞

2015 年 10 月 21 日　第 1 版第 1 刷発行

定価（本体 7,200 円＋税）

監修者　山　蔭　道　明
編集者　新　山　幸　俊
　　　　平　田　直　之
発行者　今　井　　　良
発行所　克誠堂出版株式会社
〒113-0033　東京都文京区本郷 3-23-5-202
電話（03）3811-0995　振替 00180-0-196804
URL　http://www.kokuseido.co.jp

ISBN978-4-7719-0448-4　C3047　¥7200E　　印刷　株式会社双文社印刷